U0393848

TUMORS OF THE SPINAL CANAL

椎管内肿瘤

——手术技术与前沿展望

[美] Ankit I. Mehta　主编

韩林　余杰　主译

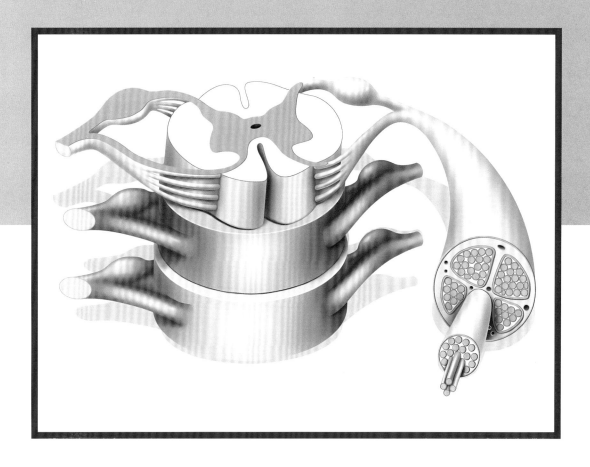

山东科学技术出版社

·济南·

版权登记号：图字 15-2022-108

图书在版编目（CIP）数据

椎管内肿瘤：手术技术与前沿展望 /（美）安基
特·I. 梅塔（Ankit I. Mehta）主编；韩林，余杰主译.
-- 济南：山东科学技术出版社，2023.11
　　ISBN 978-7-5723-1840-5

Ⅰ.①椎… Ⅱ.①安… ②韩… ③余…
Ⅲ.①骨肿瘤 – 外科手术 Ⅳ.① R738.1

中国国家版本馆 CIP 数据核字 (2023) 第 193657 号

椎管内肿瘤——手术技术与前沿展望
ZHUIGUANNEI ZHONGLIU——SHOUSHU JISHU YU
QIANYAN ZHANWANG

责任编辑：冯　悦
装帧设计：侯　宇

主管单位：山东出版传媒股份有限公司
出 版 者：山东科学技术出版社
　　　　　　地址：济南市市中区舜耕路 517 号
　　　　　　邮编：250003　电话：（0531）82098088
　　　　　　网址：www.lkj.com.cn
　　　　　　电子邮件：sdkj@sdcbcm.com
发 行 者：山东科学技术出版社
　　　　　　地址：济南市市中区舜耕路 517 号
　　　　　　邮编：250003　电话：（0531）82098067
印 刷 者：山东联志智能印刷有限公司
　　　　　　地址：山东省济南市历城区郭店街道相公庄村
　　　　　　文化产业园 2 号厂房
　　　　　　邮编：250100　电话：（0531）88812798

规格：16 开（210 mm × 285 mm）
印张：12.25　字数：263 千
版次：2023 年 11 月第 1 版　印次：2023 年 11 月第 1 次印刷
定价：148.00 元

主 编

Ankit I. Mehta, MD, FAANS, FACS

Neurosurgeon

Associate Professor

Director of Spinal Oncology

Associate Program Director

Neurosurgical Residency Program

Department of Neurosurgery

Adjunct Professor of Chemical Engineering and Orthopedic Surgery

University of Illinois at Chicago

Chicago, Illinois, USA

编 者

Hussam Abou-Al-Shaar, MD

Department of Neurological Surgery

University of Pittsburgh Medical Center

Pittsburgh, Pennsylvania, USA

Abdullah M. Abunimer, MD

Postdoctoral Research Fellow

Department of Neurosurgery

Brigham and Women's Hospital

Harvard Medical School

Boston, Massachusetts, USA

Owoicho Adogwa, MD, MPH

Assistant Professor

Department of Neurological Surgery

Chief of Neurological Surgery

North Dallas Veterans Affairs Hospital

University of Texas Southwestern Medical School

Dallas, Texas, USA

Tania M. Aguilar, BSc

Department of Neurosurgery

University of Illinois at Chicago

Chicago, Illinois, USA

Amanda Allen, DO
Department of Radiology
College of Medicine
University of Illinois at Chicago
Chicago, Illinois, USA

Sean M. Barber, MD
Department of Neurosurgery
Houston Methodist Neurological Institute
Houston, Texas, USA

Nikki M. Barrington, MPH
Department of Neurosurgery
University of Illinois at Chicago
Chicago, Illinois, USA
Rosalind Franklin University of Medicine and Science
North Chicago, Illinois, USA

Cameron Brimley, MD
Department of Neurosurgery
Geisinger Neuroscience Institute
Danville, Pennsylvania, USA

Anisse N. Chaker, MD
Department of Neurosurgery
Henry Ford Health System
Detroit, Michigan, USA

William Clifton III, MD
Department of Orthopedic Surgery
Columbia University Medical Center
New York, New York, USA

Douglas A. Cotanche, PhD
Associate Professor of Anatomical Sciences
Department of Medical Foundations
Ross University School of Medicine
Bridgetown, Barbados

John E. Donahue, MD
Department of Pathology and Laboratory Medicine
TheWarren Alpert Medical School of Brown University
Providence, Rhode Island, USA

Hamidou Drammeh, BS
Department of Neurosurgery
University of Illinois at Chicago
Chicago, Illinois, USA

Anteneh M. Feyissa, MD
Mayo Clinic, Department of Neurology
Jacksonville, Florida, USA

Christopher Florido, MD
Department of Radiology
College of Medicine, University of Illinois at Chicago
Chicago, Illinois, USA

Jared S. Fridley, MD
Department of Neurosurgery
The Warren Alpert Medical
School of Brown University
Providence, Rhode Island, USA

Shashank V. Gandhi, MD
Texas Back Institute
Plano, Texas, USA

Anand V. Germanwala, MD
Associate Professor and Residency Program Director
Department of Neurological Surgery
Loyola University Stritch School of Medicine
Maywood, Illinois, USA

Ziya L. Gokaslan, MD, FAANS, FACS
Julius Stoll, MD Professor and Chair
Department of Neurosurgery
TheWarren Alpert Medical School of Brown University
Providence, Rhode Island, USA

Akua Graf
Fourth Year Medical Student (M4)
Department of Neurosurgery, College of Medicine
University of Illinois at Chicago
Chicago, Illinois, USA

Mari Groves, MD
Department of Neurosurgery
Johns Hopkins University School of Medicine
Baltimore, MD, USA
Johns Hopkins All Children's Institute for Brain
  Protection Sciences
St. Petersburg, Florida, USA

Jonathan Hobbs, MD
Department of Neurosurgery
The University of Chicago
Chicago, Illinois, USA

Ryan C. Hofler, MD, MS
Assistant Professor
Department of Neurological Surgery
University of Kentucky
Lexington, Kentucky, USA

George I. Jallo, MD
Director, Institute for Brain Protection Sciences
Johns Hopkins All Children's Hospital
Professor, Neurosurgery, Pediatrics and Oncology
Johns Hopkins University School of Medicine
Baltimore, Maryland, USA

G. Alexander Jones, MD
Health System Clinician
Department of Neurological Surgery
Northwestern University Feinberg School of Medicine
Lake Forest, Illinois, USA

Young Jun Lee, MD
Department of Neurosurgery
College of Medicine, University of Illinois at Chicago
Chicago, Illinois, USA

Mark A. Mahan, MD
Assistant Professor of Neurosurgery
Department of Neurosurgery
Clinical Neurosciences Center
University of Utah
Salt Lake City, USA

Hani Malone, MD
Assistant Professor
Department of Neurological Surgery
Scripps Clinic Torrey Pines, La Jolla
California, USA

Luis Manon, MD
Pathology Resident (PGY-4)
Department of Pathology College of Medicine,
  University of Illinois at Chicago
Chicago, Illinois, USA

Ankit I. Mehta, MD, FAANS, FACS
Neurosurgeon
Associate Professor
Director of Spinal Oncology
Associate Program Director
Neurosurgical Residency Program
Department of Neurosurgery
Adjunct Professor of Chemical Engineering and
    Orthopedic Surgery
University of Illinois at Chicago
Chicago, Illinois, USA

David Nai, MD
Department of Pathology, College of Medicine
University of Illinois at Chicago
Chicago, Illinois, USA

Mohammad Hassan A. Noureldine, MD, MSc
Department of Neurosurgery
University of South Florida
Tampa, Florida, USA

John O'Toole, MD, MS
Professor of Neurosurgery
Co-Director
Coleman Foundation Comprehensive Spine Tumor
    Clinic
Rush University Medical Center
Chicago, Illinois, USA

Rown Parola, MS
Medical Student
University of Illinois at Chicago
Chicago, Illinois, USA

Alfredo Quinones-Hinojosa, MD
Department of Neurosurgery
Mayo Clinic
Jacksonville, Florida, USA

Abhinav K. Reddy, MS
Department of Neurosurgery
University of Illinois at Chicago
Chicago, Illinois, USA

Karim ReFaey, MB, BCh
Department of Neurosurgery
Mayo Clinic
Jacksonville, Florida, USA

Luca Ricciardi, MD, MSc, PhD
Department of Neurosurgery
Mayo Clinic
Jacksonville, Florida, USA
A. Gemelli University Hospital
Department of Neurosurgery
Catholic University of Sacred Heart
Rome, Italy

Jeffrey M. Rogg, MD
Department of Diagnostic Imaging
The Warren Alpert Medical School of Brown
    University
Providence, Rhode Island, USA

Clayton Rosinski, MD
Department of Neurosurgery
University of Iowa Hospitals and Clinics
Iowa City, Iowa, USA

James S. Ryoo, BS

Department of Neurosurgery

University of Illinois at Chicago

Chicago, Illinois, USA

Nir Shimony, MD

Department of Neurosurgery, Geisinger Neuroscience
    Institute

Danville, Pennsylvania, USA

Department of Neurosurgery, Johns Hopkins

University School of Medicine

Baltimore, Maryland, USA

Srjan Sreepathy, BS

Department of Neurosurgery

University of Illinois at Chicago

Chicago, Illinois, USA

Nicholas J. Szerlip, MD

Clinical Associate Professor

Department of Neurological Surgery

University of Michigan Medical School

Ann Arbor, Michigan, USA

Matthew K. Tobin, MD, PhD

Resident Physician

Department of Neurological Surgery

Indiana University School of Medicine

Indianapolis, Indiana, USA

Tibor Valyi-Nagy, MD, PhD

Department of Pathology

College of Medicine, University of Illinois at Chicago

Chicago, Illinois, USA

Tito Vivas-Buitrago, MD

Department of Neurosurgery

Mayo Clinic

Jacksonville, Florida, USA

Universidad de Santander UDES, School of Medicine

Bucaramanga, Colombia, USA

Jack Zakrzewski, MD

Department of Surgery

University of Colorado School of Medicine

Aurora, Colorado, USA

主　审　雷　霆　华中科技大学同济医学院附属同济医院

　　　　舒　凯　华中科技大学同济医学院附属同济医院

主　译　韩　林　华中科技大学同济医学院附属同济医院

　　　　余　杰　湖南省人民医院

副主译　王和平　华中科技大学同济医学院附属同济医院

　　　　王俊文　华中科技大学同济医学院附属同济医院

　　　　赵　恺　华中科技大学同济医学院附属同济医院

　　　　田卫东　石河子大学第一附属医院

译　者（以姓氏笔画为序）

　　　　王和平　华中科技大学同济医学院附属同济医院

　　　　王俊文　华中科技大学同济医学院附属同济医院

　　　　孙守家　山东省立医院　山东大学齐鲁医院

　　　　田卫东　石河子大学第一附属医院

　　　　李小鹏　华中科技大学同济医学院附属同济医院

　　　　李　旭　南阳市第二人民医院

　　　　吴亚松　华中科技大学同济医学院附属同济医院

　　　　余　杰　湖南省人民医院

　　　　张复驰　华中科技大学同济医学院附属同济医院

　　　　苗壮壮　华中科技大学同济医学院附属同济医院

　　　　金祥兵　南通大学医学院附属东台医院　江苏省东台市人民医院

　　　　赵　恺　华中科技大学同济医学院附属同济医院

　　　　赵一清　华中科技大学同济医学院附属同济医院

　　　　郭松波　郑州大学第一附属医院

　　　　陶本章　中国人民解放军总医院第一医学中心

　　　　彭　鹏　湖北文理学院附属医院襄阳市中心医院

　　　　韩　林　华中科技大学同济医学院附属同济医院

　　　　雷琢玮　华中科技大学同济医学院附属同济医院

前　言

　　《椎管内肿瘤——手术技术与前沿展望》对硬膜内肿瘤的自然史、治疗方法、先进手术技术和未来治疗进行了全面综述。本书从内科和外科的角度为读者提供了精准处理这些疑难临床肿瘤的要领。此外，还关注了与椎管内肿瘤相关的研究创新，内容着重于影像学、药物输送和电生理监测。

Ankit I. Mehta, MD, FAANS, FACS

中文版前言

椎管内肿瘤是起源于椎管内脊髓或毗邻组织，如神经根、硬脊膜、血管以及脂肪组织等的肿瘤。可分为脊髓内及脊髓外肿瘤。临床每年新发病例 2.5/10 万，约为脑肿瘤发病率的 1/10。临床医生对椎管内肿瘤的认识和理解程度远不如对脑肿瘤的认识和理解。原因众多，可能与椎管内肿瘤临床发病率较低有关；也可能与早期脊髓内肿瘤手术后疗效较差、临床医生研究探索兴趣索然有关；而且临床医生可参阅的专业书籍匮乏。然而，随着相关学科的进步，及时规范的处理能极大地提高椎管内肿瘤手术疗效并改善预后。

伊利诺伊大学芝加哥分校的 Ankit I. Mehta 博士召集了当今活跃于椎管内肿瘤基础与临床探索的一批专家，在 2022 年共同撰写了这本《椎管内肿瘤——手术技术与前沿展望》。本书几乎涵盖了此类病变所有的相关内容，对肿瘤的自然史、治疗方法、先进手术技术和未来治疗进行了全面阐述。本书从内科和外科的角度为读者提供了精准处理这些疑难临床肿瘤的要领。此外，还关注了与椎管内肿瘤相关的研究创新，内容着重于影像学、药物输送和电生理监测。全书插图精美、文字通俗易懂。不仅适合年轻医师学习，亦适合中高年资医师参考。

2022 年底，我偶然翻阅此书，深受启发，萌发了将此书翻译成中文以飨国内同道的念头。随后组织了一批对脊髓脊柱病变感兴趣的优秀同道共同翻译了此书。在此，我要感谢同事们及其家人在本书翻译过程中的付出和支持！感谢雷霆教授在本书翻译过程中不遗余力的付出和后期严谨的审阅！感谢山东科学技术出版社和出版社编辑韩琳先生、冯悦女士的信任与支持！感谢我的父母、妻子及女儿对我的默默支持！

由于参译人员众多，临床经验不一，翻译水平所限，文中定有不足或不当之处，敬请同道们海涵并不吝指教！

韩　林

2023 年 7 月

献给推动治疗与创新，为患者带来希望的教师、外科医生、研究人员和治疗师。此外，还要感谢我们的患者，他们对医疗体系给予了极大的信任。

特别感谢我的妻子 Mona、女儿 Amaya、父亲 Indravadan、母亲 Darshana，以及妹妹 Arpita。

目　录

第一部分：脊髓髓内肿瘤

第二部分：髓外硬膜下肿瘤

第三部分：周围神经肿瘤

1 椎管肿瘤概述

Ankit I. Mehta

概要

椎管肿瘤在手术领域和肿瘤防治领域都具有独特的挑战。在过去的几十年里，手术干预在功能和结构上的安全性、精确性和侵袭性都取得了长足的进步。尽管取得了很多进展，椎管内肿瘤固有的挑战仍然存在，这缘于病变所处的特定位置和病变周围结构具有的复杂功能。有时为了理解外科技术、治疗理念和创新性研究的现状，我们必须首先了解治疗这些椎管肿瘤的早期指导原则。本书将系统全面地讨论椎管相关病变病理、解剖、诊治和未来方向。

关键词：髓内脊髓肿瘤，髓外脊柱肿瘤，脊髓脊柱肿瘤学，脊柱肿瘤鉴别诊断

1.1 引言

脊髓为我们通过感觉信号的输入和对肌肉骨骼系统运动信号的输出，为与环境互动提供了必要的通道。因此，当椎管肿瘤破坏脊髓中的这些通路时，可对患者及其家庭带来灾难性打击。椎管肿瘤的治疗面临诸多挑战，包括肿瘤与正常脊髓传导通路间复杂的解剖关系、局限的显露路径以及有限的药物通透性。

从结构学角度来看，椎管肿瘤根据其解剖位置可分为三类：硬膜内髓内、硬膜内髓外、周围神经和椎旁。与肿瘤形成过程相关的病理学通常包括这些区域自身细胞的畸变（原发性）或来自其他器官系统相关的癌症（转移性）（表1.1）。

本书按照上述分类编排，因为列表中的每一类病变都有其自身的病理学、临床症状学、手术治疗学、治疗理念和未来研究特征。

1.2 肿瘤病理和临床相似病变的鉴别

在碰到此类患者时，进行广泛的鉴别诊断，并完善影像学和实验室检查以明确诊断，这至关重要。以这种方式进行严格的诊察对我个人的实践非常有用，可以为患者提供更具指导性的治疗。对出现神经功能缺陷的患者应进行详细的鉴别诊断，包括肿瘤、变性、血管、脱髓鞘、创伤及其他病因（代谢、感染、辐射）（表1.2）。获得完整的病史有利于完善鉴别诊断，并指导我们选取合适的影像学方式或电生理检

表 1.1 椎管肿瘤

髓内	髓外硬膜内	周围神经—椎旁
星形细胞瘤	脊膜瘤	神经鞘瘤
室管膜瘤	神经纤维瘤	神经纤维瘤
皮样/表皮样	神经鞘瘤	神经瘤
脂肪瘤	转移性肿瘤	恶性周围神经鞘瘤
血管母细胞瘤		浆细胞瘤
畸胎瘤		肺上沟瘤
节细胞胶质瘤		转移性肿瘤
少突胶质瘤		脊柱结核
转移性肿瘤		假性脊膜膨出
		椎间孔滑膜囊肿
		动脉瘤样骨囊肿
		硬脊膜外蛛网膜囊肿

表 1.2　鉴别诊断

肿瘤性	退变的	血管性	脱髓鞘	创伤性	其他
·髓内 　·星形细胞瘤 　·室管膜瘤 　·血管母细胞瘤 ·髓外硬膜内 　·脊膜瘤 　·神经鞘瘤 　·神经纤维瘤 ·硬脊膜外 　·转移瘤 　·原发性骨肿瘤	·滑膜囊肿 　·颈椎管狭窄（获得性或先天） ·椎间盘突出	·动静脉畸形 ·海绵状血管瘤 ·脊髓梗死	·多发性硬化症 ·横贯性脊髓炎 ·神经鞘瘤病	·创伤后 ·创伤性神经瘤 ·脊柱不稳	·维生素 B_{12} 缺乏 ·酒精中毒 ·放射性脊髓病 ·脊髓空洞症 ·蛛网膜囊肿 ·脊髓栓系 ·Chiari 畸形 ·AIDS ·硬膜外脓肿

测。在神经外科处理之前，需完成影像学检查。然而，在初次诊疗期间，可能无法确定是否需要增强扫描和联合其他影像学检查方式。因此，在查看影像学图像和作出诊治决策之前，进行广泛的鉴别十分重要。一旦获得影像学图像，其他实验室检查可指导治疗决策，如腰椎穿刺、炎症指标和感染性疾病指标检测。最终，只有在完成综合分析后，才可实施临床干预。在考虑手术治疗时应极其谨慎，因为观察随访也有利于确定疾病可能的起源和肿瘤的性质（缓慢与侵袭性生长模式）。通过判断每个特定的病变和疾病起源，我们将对这些患者的检查进行更细致地分析。因此，在考虑临床干预之前，更重要的是分析神经病理学的各种来源。

1.3　研究领域和未来治疗方式

由于尖端技术可以为疑难疾病提供更准确的诊断、更有效的治疗和更完善的药物输送平台，椎管肿瘤的治疗迎来了激动人心的时刻。本书在充分讨论了病理、诊断检查和治疗标准之后，将进一步讨论有可能改变这些病变的传统处理方式。国际脊髓肿瘤专家将在相应章节中阐述他们独道的见解，并为提高患者的疗效带来新的方法。

1.4　结论

椎管肿瘤的诊断、治疗、手术和未来研究都具有独特的挑战。后续章节将阐述脊柱肿瘤学领域专家的最新治疗和研究观点。我们希望本书有助于读者系统透彻地理解相应领域的内容。

2 脊髓和神经根的解剖

Jack Zakrzewski, Douglas A. Cotanche

本章将对脊柱和脊髓的解剖学、脊髓的发育生理学、脊髓灰质的内部解剖、脊髓白质内的上行和下行通路、硬脊膜的解剖以及脊髓的动静脉血管解剖进行广泛阐述。

关键词：脊柱、脊髓、脊神经、脊髓血管系统、脊髓脊柱的发育、硬脊膜、脊髓上行和下行通路

2.1 引言

脊髓是构成中枢神经系统（CNS）的两大组成部分之一，另一部分为大脑。脊髓的主要功能是为支配人类颈项、躯体和四肢结构的神经提供接入中枢神经系统的通路。脊髓中央核心由灰质构成，其内包含与躯体沟通的神经元和中间神经元。中央灰质的周围是白质，是一系列有髓鞘神经元突起，与脊髓内上下邻近区域及进出大脑的主要传导束沟通。在本章中，我们将详细阐述脊柱脊髓的解剖、胚胎发育、脊髓灰质的结构以及脊髓内的上行和下行传导束。我们还将阐述脊髓的脊膜、脊髓的动静脉供应及脊神经的解剖。本章旨在提供脊柱和脊髓的解剖学概论，并为其他阐述脊髓肿瘤的章节奠定基础。

2.2 脊柱和脊椎骨的解剖

脊柱由构成脊柱的各个椎骨曲线堆砌组合而成（图 2.1）。各个椎体通过滑膜小关节（有

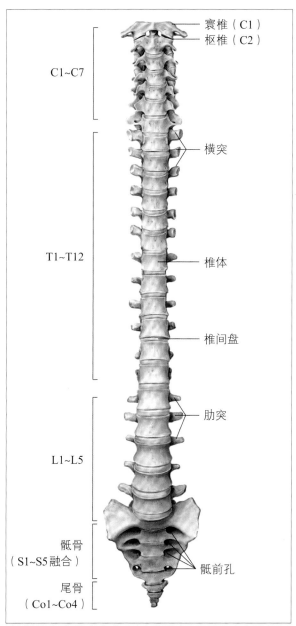

图 2.1　构成人类脊柱的 31 块椎骨，正前位图（授权摘自 Schuenke M, Schulte E, Schumacher U. THIEME Atlas of Anatomy. General Anatomy and Musculoskeletal System. Illustrations by Voll M and Wesker K. Third Edition. © Thieme 2020.）

3

时亦称为关节突关节）、韧带、肌肉和筋膜连接。脊柱有三大主要功能：支撑躯干和加强姿势稳定性，保护其包围的脊髓和神经，为各个肌肉提供附着点。椎骨还是造血的场所。脊柱脊椎骨的血供源自节段体动脉的分支。每个动脉都根据其对应节段的水平命名。

椎间盘位于椎骨之间（图 2.2）。每个椎间盘都由一个外部纤维环和内部凝胶状中心髓核构成。纤维环主要由 I 型软骨组成，而髓核主要由 II 型软骨和水组成。椎间盘允许有限的脊椎活动，同时也充当将脊椎连接固定在一起的准韧带。最重要的是，它们可充当减震器，沿脊柱分散应力。

脊柱的前部主要由椎体和椎间盘构成，被前纵韧带覆盖。该韧带与椎前筋膜和胸内筋膜以及后腹壁的腹膜下疏松组织形成一平面，可作为病原体和癌症扩散传播的路径。脊柱的侧方包括颈椎和腰椎区域的关节突以及胸椎区域的横突。此处可见卵圆形椎间孔，位于椎体后

面的椎弓根之间。这些孔道使椎管腔和椎旁软组织之间相通，是各个脊神经的走行途径。此外，它也可作为肿瘤扩散的路径。脊柱的后部由椎板和棘突以及小关节组成。它们由韧带和背部深层肌肉覆盖。

2.2.1　椎骨：特点概述

每个椎体由三个主要部分组成：椎体、背侧椎弓（有时称为神经弓）和椎孔（图 2.3）。椎孔内容纳脊髓、脊膜和供应、引流椎管的各个血管。椎骨的大小和形状因其所处的脊椎节段而不同。本节仅对脊椎的特征进行概述。

椎弓根位于椎体后表面的两侧，形成椎弓的侧壁。它们比椎弓的其他部分短、厚、窄，并与椎板相延续。棘突从椎板连接处向背部和尾端突出。其主要用途是充当控制姿势和运动的抗重力肌肉的控制杆。关节突是成对的结构：一个上关节突和一个下关节突。它们发自椎弓，

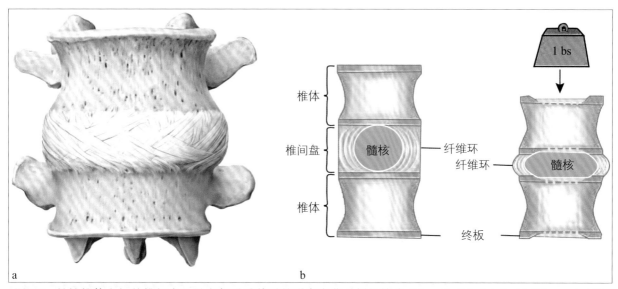

图 2.2　骨性椎体之间的椎间盘以及它们承重前后的形态变化（授权摘自 Schuenke M, Schulte E, Schumacher U. THIEME Atlas of Anatomy. General Anatomy and Musculoskeletal System. Illustrations by Voll M and Wesker K. Third Edition. © Thiemc 2020.）

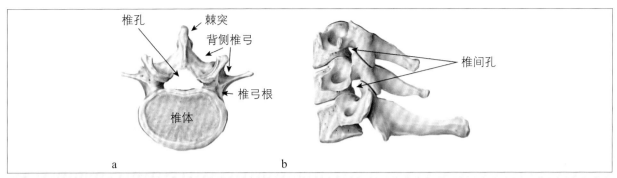

图 2.3 a. 典型椎体的解剖，上面观（授权摘自 Schuenke M, Schulte E, Schumacher U. THIEME Atlas of Anatomy. General Anatomy and Musculoskeletal System. Illustrations by Voll M and Wesker K. Third Edition. © Thieme 2020.）；
b. 颈椎侧位图可显示椎间孔位置（授权摘自 Schuenke M, Schulte E, Schumacher U. THIEME Atlas of Anatomy. General Anatomy and Musculoskeletal System. Illustrations by Voll M and Wesker K. Third Edition. © Thieme 2020.）

形成小关节，允许椎体之间的一些活动。横突从椎板向两侧突出，但其确切位置因脊柱节段水平而异。类似棘突，这些突起充当各种背部肌肉和韧带的控制杆。

2.2.2　椎管

椎管是位于椎体后方的一系列连续孔道。它始于枕骨大孔，止于骶骨裂孔。虽然它在胸段区域相对固定，但在颈段和腰段可略有移动。椎管在颈椎和腰椎水平较大且呈三角形，在胸椎水平较小较圆。

2.2.3　椎间孔

椎间孔是脊神经和血管进出椎管的主要途径。它们位于上位椎体椎弓根后外侧、下位椎体椎弓根致密骨和小关节纤维囊腹侧之间。每个孔均被保护性纤维组织覆盖。脊神经管被发现的区域称为真孔，它同样容纳了脊神经和神经鞘、脊膜神经、脊髓脊柱供血动脉和引流静脉丛，是神经受卡压的主要部位。

2.3　脊髓的发育

2.3.1　发育早期

可发育成为大脑和脊髓的组织出现在人类胚胎发育的早期，即三层胚胎层形成后不久。第 18 天，原肠胚形成完成。第 19 天，外胚层上皮的中心区域开始增厚并形成梨形神经板（图 2.4）。1 天后，神经板的侧缘开始升高，成为神经褶。神经沟位于两个神经褶的中心。神经皱襞继续向上拉升并向内卷曲。随后，神经沟逐渐加深。到第 22 天，两个神经褶相互接触并逐步融合成神经管，最先在颈部区域融合，然后继续沿神经板向上向下拉链状闭合（图 2.5）。神经皱襞最尖端的上皮组织不并入神经管，而是从皱襞融合的地方分离出来，迁移到神经管和外覆的外胚层之间的中胚层区域。这些组织是神经嵴细胞，将在后面脊神经感觉成分的发育和脑脊膜的发育中讨论。

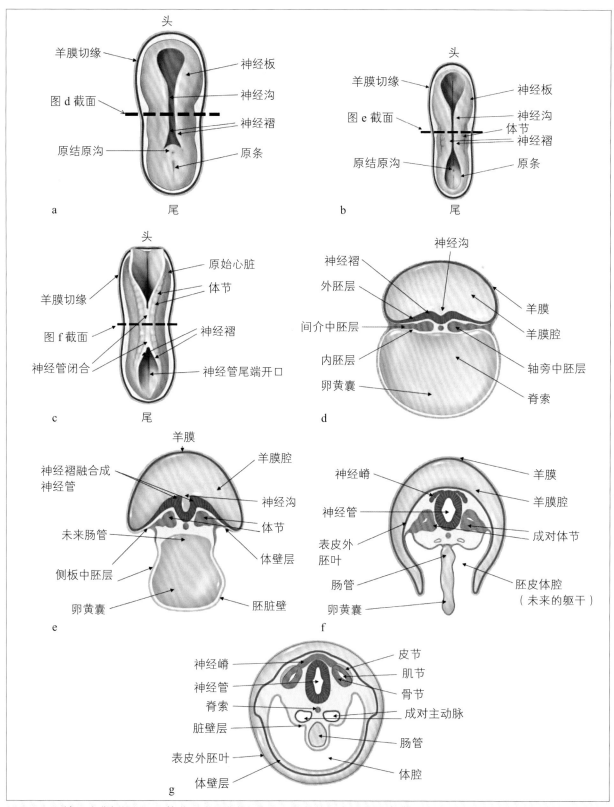

图 2.4　a.神经沟背侧视图；b.体节形成的背侧视图；c.神经沟闭合的背侧视图；d.神经嵴细胞开始迁移的轴位视图；e.神经沟轴位视图；f.神经管、神经嵴和体节形成的轴位视图；g.神经管、脊索、成对主动脉以及由肌节和骨节构成的体节的轴位视图（授权摘自 Embryology of the Spine. In: Vaccaro A, Fehlings M, Dvorak M, eds. Spine and Spinal Cord Trauma: Evidence–Based Management. 1st Edition. New York: Thieme; 2010.）

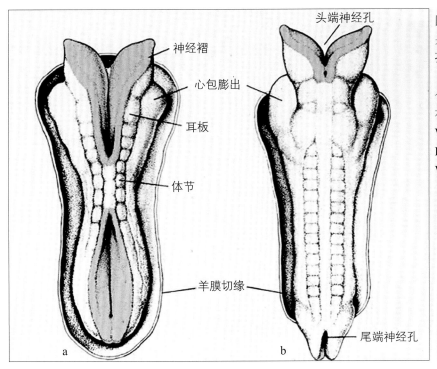

图2.5　前后神经孔的闭合。a.中央神经管闭合，头侧和尾侧神经孔在大部分神经管仍广泛开放（22天）；b.整个神经管几乎闭合，仅在头侧和尾侧神经孔仍存在小的开口（授权摘自 Thomas W. Sadler. ed. Langman's Medical Embryology. 12th Edition. 图 18.3. Wolters Kluwer Health. 2012.）

图中标注：头端神经孔、神经褶、心包膨出、耳板、体节、羊膜切缘、尾端神经孔

2.3.2　脊髓内神经分化

在胚胎期的第 23 天到第 25 天，神经管继续上拉，以闭合整个神经管。前神经孔首先在第 25 天发生闭合。随后，后神经孔在第 28 天闭合。在神经管形成过程中，组织由假复层上皮组成，基底面位于神经管外表面，基膜之上。神经上皮的顶面面向神经管腔。从第 26 天开始，位于离管腔最近的神经管侧壁中的细胞开始快速分裂。这些分裂细胞的一些后代离开管腔，失去与神经上皮管腔表面的顶端连接，并开始分化为成神经细胞。这些新形成的成神经细胞聚集的区域称为套层，在第 31 天至第 32 天开始出现（图 2.6）。随着更多的成神经细胞的产生，它们在神经管的侧壁上形成两个明显的细胞团。位于神经管上半部分或更背侧半部分的神经元称为背板或翼板，它们将继续发育成为脊髓背角（感觉）神经元。神经管下半部分或更腹侧半的成神经细胞形成腹侧板或基板，它们将成

为脊髓腹侧角的运动神经元（图 2.7）。分隔翼板和基板的浅纵沟称为界限沟。

腹侧角的成神经细胞从第 28 天开始发育成熟为神经元。它们形成轴突，束状聚集并开始离开腹侧脊髓形成腹侧根。到妊娠第 5.5 周（GW5.5），下运动神经元的胞体在腹侧角分化良好，轴突向外延伸，形成脊神经的腹侧根。随着腹侧运动神经元的分化，神经上皮在 GW6.5 期间开始产生中间神经元，在初级运动神经元和初级感觉神经元之间形成通信联系。一旦神经上皮细胞完成了成神经细胞的生成，它就会转而生成胶质母细胞，继而在背侧角和腹侧角形成胶质细胞。

脊神经的感觉成分不是来源于脊髓灰质，而是来源于神经管背侧半外侧中胚层的神经嵴细胞。一组神经嵴细胞将分化成神经元，并聚集在神经管背侧外形成背根神经节。背根神经节的神经元发出的中央神经元突起束进入背角形成脊髓背根。当它们进入发育中的脊髓时，

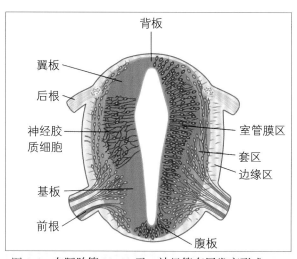

图 2.6　在胚胎第 31~32 天，神经管套层发育形成

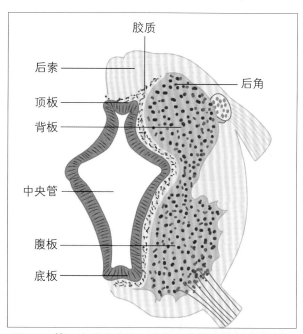

图 2.7　第 3 个月末左右，发育中的脊髓基底（运动）和翼（感觉）板形成

这些神经纤维要么与背角的感觉神经元形成突触，要么作为背柱沿脊髓向上移动，到达脑干延髓内的高级中心。

腹侧根中的运动神经元轴突向侧面生长，最终与背根神经节中神经元的周围突起接触。两个神经束在背根神经节的外侧汇合形成真正的脊神经。汇合通常位于背根和腹根穿过相邻椎骨间椎间孔的位置。

2.3.3　脊髓白质的发育

背根神经节发育中的神经元从 GW5 开始将其近端突起送入脊髓，并在那里立即分叉形成升支和降支。在 GW6.5 期间，颈髓的背角神经元和近端突起之间形成第一个突触。在 GW7.5 左右，背根神经节细胞的近端上升突起开始形成背侧索。GW8.5 左右，颈髓中出现明显的楔束；GW10 左右，在颈部区域，在楔束内侧的位置出现薄束。脊髓腰段区域早期形成的薄束纤维穿

入腰段脊髓，然后向头端转向，向上迁移至发育中的脊髓。不幸的是，尚不能在人类胚胎中准确地描述这些事件的发生时间。在 GW8.5 和 GW10.5 之间，脊髓的发育存在一个大致的头端到尾侧梯度，同颈部相比，更尾侧的区域发育成熟滞后。

在 GW7.5 期间，下行的皮质脊髓束首先在大脑皮质白质中发育，在 GW19 期间经大脑下行。此时，皮质脊髓束在延髓后方交叉，交叉后的纤维开始经对侧颈髓下降，成为侧索。该束在 GW19 时到达颈段脊髓区域（图 2.8），但与腹侧角神经元的突触形成在数周内才开始。下行束到达和突触形成之间出现延迟的原因目前尚不清楚。

下行皮质脊髓束在 GW26 进入脊髓的胸段，并在 GW29 延伸至整个腰椎区域。在 GW31 到达骶椎区域，最后在 GW37 覆盖整个骶尾部脊髓区域。一旦皮质脊髓束在整个脊髓中的生长完成，这些神经纤维的髓鞘化比背柱的髓鞘形

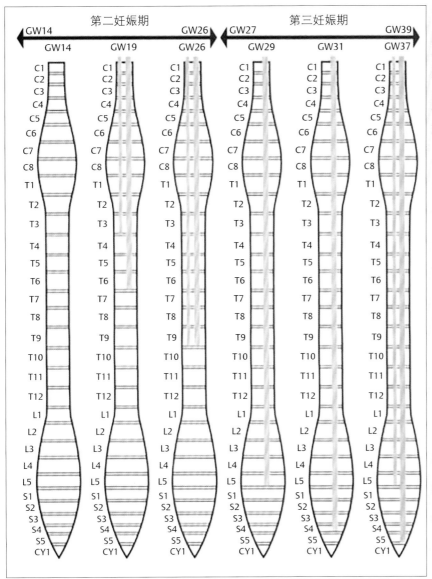

成要晚很多。颈部外侧索的髓鞘形成在出生后第 2 个月左右开始，在 4 个月时全部完成。皮质脊髓束的髓鞘形成在 11 个月时到达腰部脊髓，在 2 岁时完成骶部脊髓内的髓鞘化。运动功能的行为学发育似乎与下行侧索髓鞘形成的时间密切相关。

2.3.4 脑膜的发育

关于脑膜发育的经典文献认为，脑膜是从神经管周围的中胚层组织发育而来；然而，最近对发育中的小鸡和小鼠进行研究发现，神经嵴细胞是脑膜的细胞起源。这些研究还表明，脑膜内外的血管来源于相邻生骨节的中胚层细胞。

关于人类脑膜发育的文献仍然将中胚层列为脑膜的来源，由于伦理学原因，在小鸡和小鼠中认定脑膜的神经嵴细胞起源的现代技术尚未应用于人类胚胎材料。早期的人类胚胎学研究证实，脊髓上的软膜最早可在 GW6 被识别发现，并在 GW9 可完全覆盖围绕脊髓 1 周。到

GW8，可在脊髓周围识别初级脑膜，在脊髓腹侧面可见明显的硬脊膜。到 GW9，整个脊髓周围可见明显的硬脑膜。到 GW10，已经可以清楚地看到独立蛛网膜层的发育，因为它开始与发育中的硬脑膜分离。在 GW9 左右，一个明显的无细胞蛛网膜下腔开始形成。到 GW14 时，可清晰识别包绕整个脊髓的三层脑膜结构（图 2.9）。

2.3.5 脊髓和脊柱长度的比较

脊髓在妊娠 3 个月时充满整个椎管。这意味着脊髓的骶部区域位于骶骨椎管内，骶神经的背根和腹根发出后随即经骶骨椎间孔穿出。到出生时，椎管的长度已经超过脊髓，脊髓的远端（骶骨和尾骨部分）处于 L3 的水平。然而，背根神经节以及背侧根和腹侧根的融合形成脊神经仍然发生在其相应水平椎间孔的附近。这意味着从 L3 椎体及以下，椎管内没有脊髓。相反，它充满了下腰椎、骶椎和尾椎水平神经伸长的背侧根和腹侧根。这束背根和腹根神经没

有脊髓，形似马尾，因此被称为马尾。到 3 岁时，脊髓的远端已经上升到 L1 或 L2 水平。这种脊髓相对于椎管的不均衡生长的临床优势在于，可以在分娩期间将注射针头插入硬膜外用于麻醉，或应用可的松治疗脊神经疼痛，而不会对脊髓造成意外伤害。此外，腰穿针可以直接插入 L2 椎体水平以下的蛛网膜下腔，提取脑脊液（CSF），以便在怀疑感染或出血时进行检验分析，同样，亦不会伤及脊髓。

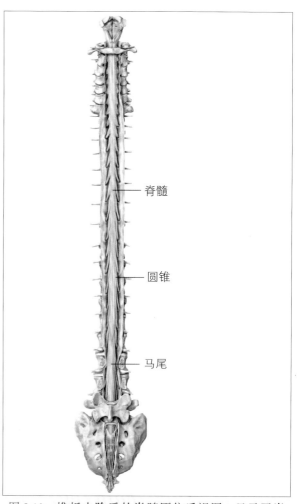

图 2.10 椎板去除后的脊髓原位后视图，显示了脊髓、圆锥和马尾（授权摘自 Schuenke M, Schulte E, Schumacher U. THIEME Atlas of Anatomy. Head, Neck and Neuroanatomy. Illustrations by Voll M and Wesker K. Third Edition. © Thieme 2020.）

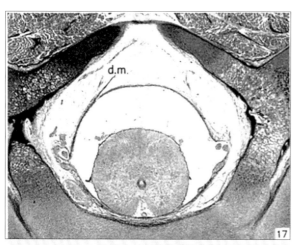

图 2.9 妊娠 12 周时人类脊髓周围脑膜的发育情况（GW12）。d.m.，硬脊膜（授权摘自 Sensenig, Plate 4, 图 17）

2.4 脊髓的大体解剖

脊髓从颅骨的枕骨大孔开始。它与延髓相连续，通常终止于 L1 或 L2 附近，但其范围可介于 T12 到 L3 之间（图 2.10）。大约在 L1 或 L2 水平，脊髓逐渐变细，形成称为脊髓圆锥的锥形形状。脊髓逐步变细为圆锥时，脊神经斜向下发出，形成马尾，占据了脊髓圆锥下方蛛网膜下腔的腰池。马尾神经为盆腔脏器和下肢提供神经支配。在成人，男性脊髓长度平均为 45 cm，女性为 43 cm。到脊髓末端，软脑膜纤维束带，即终丝，继续穿行椎管并连接至尾骨，将脊髓稳固于椎管内。

不仅各个节段水平之间的脊髓直径不同，而且人和人之间的也不同。总的来说，脊髓直径在颈部（C5~T1）和腰部（L1~S3）区域最大，是分布至四肢的感觉输入和运动输出区域。这些区域分别称为颈膨大和腰膨大。

2.4.1 前正中裂和后正中沟

前正中裂和后正中沟将脊髓分为左右两半，几乎完全将脊髓分为左右两个部分，仅由中央管内的神经组织结合带连接在一起（图 2.11）。前（也称为腹侧）正中裂深度平均约 3 mm，但其深度在脊髓下部增加。其包含软脑膜的双重

折叠，也称为网状结构。裂的底部由一白色组织带构成，称为前白连合，脊髓血管作为其束的一部分穿过该连合进入脊髓。脊髓血管发自脊髓前动脉，该动脉走行于前正中裂形成的沟内。将在本章后续部分讨论该动脉和其他为脊髓提供血液供应的血管。

后正中沟比前正中裂要浅，但它形成后正中分隔，几乎穿透后半脊髓。该分隔的深度为 4~6 mm，但与前正中裂不同，其深度在脊髓的下部减小。随着年龄的增长，中央管也趋于缩小和变浅。

2.4.2 脊髓各区

根据椎骨节段水平和发出脊神经的位置，脊髓可分为 5 个区域（脊神经及其编号将在本章后续部分讨论）。前 7 个椎骨 C1~C7 定义为颈椎区域。接下来的 12 个椎骨 T1~T12 构成胸椎部分。腰椎区域由随后的 5 个椎骨 L1~L5 组成。骶骨是由其后 5 个椎骨融合而成的一块骨头，发出 5 对脊神经。最后，尾椎，俗称尾骨，也是由 1~4 块骨头融合而成，发出一对脊神经。

2.5 脊髓的内部解剖

当横切脊髓时，脊髓几乎完全被前正中裂

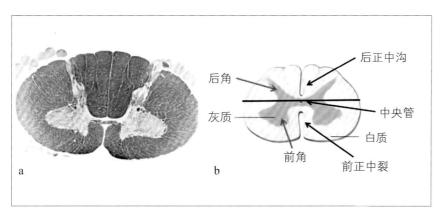

图 2.11　a.颈髓横截面髓鞘染色（Image from UIC brainstem collection）；b.脊髓各组成部分的图示（授权摘自 Schuenke M, Schulte E, Schumacher U. THIEME Atlas of Anatomy. Head, Neck and Neuroanatomy. Illustrations by Voll M and Wesker K. Third Edition. © Thieme 2020.）

后角
灰质
前角
后正中沟
中央管
白质
前正中裂

a　　　b

和后正中沟分成对称的两半。灰质核心部分完全被外周白质包围，但二者之间的比例以及它们的确切构成因节段而异。颈髓区域的脊髓白质最多，随着下行神经纤维束散出纤维，上行神经纤维束逐步增加，白质向尾端逐步减少。灰质中央有一小管，内衬柱状纤毛上皮构成的室管膜，其内容纳脑脊液。脑脊液贯穿脊髓全长，向上延伸至延髓，并通向第四脑室。

2.5.1 脊髓灰质

大体观，脊髓灰质呈"蝴蝶"或"H"状，由神经元细胞胞体组成（图2.12a）。它分为背侧角和腹侧角，然后分别分为左右两部分。左右背侧角是经背根进入脊髓的初级传入纤维的终末部位。背角的尖端通过名为Lissauer束的细束与脊髓表面相连。该束的传入纤维在终止于其起源地下方的灰质，或在背柱向头端行进终于延髓的背柱核前，可短距离的上行或下降。左右腹侧角包含传出神经元，其轴突经腹侧根离开脊髓。在胸段和上腰段脊髓（T1~L2），还有一个中角，有时称为侧角。它容纳节前交感神经纤维的细胞胞体。这些交感神经的轴突经腹侧根离开脊髓。背侧和腹侧连合在中央管的两侧将脊髓连接起来。

灰质由神经元胞体及其突起和突触连接以及支持组织（如神经胶质和血管）组成。脊髓

这部分神经元呈多极化，大小、长度和排列方式各不相同。白质主要由纵向有髓轴突构成，轴突聚集成束，可上行或下行贯穿整个脊髓全长。

2.5.2 神经元细胞群：Rexed分层

根据观察到的细胞结构（神经元大小、形状和密度），可将灰质分为10个不同的区域。这些区域被称为Rexed层板。每个区域从背侧到腹侧进行编号（图2.12b）。第Ⅰ至第Ⅳ层位于背角的背侧部分，是许多皮肤初级传入神经的终末部位。第Ⅰ层有时被称为边缘层，第Ⅱ层更常被称为胶状质。

第Ⅴ层和第Ⅵ层位于背角的底部。它们接收本体感觉初级传入神经的终末纤维，来自运动和感觉皮层的大量皮质脊髓投射纤维，以及来自皮层下水平的输入纤维。

第Ⅶ层，有时被称为中间区，位于第Ⅵ层的腹侧，扩展穿越脊髓灰质。它包括了侧角（若存在），并且在脊髓各区大小不同。在结构上，它包含三个核群：位于胸椎和上腰椎水平的后胸核（也称为Clarke柱），它发出脊髓小脑后束和中间外侧核；T1至L2中发出节前交感神经纤维的中间束；中间内侧核覆盖脊髓全长，可能参与内脏运动神经元的调控。

第Ⅷ层位于胸段区域腹角的底部，但在颈段和腰段扩大处，可出现在腹角的内侧。它主

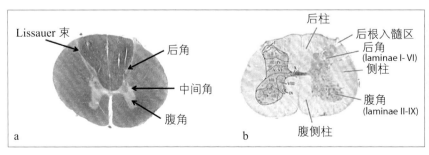

图2.12 a.胸段脊髓横截面髓鞘染色（Image from UIC brainstem collection）；b. Rexed脊髓分层尼氏物质染色图示（授权摘自Purves et al, 图A7）

要由接收邻近层板终末纤维、对侧第Ⅷ层连合纤维和间质脊髓束、网状脊髓束、前庭脊髓束以及内侧纵束下行纤维的脊髓固有中间神经元组成。它可直接或通过激活 γ 运动神经元，影响双侧 α 运动神经元。

第Ⅸ层在脊髓胸段水平嵌入第Ⅷ层，在颈段和腰段嵌入第Ⅶ层和第Ⅷ层。它由一系列 α、γ 和中间神经元复杂排列而成。α 神经元支配横纹肌的运动终板，而较小的 γ 神经元则支配肌梭中的肌纤维。第 X 层围绕中央管，主要由背侧和腹侧灰质连合组成。

2.5.3　背角

背角是初级传入纤维传入的主要终末部位，初级传入纤维通过背根进入脊髓。这些神经根纤维使用许多不同的神经递质，例如谷氨酸、P 物质、血管活性肠肽、生长抑素和血管紧张素 Ⅱ 等。它们将外周组织的外感受性的、本体感受的和内感受性的信息输送至脊髓。皮肤神经纤维倾向终止于第 Ⅰ 至第 Ⅳ 层；来自皮肤、肌肉和内脏的精细传入纤维终止于第 Ⅴ 层；本体感觉和皮肤传入在第 Ⅵ 层结束。大多数（如果不是全部的话）初级传入纤维在进入脊髓后分成升支和降支。它们穿过 Lissauer 束（背外侧束），将侧支纤维送入其进入部位上方和下方的灰质。然后，神经穿过 Lissauer 束后方背角背外侧尖端的第 Ⅰ 层，再穿过第 Ⅱ 层。从背根接收这些传入纤维后，在第 Ⅱ 层内形成新的纤维，并形成对侧脊髓丘脑束。这可能是由位于第 Ⅱ 层腹侧，第 Ⅲ 层和第 Ⅳ 层内固有核的脊髓固有神经元实现的。这些神经元连接脊髓各段并保证了脊髓内部协同。本节后续部分将更详细地讨论脊髓固有神经元。

2.5.4　侧角和腹角

侧角是灰质的一个小突起，位于背角和腹角之间的第Ⅶ层。它仅在 C7 或 T1 至 L2 或 L3 水平存在，包含节前交感神经元的细胞胞体。这些神经的轴突穿过腹侧脊神经根和白色交通支到达交感干。有时在下骶椎水平也可见类似细胞群，但它们不像在胸椎区域那样形成突起。这一组是骶椎副交感神经节前纤维的来源。

腹角主要由第 Ⅳ 层神经元组成，这些神经元通过腹根支配横纹肌的梭外纤维。第Ⅸ层神经元可分为两个纵柱：内侧柱和外侧柱。内侧神经元将支配躯干中轴骨骼的肌肉，而外侧神经元支配四肢肢体肌肉。在颈膨大，外侧神经元支配上肢肌肉；而在腰膨大，这些外侧神经元支配下肢肌肉。近端肌肉由一组更靠膨大部分头端的运动细胞支配，比如，脊神经 C8 和 T1 的神经元支配手部，C5 和 C6 的神经元则支配肩部。

2.5.5　脊髓白质

脊髓的白质包绕灰质。它主要由纵向神经纤维组成。按起止点的差异可将神经纤维经行分组（有时称为索）。这些神经纤维束可分为上行、下行或本体脊髓束。上行束通常由通过背根进入脊髓的传入神经纤维组成，而下行束是由大脑皮层或脑干发出的沿脊髓下行并控制脊神经活动的神经纤维组成。本体脊髓束则完全位于脊髓内，可为上行、下行纤维，甚至是横向纤维。它们有助于节段间和节段内的信号协同。

白质通常被描述为三个大的双侧成对区域：背索、侧索和腹侧索。每个都包含一定数量的传导束（图 2.13），背索位于背角和后正中隔之间。侧索位于背根入口和腹根出口之间。腹侧索（有

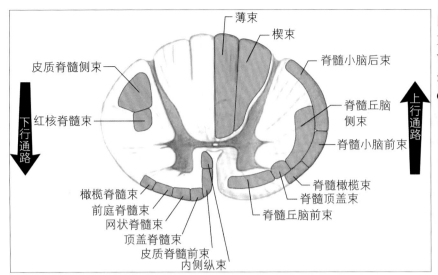

图 2.13　脊髓内上行和下行纤维束绘制图（Illustration by Christa Wellman, Biomedical Visualization faculty at University of Illinois Chicago）

时称为前索）位于前正中裂与腹根之间。

2.5.6　白质上行束

背柱　背索包含两个大的上行束，即薄束和楔束，由后中间隔分隔（图 2.13）。这两束通常被称为背柱，都含有大量有髓纤维，这些纤维将本体感觉、外部感觉和振动觉进一步传递到中枢神经系统。进入这些束的神经纤维经背根进入脊髓，并上行至延髓的背柱核。薄束起源于脊髓尾端，募集经同侧背根进入脊髓的上行神经。其大部分纤维来自下肢的深部和皮肤感受器。随着更多的纤维进入脊髓并加入该束，纤维束向脊髓内侧移位。楔束始于中胸段脊髓，位于薄束外侧。其大部分神经来自上肢的深部和皮肤感受器。大多数神经纤维终于延髓，并与背柱核内的神经元形成突触。而后这些神经纤维交叉形成内侧丘系，并横穿脑干喙侧到达丘脑。

脊髓小脑束　该束位于白质侧方的周边。可分为背侧（后）束和腹侧（前）束（图 2.13）。脊髓小脑背束从腰段开始，随着脊髓节段的上升而增大。背侧束募集同侧第 VII 层神经元的轴突。主要输送来自上肢的信息。腹侧束位于背侧束的前方，接收来自第 V、第 VI 和第 VII 层神经元的轴突，收纳来自下肢的信息。背侧束和腹侧束将本体感觉和皮肤信息传播输送至小脑，最终利于动作协调和运动。

脊髓丘脑束　脊髓丘脑束主要包含二级神经元，这些神经元输送的信息主要与疼痛和温度有关，但也包括从皮肤到丘脑的粗触觉和压觉。它接收来自对侧灰质多个层板神经元的轴突。这些神经元的轴突发出后立即穿过前白连合到达对侧脊髓腹角腹外侧的神经束（图 2.13）。该束边界不如其他束明显，因为它与上行脊髓网状束和下行网状脊髓束相混合。关于是否将脊髓丘脑束分为外侧和腹侧束仍存争论，但有研究表明它们在结构和功能上相同。然而，一些证据表明，位于脊髓小脑前束腹侧索内侧的外侧束传递疼痛和温度觉，而位于脊髓前根出口内侧和前庭脊髓束背侧的腹索内侧的腹侧束传递粗触觉和压觉。与其他许多束不同，脊髓丘脑束纤维在靠近突起进入脊髓位置的脊髓内交叉，并经对侧上行至脑干。

脊髓网状束　脊髓网状束与脊髓腹外侧象限的脊髓丘脑束相混合，神经元起源于第 V、第Ⅶ和第Ⅷ层（图 2.13）。腰膨大的纤维和颈膨大的部分纤维穿过中线。该神经束负责将来自皮肤和深层组织的感觉信号输送至大脑。

脊髓中脑通路 脊髓中脑通路由一系列连接脊髓和中脑各部的上行纤维束构成。它位于脊髓腹外侧象限，同脊髓丘脑束和脊髓网状束中的神经元在一起（图 2.13）。该通路中的大多数纤维接收来自腰骶部和颈膨大的输入纤维，主要来自第Ⅰ层和第Ⅳ至第Ⅷ层的神经元（尽管主要集中在第Ⅴ层）。大多数纤维来自对侧，但在上颈椎区域亦有很多同侧纤维群。该通路中的神经纤维输送来自身体表面大部分区域的各种感觉输入信号。

2.5.7 白质下行束

下行束起源于大脑皮层或脑干。它们输送控制运动、肌张力和姿势的信号，以及调控脊髓反射的信号。某些神经束也可调控脊髓自主神经。

皮质脊髓束 该束从大脑皮层开始，通过延髓进入脊髓。到达脊髓延髓交界处后，75%~90% 的皮质脊髓神经纤维在运动交叉（也称为锥体交叉）内越过正中面，继续下行成为外侧皮质脊髓束（图 2.13）。其余 10%~25% 的神经纤维不过正中面，延续为腹侧（前）皮质脊髓束。外侧束在外侧索内下行，位于背角腹外侧和脊髓小脑背束内侧，然后终止于第四骶髓段区域（脊髓本身终止于 L2 椎骨水平）。从脊髓进入上肢的神经位于更偏侧的位置，随着脊髓下降到颈段水平以下，神经束逐步变小、变浅。皮质脊髓束腹（前）束在腹侧索内近腹侧正中裂处下行。将神经束与正中裂隔开的少量组织被称为沟缘束。该束在中胸段区域消失之前，同样随脊髓水平下降，逐步减小。这些

神经纤维调控全身各种运动神经元的活动。

红核脊髓束 红核脊髓束始于中脑，尽管其在人类的确切起源和功能尚有待进一步阐述。它在腹侧被盖交叉处穿行，并在外侧索内下行，与外侧皮质脊髓束的纤维相混合，尽管该束似乎也簇集在皮质脊髓束的腹侧（图 2.13）。红核脊髓束较短，有可能终止于颈髓上三个节段。其神经元被认为与皮质脊髓束的神经元作用类似。

顶盖脊髓束 该束也起源于中脑。它在被盖背侧交叉处越过中线，在腹侧索内侧分下行（图 2.13）。与红核脊髓束一样，顶盖脊髓束很短，止于上部颈髓。它向颈部肌肉提供支配对侧和抑制同侧的传出信号。

前庭脊髓束 该束形成于前庭核复合体，位于第四脑室底部的外侧分。它发出两个不同的束：外侧和内侧前庭脊髓束。两束均负责刺激抗重力肌肉，即脊柱的中轴肌和下肢的伸肌。外侧前庭脊髓束起源于前庭核的外侧，沿同侧脊髓白质腹外侧缘下行（图 2.13）。随着神经束下行，突触伸入并终止于第Ⅶ层和第Ⅷ层的内侧部分。所有的神经纤维都终止于同侧。内侧前庭脊髓束起源于前庭核的内侧面以及下核和外侧核。它沿着沟缘束中线附近的内侧纵束下行（图 2.13）。与外侧束不同，内侧束既有交叉纤维也有非交叉纤维。它终止于中胸段。

网状脊髓束 该束起源于脑干的网状结构，并在腹侧索内下行至脊髓（图 2.13）。关于其在人类脊髓中的确切位置和走行的描述尚少，但认为其激活抗重力肌肉。与前庭脊髓束不同，网状脊髓束被认为亦含有一些抑制纤维。

2.5.8 脊髓固有白质通路

脊髓固有通路是脊髓自身内部的一系列上行和下行纤维。它们与同节段内的以及较远节

段的神经元连接通信，允许神经元的整合和协调。构成脊髓的大多数神经纤维是脊髓固有神经纤维。它们主要位于灰质边缘的第 V 至第 VIII 层。根据轴突的长短，可分为长神经元、中间神经元或短神经元。长神经遍布全脊髓，主要位于腹索和侧索，但其胞体通常位于第 VIII 层。大部分长神经元分布在双侧颈髓并下行。在腰段脊髓，它们通常经对侧上升。中间神经位于第 VII 层的中央和内侧部分，主要位于同侧。短神经元通常位于外侧索，特别是第 V 至第 VIII 层的外侧部分，也是位于同侧。

脊髓固有神经分布在脊髓灰质的特定区域。在颈和腰膨大中，背外侧索中的脊髓固有纤维将其轴突投射到中间区背侧和外侧部分的神经元，以及支配近端肢体肌肉的脊髓运动神经元。其他脊髓固有神经，如腹索中的神经纤维，与长脊髓固有神经以及支配躯干中轴肌和腰带肌的运动神经通信。

2.5.9 Lissauer 束

Lissauer 束，有时称为背外侧束，位于背角和脊髓之间，包绕进入脊髓的背根纤维（图 2.12）。它遍布脊髓全长，但在上颈椎区域最为明显。该束的大部分由来自背根外侧束的轴突分支组成，这些轴突在进入脊髓后分开成为上行支或下行支。从那里开始，它们在一个或两个脊髓节段内沿各自的方向行进，然后分支到邻近的背角。该束还含有一些脊髓固有纤维，多为短纤维，重新进入背角。

2.6 脑膜

三层脑膜在大脑表面形成一保护层，并延续覆盖保护脊髓。从外到内，三层膜分别为硬脑膜、蛛网膜和软脑膜（图 2.14）。

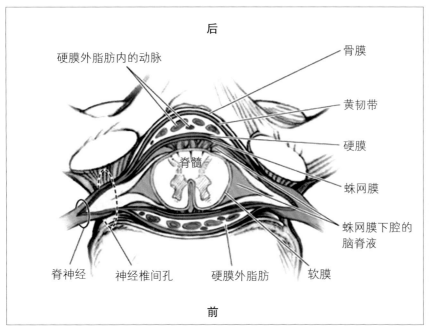

图 2.14 包绕脊髓的脑膜横截面图（授权摘自 Blumenfeld，图 8.2d）

2.6.1 硬膜

硬膜由致密、不规则的纤维结缔组织构成，形成一致密厚膜。它在整个颅内紧密附着于颅骨内表面，并在颅底与颅骨内膜融合。硬膜继续通过纤维束带附着于枕骨大孔骨质和上三个颈椎的后骨膜，以及后纵韧带上。然后它与椎管内衬的组织分离，形成硬膜外间隙。硬膜形成了一包绕脊髓的管子，向下延伸椎管全程。该硬膜管在 S2 水平开始变窄，而后仅包绕终丝，并向后与骨膜和尾骨末端融合。

2.6.2 硬膜外间隙

硬膜外间隙形成于硬脊膜和椎管内衬组织之间。上部由枕骨大孔封闭，下部由骶尾韧带封闭。间隙内容纳疏松的结缔组织、脂肪、椎静脉丛、小动脉分支以及将硬脊膜与椎管内衬组织连接起来的细小纤维组织带。这些纤维带被称为脊膜椎骨韧带，可在前方和侧方很好地观察到。静脉丛是一系列纵向排列的血管链，由静脉环相连接。最前面的血管在汇入椎静脉之前接受椎体静脉。

硬膜外间隙在整个椎管全长上大小不一；反而遵循分段多次重复模式。在脊柱的腰椎区域，硬脊膜通过结缔组织向前连接至椎管壁，这允许了硬脊膜囊在躯体运动或静脉充盈时的移动。位于黄韧带和硬脊膜之间的脂肪组织在屈伸过程中起缓冲作用。

硬膜外间隙有许多临床相关性。由于其中空性质，可能是容纳肿瘤和血肿的部位。致密结缔组织可以隔离各种感染源。药物和其他制剂，如造影剂，可以通过注入骶骨水平的硬膜外腔，向前扩散到颅底。

2.6.3 硬膜下间隙

硬膜下间隙是一种潜在的（也称为人工）间隙，只在蛛网膜和硬膜分离时才开放。通常情况下，二者紧密相邻。二者分离可能发生在硬膜外注射时导管意外插入硬膜下，也可因出血或创伤，或脑脊液缺乏导致。硬膜下间隙与蛛网膜下腔不相通。但确实会沿着从脊髓发出的颅神经和脊神经持续一小段距离。

2.6.4 蛛网膜

蛛网膜包绕整个脊髓，并与包绕大脑的蛛网膜连续。通常，它与硬膜紧密相连。蛛网膜随脊神经和血管离开脊髓进入椎间孔，在其周围形成一层薄膜。这样就形成了蛛网膜下腔角。在该角，蛛网膜和软膜融合，形成软脑膜，然后软脑膜与神经周围的神经束膜融合，并与硬膜相连。神经束膜对于封闭蛛网膜下腔和防止任何微粒物质直接进入神经非常重要。

2.6.5 脑脊液

脑脊液（CSF）是一种无色透明的液体，含有少量蛋白质和电解质。它是一种血液超滤液，由侧脑室、第三脑室和第四脑室的脉络丛以每天 600~700 mL 的速度制造和分泌。成人脑脊液的总量为 140~270 mL，这意味着所有体积脑脊液每天更换 4 次。大部分脑脊液被认为在上矢状窦重新吸收，但仅在此处的吸收难以保证所观察到的脑脊液高周转率。因此，一般认为还应有其他的有待阐述的吸收位点。有一些脑脊液被认为通过室管膜、软脑膜表面和通过颅外淋巴管被软脑膜和蛛网膜下腔血管吸收。

CSF 在脑室系统中的流动被描述为搏动性和双向性，净向前流向第四脑室。由于二者彼此相连，脑脊液从第四脑室流入蛛网膜下腔。一旦 CSF 进入脊髓蛛网膜下腔，其血流动力学变得很难理解和描述。

脑脊液有几个主要功能。第一，将大脑悬浮于颅腔内，并为其提供自然浮力。这允许大脑维持足够的密度和血流，以完成其所有功能。脑脊液还起到减震器的作用，保护大脑和脊髓免受某些机械损伤。最后，脑脊液通过维持某些神经内分泌因子的浓度、pH 值和清洁废物来控制中枢神经系统的稳态。

2.6.6 软脑膜

软脑膜位于脊髓表面并紧贴脊髓，最终进入腹侧正中裂。其还在脊髓前动脉周围形成一鞘。软膜下的胶原层在软膜下间隙与内侧齿状韧带（也称为齿状韧带）的胶原核心相连。

齿状韧带是位于脊髓两侧，腹侧和背侧脊神经根之间的扁平纤维组织薄片。内侧与软膜下胶原连续。其外侧缘形成一系列三角形突起，以固定间隔附着于硬膜。第一个突起在枕骨大孔环上方椎动脉后方与硬脑膜相连，位于舌下神经后方，副神经位于其后方。当到达第一颈神经腹根时，它与动脉分离。最后一个齿状韧带突附着在 T12 和 L1 之间，从脊髓圆锥侧方下行。经过圆锥后，软膜延续为终丝表面上的一层薄膜。

2.6.7 中间层

中间层是由软脑膜构成的覆盖在脊髓表面的一层疏松保护层，软脑膜是蛛网膜和软膜融合的产物。它是一种高度穿孔的蕾丝状结构，

其在脊髓的某些区域压实，形成脊髓的背侧、背外侧和腹侧韧带。被认为是脑脊液快速移位时的抑波器。

该层在脊髓背侧和腹侧区域最为明显。在背侧，中间层黏附在蛛网膜上，形成将脊髓连接到蛛网膜上的韧带。在背外侧，韧带从背根延伸至顶壁蛛网膜。随着中间层继续沿着背根的背侧向下延伸，它变得更加通透，最终消失。腹侧的分布类似，但中间层更不明显。

2.7 脊髓的血管系统

脊髓、脊神经根和脊神经由纵向的和节段性的血管供应含氧血液。由于中枢神经系统的重要性和高代谢活性，在整个脊髓存在广泛的侧支供应和血管吻合。

2.7.1 纵向动脉

一条前纵向动脉和两条后纵向动脉沿脊髓全程走行（图 2.15）。有时，每条动脉都可以形成一双股开窗，以便从脊髓中发出的神经根两侧通过。所有这三条动脉均起源于颅内椎动脉，终止于脊髓圆锥周围形成血管丛。

脊髓前动脉由椎动脉的脊髓前动脉分支融合形成，并在脊髓腹侧正中裂内下行（图 2.16）。随着动脉下行，它发出中央分支，穿过腹侧正中裂，供应腹侧灰质以及背侧灰质柱的基底部。这包括背侧核和邻近的白质。

脊髓后动脉可起源于同侧椎动脉或小脑后下动脉分支，并在脊髓后外侧沟内下行（图 2.16）。其走行过程中，每个后动脉都在背根的前部和后部形成两个纵向吻合通道。然后，由后髓滋养血管和后根动脉加强，这些动脉数量可变，往往很细小，但比其他侧支血管分布更均匀。

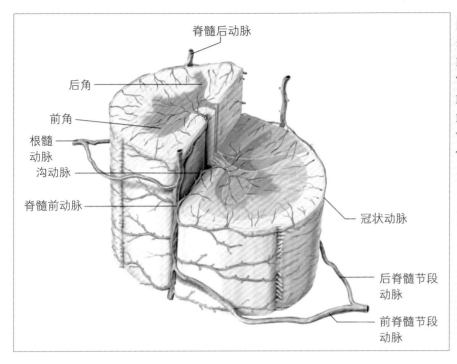

图 2.15　包绕脊髓的供血动脉（授权摘自 Schuenke M, Schulte E, Schumacher U. THIEME Atlas of Anatomy. Head, Neck and Neuroanatomy. Illustrations by Voll M and Wesker K. Third Edition. © Thieme 2020.）

前吻合通道与 Adamkiewicz 动脉降支的分支连接，完成全通路。

所有三条纵向动脉沿其走行路径宽度不同，可合并完全中断。它们在脊髓圆锥周围形成吻合环。

2.7.2　脊髓节段动脉

脊髓节段动脉从头端到尾端依次发自椎动脉、颈深动脉、肋间动脉和腰动脉的脊髓分支。通常，每 4~6 个椎骨有一个较大的节段分支，其间为较小的分支。随后每个分支经椎间孔进入椎管，并与纵向动脉的分支形成吻合。当这些血管形成吻合时，它们在脊髓表面的软膜中形成血管丛。节段动脉还负责沿腹根和背根表面发出前、后根支动脉。前根动脉较小，如上所述，终止于腹侧神经根或软脑膜血管丛。后根动脉是背根神经节的主要供血动脉。这些动脉的分支经神经节两极进入神经节，并分布在神经节细胞和神经的周围。

2.7.3　节段性根髓供血动脉

一些较大的根动脉，主要位于下颈椎、下胸椎和上腰椎，可到达腹侧正中裂，在那里它们分为升支和降支，形成前根髓供血动脉。这些动脉与脊髓前动脉相吻合，形成沿腹侧正中裂走行的单个纵向血管。该血管的直径非常不规则和不均匀；实际上，动脉有时会以形成部分双纵血管的方式聚集在一起。

最大的前脊髓供血动脉称为 Adamkiewicz 大前根髓动脉，简称为 Adamkiewicz 动脉。它可以来自肋间下后动脉（T9 和 T11 之间）、肋下动脉（T12）或偶尔为上腰动脉（L1 或 L2）的脊髓支。动脉通常起自脊柱左侧。到达脊髓后，动脉分裂为两条分支：一条分支向下走行至脊髓前纵动脉，另一条分支在背根前方与脊髓后动脉的分支吻合。Adamkiewicz 动脉有时是脊髓下 2/3 含氧血供的主要来源。

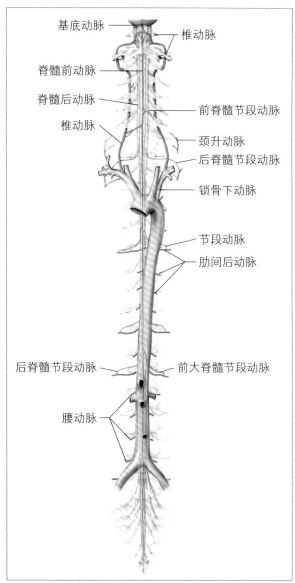

图 2.16　来自主动脉的根动脉，沿脊髓走行汇入脊髓前动脉和后动脉。特别注意前大节段动脉，也称为 Adamkiewicz 动脉（授权摘自 Schuenke M, Schulte E, Schumacher U. THIEME Atlas of Anatomy. Head, Neck and Neuroanatomy. Illustrations by Voll M and Wesker K. Third Edition. © Thieme 2020.）

2.7.4　髓内动脉和小的根动脉

　　髓内动脉是脊髓前动脉浸润脊髓中心的分支，提供其 2/3 横截面的血供。其余的灰质柱和白质柱，以及外侧和腹侧白质柱的外围部分，大部分血供来自脊髓后动脉发出的小根动脉以

及软脑膜血管丛。它们的数量在脊髓的不同节段部位以及不同个体之间均有所不同。

2.7.5　严格意义上的脊髓氧合分水岭区域

　　脊髓需要横向和纵向血液供应才能存活和正常运作。同所有其他神经组织一样，脊髓对缺氧特别敏感，因为其代谢需求很高。

　　前纵动脉的损伤可导致脊髓前 2/3 的功能丧失，因为该动脉和髓间动脉是功能性末端动脉，通常表现为运动障碍。而后纵动脉的丧失更倾向表现为感觉丧失。

　　纵向动脉不供应整个脊髓全长，这就是为什么节段性脊髓供血对于恰当的血液输送是十分必要的基础。Adamkiewicz 动脉尤其重要，因为它是脊髓下段含氧血液的主要供应源。该动脉损伤或闭塞可导致截瘫，并被认为是主动脉搭桥术后截瘫的可疑原因。

　　在中胸段脊髓和发出髓质分支供血动脉处存在分水岭区；该区域在低血压时特别容易发生缺血。T4~T9 被描述为脊髓供血系统的"关键区"，因为此处的循环问题易导致截瘫。

2.7.6　脊髓的静脉引流

　　一系列髓内静脉形成脊髓表面静脉的环形丛，也称冠状丛，有时称软膜静脉丛。该血管丛由 6 条弯曲的纵向通道组成：脊髓前静脉和后静脉，以及沿腹神经根和背神经根两侧走行的 4 条小静脉（图 2.17）。前静脉引流大部分中央灰质、沟静脉和小软膜静脉（也是冠状丛的一部分）。它是血管丛中唯一存在于整个脊髓全长的静脉，在腰骶部直径达到峰值。后静脉是一个可变束，在脊髓的某些区域呈丛状，在其他区域则为一管道。

冠状丛的所有血管汇合在一起，向上流入小脑静脉以及颅内静脉窦（图 2.18）。部分引流也节段性进入髓静脉。这些静脉随后与椎间静脉相连，血液经椎间静脉回流入椎体外静脉丛，最后到达腔静脉和奇静脉系统。

Batson 静脉丛由无瓣膜静脉组成，将盆腔和胸腔深静脉与椎体静脉丛相连。这些静脉缺乏瓣膜常被认为会导致癌症转移扩散，因而Batson 静脉丛常被用来解释盆腔癌症（直肠癌、前列腺癌）的高比例脊柱和脑转移。其他病理基础，如感染性病原体，也可能利用该血管丛从盆腔传播至椎骨。

2.7.7　前、后根髓静脉

前、后根髓静脉作为节段性静脉，随一些腹根和背根走行。这些静脉在颈部和腰部脊髓最大，但它们与脊髓供血血管不在同一区域。虽然它们靠近神经根，但它们只引流脊髓。神经根则由非常小的前根和后根静脉引流，这些静脉分布于脊髓的大部分节段神经根丝的入口

和出口。最终汇入椎间静脉。

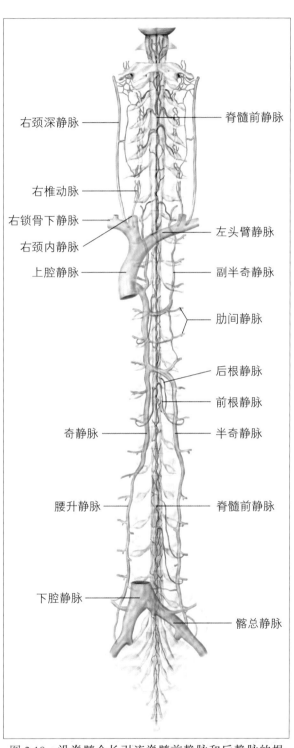

图 2.18　沿脊髓全长引流脊髓前静脉和后静脉的根静脉（授权摘自 Schuenke M, Schulte E, Schumacher U. THIEME Atlas of Anatomy. Head, Neck and Neuroanatomy. Illustrations by Voll M and Wesker K. Third Edition. © Thieme 2020.）

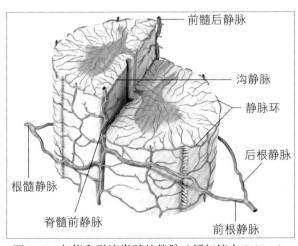

图 2.17　包绕和引流脊髓的静脉（授权摘自 Schuenke M, Schulte E, Schumacher U. THIEME Atlas of Anatomy. Head, Neck and Neuroanatomy. Illustrations by Voll M and Wesker K. Third Edition. © Thieme 2020.）

2.8　脊神经的解剖

背根和腹根通过根丝直接连接到脊髓侧方（图 2.19）。每个背神经根从椎间孔内或附近开始肿胀，形成背根神经节。然后，神经节与相应的腹根汇合，形成脊神经。脊神经很短，是神经根汇合之后，神经分支为背支和腹支之前的中间斜行段。共有 31 对脊神经：8 对颈神经，12 对胸神经，5 对腰神经，5 对骶神经，1 对尾骨神经。每个脊神经都按其正上方的椎骨标记。例如，L1 神经位于 L1 和 L2 椎骨之间。这一规则的例外是颈部脊神经，它由下方的椎骨标记命名。例如，C1 脊神经自颅底和 C1 椎骨之间发出。但是，C8 脊神经发自 C7 和 T1 椎骨之间。T1 正下方的脊神经现在被命名为 T1 脊神经，这一模式延续包含其余所有脊髓和椎骨。

2.8.1　脊神经的基本解剖

虽然脊神经是根据它们从脊髓发出的节段

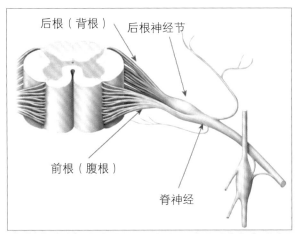

图 2.19　脊髓节段性背根和腹根，汇合形成节段性脊神经（授权摘自 Schuenke M, Schulte E, Schumacher U. THIEME Atlas of Anatomy. Head, Neck and Neuroanatomy. Illustrations by Voll M and Wesker K. Third Edition. © Thieme 2020.）

水平来命名，但其在解剖学上非常相似。背支，也称为轴后支，经椎骨关节突后方和侧方穿行，分为内侧支和外侧支。这些分支通常穿透并支配背部深层肌肉以及身体后部的皮肤。腹侧支，也称为轴下支，通过白支（T1~L2）和灰支（颈上神经节至 S5）连接到相应的交感神经节。它们支配椎前肌，并沿着体壁继续走行，在那里它们支配体壁侧方肌、前方肌以及上肢和下肢的肌肉。

一对背根和腹根从脊髓中发出的节段部分称为脊髓节。如前所述，脊髓终止于上腰椎区域，不延伸覆盖整个脊柱。这意味着下脊髓节并不与其相应编号的椎骨对应。相反，组成马尾的神经离开相应的脊髓节，并下行到相应椎体水平穿出脊柱。例如，S1 脊髓节在 T12 椎体附近，但其下行通过骶骨 S1 孔穿出椎管。

2.8.2　脊神经根

腹根含有来自脊髓灰质腹角和中间角的轴突。它们从脊髓中以一系列较小的根的形式发出，通常为两到三排宽度约 3 mm 的不规则根。另一方面，背根由脊神经节内的神经元发出的中枢突起组成。这些突起开始于内侧和外侧束，聚集在一起形成根丝。根丝沿着后外侧沟延伸到脊髓内，经常通过斜行纤维相互连接，并与脊髓相连，尤其在脊髓的颈部和腰骶部。

脊髓的每个部分都有其独特的外观、方位、大小和神经根方向。前 4 个颈根较小，而后 4 根则较大。背根基本上比腹根厚三倍（第一颈根例外，其背根小于腹根，有时完全缺失）。颈根的方位和方向可以用两种方式描述。通常，第一和第二颈根很短，从脊髓发出后几乎水平走行，而其余的颈根（C3~C8）从脊髓发出后，斜行向下走行。随着椎体的移行，每个神经根的斜度和长度都相应增加，但根的长度永远不会超过其相应椎体的高度。Kubik 和 Münner 提出了另一种观点：神经根在 C1~C4 向下斜行，在 C5 水平走行，在 C6~C8 向上斜行。因为基于他们的观察，颈胸段脊髓在发育过程中其长度要比其他部分长得多。

除了 T1 外，胸段神经根都相对较小。背根和腹根的厚度相当，背根稍厚。每个神经根逐渐比上一位神经根长。在下胸椎中，神经根从椎管中发出之前与脊髓一起下行至少两个椎体。Kubik 和 Münner 描述了胸段神经根在 T1 和 T2 水平走行，在 T3~T5 上行，在 T6 再次水平走行，在 T7~T12 下行。

下腰椎和上骶椎神经根最大，由最多的根丝组成，而尾椎根最小。由于脊髓末端接近 L1 的下部，每个相连的神经根都会变长，形成一个称为马尾的神经根聚积。组成马尾的神经支配盆腔器官和下肢的感觉和运动。

脊神经根和神经受被膜保护，当其穿过椎管外侧区和椎间孔时，由硬脊膜和蛛网膜包绕。每个背根和腹根在蛛网膜下腔走行时都被软膜覆盖。当神经根穿过硬膜时，都会带上其表面蛛网膜做衬，直至到达神经节。

2.8.3 脊神经节

脊神经节，也称为背根神经节，是脊髓背根上一大组神经元聚集部分。这些神经元是一级神经元，负责将感觉信息传递到脊髓。神经节通常呈椭圆形，颜色略带红色。它们的大小与各自神经根的大小相关。每个神经节分为两部分，背根的两个神经束发出进入脊髓。大部分神经节可在椎间孔，穿出硬膜孔的外侧，靠近神经根的位置发现。这条规则也有几个例外：C1 神经节，如果有的话，通常位于寰椎椎弓之上；

C2 神经节通常位于寰枢关节侧后方；骶神经节位于椎管内；尾神经节位于硬膜内。

2.8.4 脊神经

脊神经本身位于脊神经节的远端，由腹根和背根在此汇合形成。然而，脊神经很短，很快又分为背支和腹支。两个分支都接收来自背根和腹根的神经纤维，因此这些分支现在是包含运动和感觉成分的混合纤维。在整个脊柱，背支和腹支分裂都发生在椎间孔内，但骶骨部分除外，在那里，脊神经在骶骨椎管内分裂为两支。背支和腹支分别通过相应骶后孔和骶前孔离开。大多数脊神经为两分叉；然而，颈段和胸段的一些神经可以三分叉。当这种情况发生时，形成的第三支称为中间支。腹侧支发出脑膜回返支，发出部位于腹侧支起点或紧邻分支起点的远端。这些分支接收来自相应交感神经节的灰交通支。胸段以及第一和第二腰椎腹支也发出各自相应交感神经节的白色交通支。S2~S4 神经支配内脏支，称为盆腔内脏神经（与交感神经节无关），并将脊髓的副交感神经信息送至盆腔神经丛。

脊神经的大小与相关椎骨的大小无关，并且在整个脊柱水平上差异很大。前六条颈脊神经逐条变大，直至最大峰，C6、C7、C8 和 T1 的大小基本相同。这些脊神经更大的原因在于它们携带上肢的神经纤维，将构成臂丛神经。T1 之后，其余的胸神经尺寸减小，且相对较小，因为它们仅支配胸段体壁的肌肉和皮肤。腰段脊神经再次变大，随着节段的降低而逐渐变大。这是由于存在大量的神经纤维走行支配下肢，并继续向下进入骶神经。S1 脊神经是人体内最大的脊神经。S1 之后，其余骶神经的尺寸减小。最后，尾骨脊神经是最小的。神经的大小不仅与椎体的大小无关，亦与椎间孔的大小无关。这方面最好的例子是第五腰神经：L5 是所有腰神经中最大的脊神经，但其椎间孔是腰椎部分最小的。这就是 L5 神经常常受压并导致坐骨神经痛的原因。

每条脊神经都包含躯体传出神经纤维、躯体传入神经纤维和内脏传入神经纤维。此外，一些脊神经还含有节前自主神经纤维。躯体传出纤维利用腹侧灰质柱的 α、β 和 γ 神经元轴突支配骨骼肌。传入纤维通过背根神经节单极神经元的外周突起将皮肤、皮下组织、肌肉、肌腱、筋膜和关节的信息传送到中枢神经系统。

内脏成分包括传出交感纤维、传出内脏副交感纤维和内脏传入纤维。节前传出交感纤维是位于 T1~T12 胸髓和 L1~L2（有时是 L3）腰髓的脊髓中间外侧灰质柱中的神经元轴突。交感节前纤维离开各自的脊神经，并在各自的白交通支处与交感干融合。然后，它们与平滑肌、心肌、肠脏器和外分泌腺中的节后神经元形成突触。节前传出内脏副交感神经纤维是位于脊髓 S2~S4 区域内脊髓外侧灰质柱的神经元轴突。这些纤维作为盆腔内脏神经离开 S2~S4 脊神经腹侧支，并与支配盆腔内脏器官、平滑肌和腺体的盆腔神经节节后神经元形成突触。内脏传入纤维的胞体位于背根神经节内。它们的周围突随交感传出纤维穿过白支和至少一个交感神经节后终止于内脏壁。传入纤维随副交感传出纤维直接汇入脊神经，并返回各自脊神经的背根。所有这些都在无突触形成的情况下发生。

背根神经节中的单极神经元具有中枢突起，经背根进入脊髓，并通过专门的中间神经元与躯体和交感传出神经元形成突触。通过这一机制，完成了反射通路。另外，一些单极神经元也可以与脊髓或脑干灰质中的神经元形成突触，触发其他上行反射通路。

2.8.5 脑膜神经

脊神经的脑膜支有许多名称，包括脑膜回返神经、窦椎神经和 Luschka 回返神经。这些神经包含感觉神经和交感神经的混合：感觉纤维支配椎管内韧带、椎骨骨膜、纤维环和关节突关节囊。在椎管的动脉和静脉以及椎体的血管旁也可以发现血管分支。脑膜神经由许多神经细丝组成，有时也可有一到四根较大的主干。它们的连接和方向在整个脊髓水平上各有不同。

颈段脑膜神经主要是来自灰质支的自主神经根。C1~C3 脑膜神经通过枕骨大孔上行并进入后颅窝，在那里支配斜坡和正中寰枢关节上的硬脑膜以及它们穿过的相关韧带。在脊柱胸腰椎段，每条脑膜神经都起源于一根躯体神经根及一根灰交通支自主神经根。

无论在脊髓哪个节段，每条脑膜神经都会经椎间孔回返走行（因此它们得以命名）。它们从脊神经腹侧进入椎管，然后分为升支、降支和横支。然后，这些分支中的每个分支都与来自其他椎体的相应分支连通，沿着椎管底部形成神经弓。在硬脑膜囊和神经根袖套的腹侧，该神经弓的脑膜神经形成向两侧逐渐衰减的神经丛，在到达硬膜囊旁正中后方前完全消失。

2.8.6 脊神经根和神经的变异

很难描述脊神经根、脊神经与硬脊膜囊或椎体及神经根管之间的关系，因为它们往往在不同的椎体之间存在显著的差异：一个椎间孔可以走行包含神经和神经根的双鞘，而直接下位椎间孔将无神经鞘走行。椎管内神经根之间的交通联系也无标准的或可预测的模式遵循。Neidre 和 MacNab 描述的一些较常见的脊神经根和脊神经分布模式如图 2.20 所示。

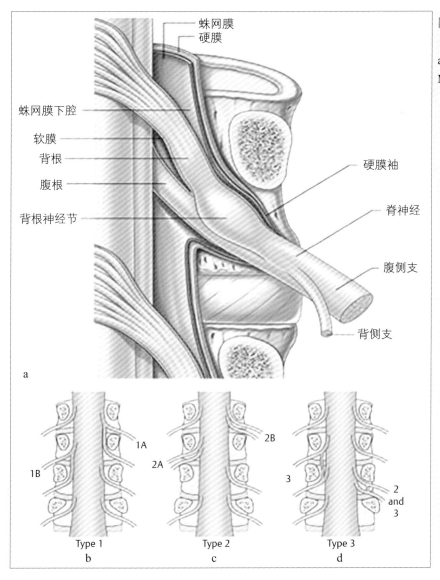

标注（图中）：
蛛网膜
硬膜
蛛网膜下腔
软膜
背根
腹根
背根神经节
硬膜袖
脊神经
腹侧支
背侧支

1A
1B
2A
2B
3
2 and 3

Type 1   b
Type 2   c
Type 3   d

a

图 2.20　脊神经分支的变异（授权摘自 from Standring et al., 图 45.6；based on Neirde and MacNab.）

2.8.7　脊神经支

腹支通常大于背支。它们支配四肢和躯干的前外侧。在脊柱胸段区域，腹侧支独立走行，呈节段性分布。在颈椎、腰椎和骶椎区域，腹侧支连接形成神经丛，这些区域的背侧支却不参与。

背支比腹支小，向后走行。大部分背支分为内侧和外侧分支，然后支配颈部和躯干后方的肌肉和皮肤。C1、S4、S5 和尾骨背支不遵循该规则，因为它们不再有分支。

2.9　结论

脊髓是构成中枢神经系统的两个器官之一。它在妊娠第 20 天左右开始形成，此时神经板折叠并形成神经皱褶，最终形成神经管。从此开始，成神经细胞继续分化成各种可以在中枢神经系统中找到的成分和支持细胞。在成人，脊髓受到很好的保护，首先是三层脑膜：硬膜、蛛网膜和软膜，然后是椎骨和各种韧带。脊髓本身由神经元细胞体（灰质）和沿脊髓上下走行的轴突（白质）组成。这些神经束允许大脑通过腹根与身体其他部位进行通信，身体通过背根与大脑进行通信；在脊髓各个层面上都有其不同的组织学表现，最终形成一束松散的神经束，称为马尾。脊髓血液供应丰富，但在某些生理状态下，有几个分水岭区域可能受到损害。肿瘤可以发生在脊髓全长的任何部位，一旦脊髓的一些基本功能开始受到损害，就会出现临床症状。

致谢

感谢伊利诺伊大学医学院（2021班）Alexandra Lamacki 对本章的编辑建议和校对，以及伊利诺伊大学生物医学可视化系临床助理教授 Christa Wellman 对图 2.13 的绘制。

参考文献

［1］ STANDRING S. Gray's Anatomy: The Anatomical Basis of Clinical Practice［M］. 41st ed. Elsevier Limited, 2016.

［2］ URBAN J P, ROBERTS S. Degeneration of the intervertebral disc［J］. Arthritis Res Ther, 2003, 5(3):120–130.

［3］ KEITH A. Human Embryology and Morphology［M］. New York: Longman, Greens & Co.; 1921.

［4］ MA X, GOTO N, GOTO J, et al. Development of the human cuneatus medialis nucleus: a morphometric evaluation［J］. Early Hum Dev, 2005, 81(4):369–377.

［5］ MA X, GOTO N, GOTO J, et al. Development of the human gracilis nucleus: a morphometric evaluation［J］. Okajimas Folia Anat Jpn, 2001, 78(4):115–122.

［6］ EYRE J A. Corticospinal tract development and its plasticity after perinatal injury［J］. Neurosci Biobehav Rev, 2007, 31(8):1136–1149.

［7］ ALTMAN J, BAYER S A. Development of the Human Spinal Cord［M］. New York: Oxford University Press, 2001.

［8］ BATARFI M, VALASEK P, KREJCI E, et al. The development and origins of vertebrate meninges［J］. Bio Comm, 2017, 62(2):73–81.

［9］ SENSENIG E C. The early development of the meninges of the spinal cord in human embryos［J］. Contrib Embryol, 1951, 228:147–157.

［10］ MATON A. Human Biology and Health［M］. Englewood Cliffs, NJ: Prentice Hall, 1993,132–144.

［11］ SWENSON R S. "Chapter 5-Spinal Cord." Review of Clinical and Functional Neuroscience, Dartmouth Medical School. www.dartmouth.edu/~rswenson/NeuroSci/chapter_5.html. 2006

［12］ FLETCHER T F. Spinal Cord Anatomy Lab, College of Veterinary Medicine, University of Minnesota. 2006.

［13］ BLUMENFELD H. Neuroanatomy Through Clinical Cases［M］. Sunderland, MA: Sinauer Associates, Inc., 2010.

［14］ REXED B. The cytoarchitectonic organization of the spinal cord in the cat［J］. J Comp Neurol, 1952, 96(3):414–495.

［15］ FOREMAN R D, BLAIR R W. Neural mechanisms of cardiac pain. In: Max MB, Lynn J, eds. Interactive Textbook on Clinical Symptom Research. NIDR: 2010.

［16］ O'RAHILLY, MULLER F, CARPENTER S, et al. Basic Human Anatomy: A Regional Study of Human Structure. Dartmouth Medical School Online Version: https://www.dartmouth.edu/~humananatomy/ Chapter 7, Section 41: The Back: Spinal Cord and Meninges. 2004.

［17］ MOORE K L. Clinically Oriented Anatomy. Lippincott Williams & Wilkins; 2010, 472–473.

［18］ HAINES D E, HARKEY H L, AL-MEFTY O. The "subdural" space: a new look at an outdated concept［J］. Neurosurgery, 1993, 32(1):111–120.

［19］ POLLAY M. The function and structure of the cerebrospinal fluid outflow system［J］. Cerebrospinal Fluid Res, 2010, 7:9.

［20］ ZAKHAROV A, PAPAICONOMOU C, KOH L, et

al. Integrating the roles of extracranial lymphatics and intracranial veins in cerebrospinal fluid absorption in sheep［J］. Microvasc Res, 2004, 67(1):96–104.

［21］YAMADA S, MIYAZAKI M, KANAZAWA H, et al. Visualization of cerebrospinal fluid movement with spin labeling at MR imaging: preliminary results in normal and pathophysiologic conditions［J］. Radiology, 2008, 249(2):644–652.

［22］SALADIN K S. Anatomy & Physiology, The Unity of Form & Function［M］. 6th ed. McGraw-Hill Education, 2012.

［23］ROPPER A H, BROWN R H. Adams and Victor's Principles of Neurology［M］. 8th ed. McGraw-Hill Education Medical, 2005.

［24］ADAMKIEWICZ A A. "Die Blutgefässe des menschlichen Rückenmarkes. Ⅱ. Die Gefässe der Rückenmarksoberfläche". Sitzungsberichte der Kaiserlichen Akademie der Wissenschaften［J］. Mathematisch-Naturwissenschaftliche Classe, 1882, 85:101–130.

［25］PURVES D, AUGUSTINE G J, FITZPATRICK D, et al. Neuroscience［M］. 6th ed. Sinauer Associates, 2018.

［26］YOSHIOKA K, NIINUMA H, OHIRA A, et al. MR angiography and CT angiography of the artery of Adamkiewicz: noninvasive preoperative assessment of thoracoabdominal aortic aneurysm［J］. Radiographics, 2003, 23(5):1215–1225.

［27］WILTSE L L, FONSECA A S, AMSTER J, et al. Relationship of the dura, Hofmann's ligaments, Batson's plexus, and a fibrovascular membrane lying on the posterior surface of the vertebral bodies and attaching to the deep layer of the posterior longitudinal ligament. An anatomical, radiologic, and clinical study［J］. Spine, 1993, 18:1030–1043.

［28］GELDOF A A. Models for cancer skeletal metastasis: a reappraisal of Batson's plexus［J］. Anticancer Res, 1997, 17 3A:1535–1539.

［29］KUBIK S, MÜNTENER M. Topography of the spinal nerve roots. Ⅱ. The influence of the growth of the dural sac as well as of the curvatures and of the movements of the vertebral column upon the course of spinal nerve roots［J］. Acta Anat (Basel), 1969, 74(2):149–168.

［30］NEIDRE A, MACNAB I. Anomalies of the lumbosacral nerve roots. Review of 16 cases and classification［J］. Spine, 1983, 8(3):294–299.

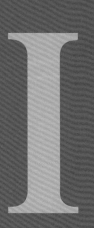

第一部分
脊髓髓内肿瘤

I

3 脊髓髓内肿瘤：组织病理和影像学

Hamidou Drammeh, Matthew K. Tobin, Jonathan Hobbs

概要

脊髓髓内肿瘤是一类罕见肿瘤，占所有中枢神经系统肿瘤的 4%~10%。其临床症状常表现为疼痛和神经功能障碍如感觉缺失、生理反射改变、乏力以及膀胱和肠道功能障碍。磁共振成像（MRI）是首选的检查方式，它可以缩小鉴别诊断范围、指导手术切除，同时还可用作术后随访肿瘤复发情况。MRI 增强可见脊髓在所有相位上均变粗并伴有一定程度的强化。脊髓室管膜瘤在成人中最为常见，而在儿童中最常见的则是脊髓星形细胞瘤。这两种肿瘤占所有髓内肿瘤的 70%。脊髓室管膜瘤通常位于颈髓，在矢状位图像上可见肿瘤位于中间，其上下方常伴有脊髓空洞。脊髓星形细胞瘤起源于脊髓实质，通常偏心性生长，静脉注射造影剂后边界不清，呈斑片状强化，这通常意味着肿瘤更为活跃，可能需通过直接活检来明确诊断。仅根据影像学特征很难区分脊髓星形细胞瘤和室管膜瘤。脊髓血管母细胞瘤是第三常见的脊髓髓内肿瘤，通常位于脊髓背侧，与 von Hippel-Lindau 综合征有关。节细胞胶质瘤在儿童中更为常见，并且可累及超过 8 个椎体节段。副神经节瘤是起源于交感神经节的神经内分泌肿瘤，通常位于终丝和马尾。脊髓转移瘤通常是界限清楚的孤立性病变，伴有与肿瘤大小不成比例的广泛水肿。

关键词：髓内，肿瘤，星形细胞瘤，室管膜瘤

3.1 引言

脊髓髓内肿瘤（IMSCTs）占所有中枢神经系统（脊髓）肿瘤的 4%~10%，占所有脊髓肿瘤的 2%~4%。大多数髓内肿瘤是胶质瘤，约 90% 是室管膜瘤或星形细胞瘤。在成人中最常见的是室管膜瘤，而在儿童和青少年中最常见的则是星形细胞瘤。室管膜瘤在 2 型神经纤维瘤病（NF2）以外的儿童中很少见。非胶质细胞肿瘤，包括血管母细胞瘤（HBs）、节细胞胶质瘤、生殖细胞瘤、原发性中枢神经系统淋巴瘤和黑色素瘤都较为少见。虽然脊髓髓内肿瘤可发生于脊髓全长的任何位置，但星形细胞瘤和室管膜瘤分别好发于胸段和颈段脊髓，而黏液乳头状室管膜瘤则常见于脊髓圆锥、终丝和马尾。

磁共振成像（MRI）常被用于脊髓髓内肿瘤的术前诊断和评估。它可以缩小鉴别诊断的范围并指导手术切除。影像学检查方案应该包括矢状位、轴位的 T1 加权和 T2 加权序列以及矢状位、轴位和冠状位的 T1 加权增强序列。脊髓肿瘤在造影剂注射后强化。强化的区域可能代表肿瘤中更为活跃的部分，在肿瘤不可切除时可考虑该区域的活检。

脊髓髓内肿瘤患者最常见的症状是局部疼痛，呈放射性或弥漫性。疼痛程度各不相同，但通常在晚间加剧。也可能会合并其他症状如感觉和运动障碍，包括肠道和膀胱功能障碍。对于年轻患者，由于他们通常在相当长的时间内没有症状且主诉往往没有特异性，导致脊髓髓内肿瘤的诊断尤为困难。

在本章中，我们将重点介绍脊髓髓内肿瘤的影像学特征以及潜在的病理学表现。我们首先描述并介绍不同类型的肿瘤包括室管膜瘤及其亚型、星形细胞瘤、血管母细胞瘤、节细胞胶质瘤、生殖细胞瘤、原发性中枢神经系统淋巴瘤、残端神经瘤和黑色素瘤的发病率、临床表现、病理学和影像学特点，然后回顾MRI在脊髓肿瘤评估中的应用。

3.2 残端瘤

截肢性或创伤性残端神经瘤是良性的非肿瘤性增生，是神经被切断或某些情况下受到损伤且无法重建其连续性时形成的。该神经瘤被认为是一种应激反应过程，它导致轴突的发芽、施万细胞和疤痕组织成纤维细胞沉积的异常再生。神经瘤通常起源于脊髓，在中枢神经系统少见。尽管残端性神经瘤通常与创伤性神经损伤病史有关，但也有报道称残端性神经瘤可发生于没有主观外伤史的情况。大多数神经瘤是无症状的。如果神经长期或持续受到刺激，会出现痛性神经瘤。患者通常会出现背痛、四肢无力或麻木、膀胱或肠道功能丧失以及瘫痪。由于神经瘤边界清楚，通常可实现完整切除，因此预后良好。文献中报道的一些并发症包括脊髓蛛网膜炎和椎体畸形，但其确切发生率尚不清楚。另外，在手术时要小心，避免创伤性神经瘤的再次形成。

3.2.1 组织病理学

残端神经瘤由嵌入到纤维化瘢痕组织中不规则排列的神经束构成。显微镜下可见包含轴突、施万细胞和神经周细胞的小神经束不规则排列，周围伴纤维化。纤维组织向心性汇集于单个神经束周围，如同多个独立神经组成。免疫组织化学（IHC）染色显示S-100和波形蛋白呈阳性，神经丝蛋白免疫染色可突出显示肿瘤内的轴突（图3.1）。

3.2.2 影像学特征

在MRI上，残端神经瘤在T1加权像上为等信号，在T2加权像上为等至高信号，偶尔表现为异质环形（束状）模式（图3.2）。

3.3 室管膜瘤

室管膜瘤是成人中最常见的脊髓髓内肿瘤（占所有脊髓神经胶质肿瘤的60%），发病率在40~50岁时达到高峰。在儿童，是第二常见的原发性脊髓肿瘤。这些肿瘤起源于脊髓中央

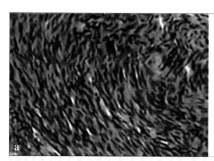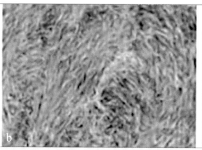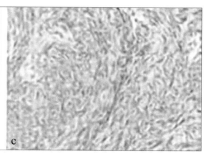

图3.1　a. HE染色；b. S-100；c. 神经丝蛋白染色的组织样本

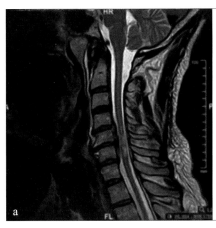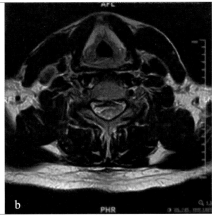

图3.2 病变磁共振成像（MRI）。T2 流体衰减反转恢复（FLAIR）快速弛豫快速自旋回波（FR-FSE）序列（T2 FLAIR FR-FSE 序列），矢状位和轴位

管内壁或脑室壁的室管膜细胞。世界卫生组织目前将室管膜瘤分为三个级别：Ⅰ级为黏液乳头状室管膜瘤和室管膜下瘤，Ⅱ级为经典室管膜瘤，Ⅲ级为间变性室管膜瘤。

髓内室管膜瘤最常见于颈段（44%）或颈胸段（23%）脊髓（细胞型室管膜瘤），但黏液乳头状亚型除外，它常位于脊髓圆锥或终丝，多见于年轻男性。这些肿瘤生长缓慢，倾向于压迫邻近的脊髓组织而非浸润性生长，从而形成一组织界面。这一界面有利于实现肿瘤的首选治疗即肿瘤全切，全切肿瘤可大大减少肿瘤复发的概率。

3.3.1 组织病理学

大多数室管膜瘤对邻近神经组织为压迫推移作用而非浸润性生长。由于室管膜瘤起源于脊髓中央管的室管膜细胞，因此通常表现为对称性脊髓扩张。室管膜瘤在组织学上有6种亚型：细胞型（最常见的髓内类型）、乳头型、透明细胞型、伸长细胞型、黑色素型和黏液乳头型（通常位于终丝）。

细胞型室管膜瘤由细胞核中度浓染的单一形态细胞组成，常合并血管周围无核区或假菊形团。真菊形团较少见。在标本上也可见胶原

组织和泡沫状巨噬细胞。

室管膜瘤存在一些特定的遗传改变。2型神经纤维瘤病患者的髓内室管膜瘤通常在染色体22q 上存在突变，该突变不同于颅内室管膜瘤、黏液乳头状室管膜瘤或伸长细胞型室管膜瘤。颅内室管膜瘤在22q 同样存在序列丢失；然而，它们无 NF2 突变。1型多发性内分泌肿瘤患者也与脊髓髓内室管膜瘤相关，其染色体11q13 上存在抑癌基因的突变，导致11q 杂合性缺失（LOH）并与这些肿瘤的恶性变相关（图3.3）。

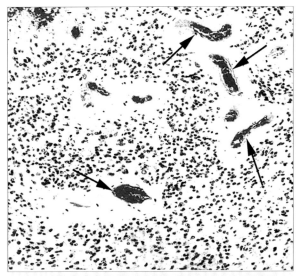

图3.3 脊髓室管膜瘤的显微照片（原始放大倍数，×100；HE 染色）显示室管膜瘤细胞具有均匀的浓染细胞核，排列成血管周围的假菊形团（箭头）（经 Koeller 等人许可转载）

3.3.2 影像学特征

X 线片可表现为脊柱侧凸、椎管增宽、椎体扇形变、椎弓根侵蚀和椎板变薄等特征。计算机断层扫描（CT）可表现为非特异性椎管增宽，与正常脊髓相比呈等密度或稍高密度，碘对比剂注射后增强明显强化以及大的病变可导致椎体后部扇形变和神经出口扩大。MRI 是评估脊髓可疑肿瘤的首选方式。其特征包括脊髓变粗；22% 的病例存在界限清楚的肿瘤囊肿，但 62% 的病例存在非肿瘤性囊肿，且平均长度为 4 个椎体节段。典型特征在 T1 加权像上多为等或低信号；混杂信号见于囊肿形成、肿瘤坏死或合并出血。T2 加权像上为高信号。60% 的病例可见瘤周水肿，最常见于大体积长节段肿瘤。钆造影剂增强后，肿瘤表现为不均匀的明显强化。合并的出血导致 20%~33% 的病例出现"帽征"（T2 加权像上的低信号含铁血黄素环）。帽征可提示室管膜瘤，但并非其特异性表现，因为它也可见于血管母细胞瘤和副神经节细胞瘤。脊髓空洞常见于颈段髓内肿瘤（图 3.4）。

3.4 中枢神经系统淋巴瘤

髓内中枢神经系统淋巴瘤是一种少见的结外非霍奇金淋巴瘤（NHL）。它被认为起源于邻近的淋巴组织，随后侵入脊髓。通常为一种高度侵袭性的 NHL，类似于弥漫性大 B 细胞淋

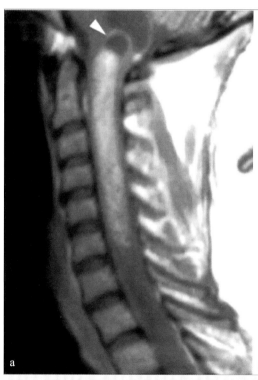
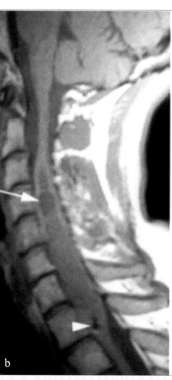
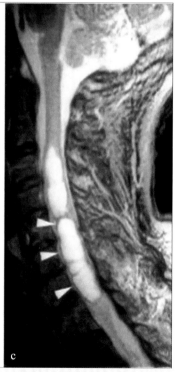

图 3.4　a. 一名 32 岁女性室管膜瘤患者，表现为上下肢乏力、麻木，肠道和膀胱功能障碍。T1 加权增强磁共振（MR）图像显示不均匀强化的肿块扩张颈髓。在肿块的上极可见微弱外周强化（箭头）的囊肿；b. 一名 42 岁男性室管膜瘤患者，有 3 个月的颈部疼痛和上肢麻木病史。矢状位 T1 加权图像显示脊髓从 C2 到 T2 肿胀，合并有分隔的脊髓空洞症（箭头）。与脑脊液信号相比，扩张的脊髓信号稍高。肿瘤尾端有一个低信号（箭头）的局灶，提示钙化或含铁血黄素沉积；c. 矢状位 T2 加权图像显示有分隔的脊髓空洞。囊肿的内表面为低信号（箭头），这与先前的出血一致。肿块在手术切除时碎裂成多个不规则、结节状、红棕色的肿块。组织病理检查结果显示室管膜瘤（经 Koeller 等人许可转载）

巴瘤。脊髓髓内淋巴瘤占所有中枢神经系统淋巴瘤的3.3%，仅占体内所有淋巴瘤的1%。临床表现通常包括麻木、背痛、感觉异常和神经根性疼痛，随后出现肢体无力、麻痹和瘫痪，但也可能无症状。如果在诊断时筛查未检测到全身性淋巴瘤的证据，则患者被归类为"原发性中枢神经系统淋巴瘤"。脊髓淋巴瘤可以是起源于脊髓的原发性淋巴瘤，也可继发或伴发于整个中枢神经系统其他部位的肿瘤，或作为全身性淋巴瘤的一部分发生。

由于缺乏定位，基于大剂量甲氨蝶呤的化疗联合放疗是治疗所有脊髓淋巴瘤的主要推荐方法，目的在于尽可能保留神经功能和延长生存期。即使进行了积极的治疗，脊髓淋巴瘤患者预后依然不佳。早期诊断和治疗至关重要，

因为在疾病早期进行有效的治疗可延长相当长的生存期限。两年半的存活率低于50%。局部放疗已被证明可以提高原发性中枢神经系统淋巴瘤患者的生存率。已有耐药病例被报道，认为与多灶性病变有关。

3.4.1　组织病理学

通过脊髓活检获得病理标本。HE染色显示神经根周围有大量非典型单核细胞密集浸润。细胞胞体大，胞核浓染，细胞质稀少。许多肿瘤细胞具有明显的中央核仁，合并有丝分裂活性。免疫组化染色显示CD20呈强阳性，而CD3和CD99则呈阴性（图3.5，3.6）。

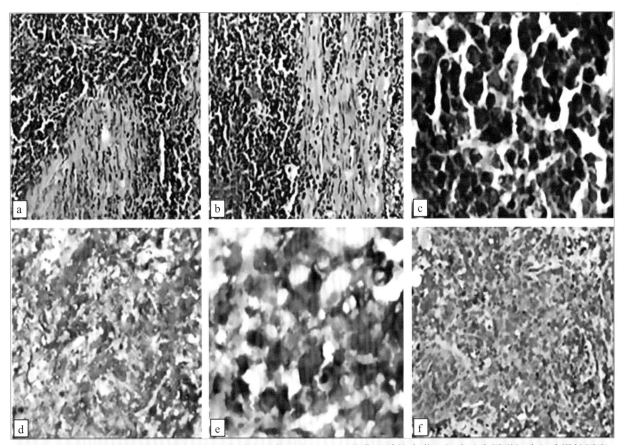

图3.5　免疫功能正常儿童的原发性髓内非霍奇金淋巴瘤。a，b.非典型单核大淋巴细胞（小圆形细胞）弥漫性浸润神经根；c.细胞大，细胞核浓染，细胞质稀少（HE染色，×400）；d，e.细胞显示CD20弥漫性细胞质阳性［辣根过氧化物酶（HRP）聚合物CD20］和（f）CD3阴性（HRP聚合物，CD3）（经Bhushanam等人许可转载）

3.4.2 影像学特征

脊髓淋巴瘤在 T2 加权像上表现为边界不清的高信号病变。T1 加权像表现为相对脊髓等信号的病变。然而，在注射增强对比剂后，它们表现为均匀增强的实体性脊髓扩大。淋巴瘤可表现为孤立性病变，也可为髓内多灶性病变。它们不造成像在其他脊髓髓内肿瘤中看到的那样明显的脊髓扩大（图 3.7）。

3.5 节细胞胶质瘤

髓内节细胞胶质瘤是一种罕见、缓慢生长（WHO Ⅰ 级或 Ⅱ 级）的良性肿瘤，通常见于儿童和年轻人，主要位于颈髓和胸髓。节细胞胶质瘤由肿瘤性神经节细胞和胶质成分组成。在 5% 的病例中，节细胞胶质瘤表现出侵袭性行为和类似于 WHO Ⅲ 级的胶质成分间变性变化特征。脊髓节细胞胶质瘤占所有脊髓肿瘤的 1.1%。最常见于儿童，占儿童髓内肿瘤的 15%。

最常见的临床表现是截瘫（肢体无力）、感觉改变和神经根性疼痛。然而，脊柱侧弯是一重要表现，因为它可提示合并该病。首选的治疗手段是手术切除。研究表明，手术全切后 5 年生存率可达 88%。复发率为 27%，这可能是由于有时难以完全切除脊髓肿瘤。

3.5.1 组织病理学

节细胞胶质瘤在组织学上由发育不良的神经元（神经节细胞）和神经胶质细胞（原发肿瘤星形胶质细胞）混合形成（图 3.6）。由于肿瘤的细胞组成不同，因此用多种近义词来描述这些病变，包括神经节胶质神经瘤、神经节神经瘤、神经星形细胞瘤、神经神经节瘤、神经节胶质瘤、神经节细胞瘤和神经胶质瘤。要证明神经元细胞的肿瘤性特性需要异形性特征，如定位异常、不规则聚集、极性丧失、多核和存在异常突起。

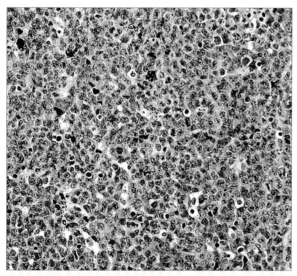

图 3.6 脊髓淋巴瘤的显微照片（原始放大倍数，×200；HE 染色），小血管周围有大的非典型单核淋巴细胞密集浸润。许多肿瘤细胞具有明显的中央核仁，合并高有丝分裂活性（经 Koeller 等人许可转载）

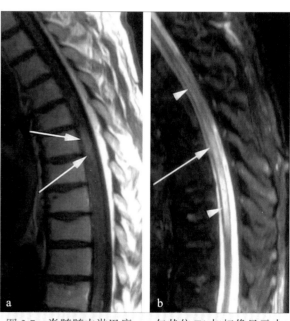

图 3.7 脊髓髓内淋巴瘤。a. 矢状位 T1 加权像显示中胸段脊髓边界不清的稍高信号（箭头）区域；b. 矢状位 T2 加权像显示同一区域的异常高信号（箭头）。也可见广泛的脊髓水肿（箭头）（经 Koeller 等人许可转载）

节细胞胶质瘤的其他典型特征，如血管周围淋巴细胞浸润、Rosenthal 纤维、小钙化灶和嗜酸性液滴或颗粒体较为常见，而有丝分裂象却很少发现。神经元标志物表型的免疫表达，如突触素、神经丝蛋白、神经元特异性烯醇化酶、嗜铬粒蛋白 A 也可用于神经元的识别（图 3.8）。

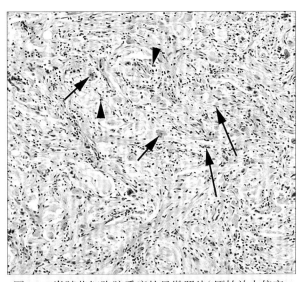

图 3.8　脊髓节细胞胶质瘤的显微照片（原始放大倍率，×100；HE 染色）显示不规则神经节细胞群（短箭头）和肿瘤性神经胶质细胞（长箭头）与散在的淋巴细胞（箭头）（经 Koeller 等人许可转载）

3.5.2　影像学特征

脊髓节细胞胶质瘤典型表现是局限实性或囊实性肿块，累及多个脊髓节段，往往伴有骨质破坏或扇形吸收，常超过 8 个椎体节段。T1加权像上因肿瘤含两种细胞成分（神经元和胶质细胞）而表现为混杂信号，这在脊髓肿瘤中是独有表现。T2 加权像上表现为高信号，无瘤周水肿。在一包含 27 例神经节细胞胶质瘤患者的研究中，Patel 等人描述了节细胞胶质瘤的几个临床和影像学特征：年轻，肿瘤直径长，有囊肿，无水肿，T1 上信号混杂，肿瘤斑片状增强以及脊髓表面增强。梯度回波成像显示低信号晕染代表钙化。没有水肿和含铁血黄素沉积（图 3.9）。

3.6　血管母细胞瘤

血管母细胞瘤是散发的良性富血管肿瘤（WHO Ⅰ 级），常富含脂质，主要发生在30~50 岁的成人，略多见于男性。它们占所有脊髓髓内肿瘤的 2%~6%，60%~75% 的血管母细

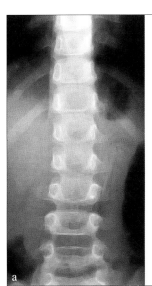
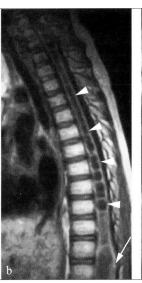
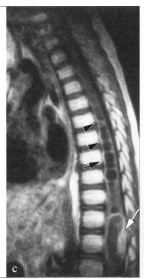

图 3.9　一名主诉腹痛的 7 岁节细胞胶质瘤男孩。a. 正位片显示椎弓根间隙增宽，提示椎管内病变；b. 脊柱矢状位 T1 加权图像显示下胸段脊髓和脊髓圆锥扩张，伴有脊髓空洞（箭头）和不规则增厚的后壁（箭头）；c. 矢状位 T1 加权增强图像显示远端脊髓后部增厚强化（白色箭头）以及沿中胸段脊髓前缘（黑色箭头）的强化（经Koeller 等人许可转载）

胞瘤是由于初始原发肿瘤的恶性扩散和手术切除部位的复发所致。血管母细胞瘤通常累及胸髓（50%）和颈髓（40%），常位于脊髓后部，通常表现为散发性孤立病灶（80%）或与 von Hippel–Lindau 病相关的多发病灶。临床表现与其他脊髓髓内肿瘤相似，伴有疼痛、乏力和感觉变化。血管内栓塞后显微外科全切病灶可治愈散发性病例。据报道，病变切除后的复发率为 15%~27%。

3.6.1 组织病理学

标本大体观为边界清晰的囊壁结节（包含肿瘤）和伴随的充满囊液的大囊肿（空洞）。组织病理显示密集交错的毛细血管结构，其中包含内皮细胞、周细胞、大的具有粉红至透明泡沫状细胞质和含有 PAS 阳性脂质微泡的肿瘤基质细胞。基质细胞为这些良性肿瘤细胞成分的主体。许多胞质微泡含脂肪，且可通过脂肪染色如油红 O 显示。但是，在冷冻切片时需谨慎，由于冷冻过程加剧细胞聚集和偶发的核多形性，血管母细胞瘤表现类似星形细胞瘤。脂肪染色可能有助于鉴别区分（图 3.10）。

3.6.2 影像学特征

CT 平扫显示一软组织结节，常具有明显的低密度囊性成分。造影剂注射后可显著强化实体成分。

在 MRI 上，大多数血管母细胞瘤表现为脊髓内局灶性肿块。较小的病灶在 T1 加权像上趋于等信号，而在 T2 加权像上呈一致高信号，并且均匀强化。大病灶的信号往往差异较大，在 T1 加权像上表现为等低信号，而在 T2 加权图像上表现为混杂信号或者偶尔可见脊髓内的流空信号。与小病灶相比，较大的病变强化不均匀。大病灶无须造影剂即可显现，但小病灶通常为等信号，难以与脊髓区分。不论大小，合并的空洞和脊髓水肿是此类肿瘤的特征性表现。异常肿瘤血管内的血管内皮生长因子（VEGF）局部作用于肿瘤或流体动力，或二者兼具，可导致液体（血浆）的外渗。当这些作用力超过周围组织重新吸收液体的能力时，就会出现水肿（伴随间质压力的增加）和随后形成的囊肿（图 3.11，3.12）。

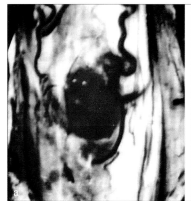
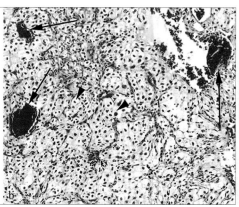

图 3.10 脊髓圆锥血管母细胞瘤。a. 术中照片显示血管性肿块，粗大的引流静脉；b. 脊髓血管母细胞瘤的切片显微照片（原始放大倍数，×100；HE 染色）显示具有明显出血区（箭头）和密集核浓染大基质细胞（箭头）的富血管肿瘤（经 Koeller 等人许可转载）

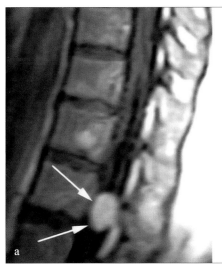
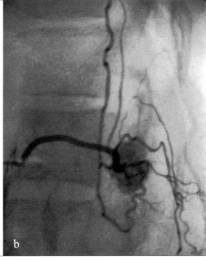

图3.11　脊髓圆锥血管母细胞瘤。a.矢状位T1加权增强图像显示边界清楚的椭圆形肿块（箭头），强化明显；b.脊髓血管造影显示富血供肿块，有明显的供血动脉和引流静脉（经Koeller等人许可转载）

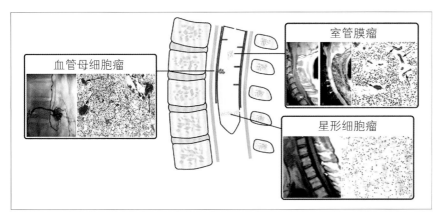

图3.12　三种原发性脊髓髓内肿瘤（血管母细胞瘤、室管膜瘤和星形细胞瘤）的图示，显示了它们在脊髓内的定位和增殖模式、常见的放射影像学表现及组织病理学特征

3.7　黏液乳头状室管膜瘤

黏液乳头状室管膜瘤是室管膜瘤的一种良性特殊类型，几乎只发生在成人的脊髓圆锥和终丝。它被认为起源于终丝的室管膜细胞，约占该区域所有脊髓室管膜瘤的13%，并且被归类为WHO Ⅰ级肿瘤。它主要见于儿童和年轻成人，男性略多见。大多数患者表现为慢性腰背或颈部疼痛，感觉障碍，运动无力或肠道、膀胱功能障碍。黏液乳头状室管膜瘤通常是缓慢生长的肿瘤，但在获得诊断之前有可能变得非常巨大。同时伴有椎体扇形吸收、脊柱侧凸和神经孔扩大。可能会合并出血，是临床症状突然恶化的原因。黏液乳头状室管膜瘤通常可以完全切除。肿瘤全切后预后极好，5年生存率超过98%。一些骶骨和骶前病变呈侵袭性生长，可恶变并转移至淋巴结、肺和骨。这通常见于儿童病例，其复发率也较高。

3.7.1　组织病理学

黏液乳头状室管膜瘤特征性表现为小叶状、柔软的、腊肠状肿块，通常具有包膜。这些肿瘤的组织病理学标志是血管周围假菊形团形成，其内排列透明肿瘤细胞，尽管也可见真菊形团。这些肿瘤由于其基质黏蛋白的分布而非常独特，但它们的外观可能因病例而异。黏蛋白通常位于血管壁，且含量丰富。这些肿瘤还含有小的圆形嗜酸性结构形成（PAS 阳性），称为"气球"。假菊形团由呈放射状排列在玻璃样变纤维血管核心周围的乳头状物质组成，外观呈"腺体样"，但未形成真正的乳头。与室管膜瘤一样，黏液乳头状室管膜瘤显示相同的免疫表型：胶质纤维酸性蛋白（GFAP），S-100 和 vimentin 阳性（图 3.13）。

3.7.2 影像学特征

与经典的细胞型室管膜瘤不同，黏液乳头状室管膜瘤因为高黏蛋白含量可在 T1 像上表现为高信号，但大多数情况下，这类肿瘤表现为位于脊髓尾部 / 圆锥 / 终丝的肿块，在 T1 像上呈等信号，在 T2 像上呈高信号。出血和钙化也可导致高信号或低信号区域。由于出血，在肿瘤边缘可出现低信号（黏液乳头状室管膜瘤是

最容易出血的室管膜瘤的亚型）。钙化也可导致 T2 低信号区域。静脉注射增强剂后几乎都可以看到强化，虽较强，但不均匀（可能是源于肿瘤存在出血或囊性成分）（图 3.14）。

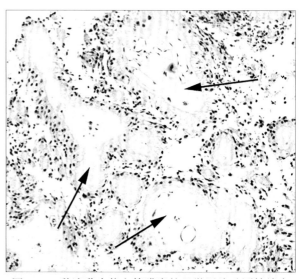

图 3.13　黏液乳头状室管膜瘤的显微照片（原始放大倍数，×100；HE 染色）显示纤维血管核心和黏液物质（箭头）在内衬有室管膜细胞的乳头状结构中（经 Koeller 等人许可转载）

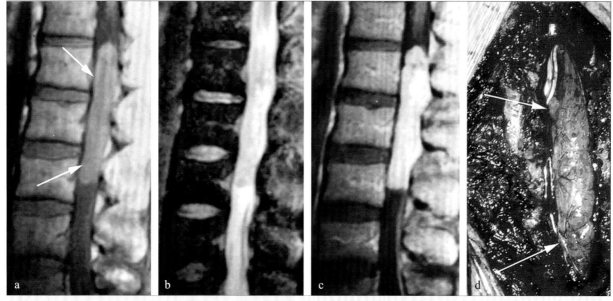

图 3.14　一名 39 岁男性终丝黏液乳头状室管膜瘤患者，表现为慢性腰痛和右腿坐骨神经痛。a. 矢状位 T1 加权像显示一个从脊髓圆锥到 L3 水平的巨大硬膜下椭圆形肿块（箭头），相对于脊髓，呈等至稍高信号；b. 矢状位 T2 加权像显示肿块内信号混杂；c. 矢状位 T1 加权增强显示病变明显强化；d. 术中照片显示分叶状、椭圆形硬膜下肿块（箭头）。手术切除时发现其附着于终丝（经 Koeller 等人许可转载）

3.8 生殖细胞瘤

生殖细胞瘤的产生类似于生殖器官的生发细胞，可偶发于中枢神经系统。生殖细胞瘤非常罕见，占所有中枢神经系统肿瘤的1%。常见于在日本（3%）和其他东亚地区（12.5%）的年轻人。脊髓的生殖细胞瘤通常是颅内原发性生殖细胞瘤转移而致。原发性脊髓髓内生殖细胞瘤极为罕见。脊髓髓内生殖细胞瘤通常累及胸椎，患者常表现为混合性感觉和运动障碍，通常发生在下肢，可进展为步态异常和泌尿系功能障碍。通常，它们与血清 β 人绒毛膜促性腺激素（beta-hCG）水平升高相关，其水平很高可能意味着病变侵袭性较强和早期复发的可能性增加。治疗策略包括单纯放疗、放化疗联合以及手术切除后辅助放化疗。

3.8.1 组织病理学

组织病理学显示大的浸润性上皮样细胞，含有大量PAS阳性的细胞质；细胞核大而圆；以及不规则和多形性细胞核。它们可表现为浸润基质的小圆形淋巴细胞。免疫组织化学染色通常显示胎盘碱性磷酸酶（PLAP）、OCT3/4 和CD117呈阳性，而角蛋白、上皮膜抗原（EMA）、hCG和甲胎蛋白（AFP）则呈阴性（图 3.15）。

3.8.2 影像学特征

脊髓髓内生殖细胞瘤的 MRI 表现与脊髓星形细胞瘤相似，在T1加权像上表现为低信号或等信号肿块，在 T2 加权像上呈高信号肿块。增强后，肿瘤可表现为均匀或不均匀强化。这些肿瘤可表现为混杂性、实性、囊性病变，囊性成分在T2加权像上呈高信号（图 3.16）。

3.9 星形细胞瘤

脊髓髓内星形细胞瘤起源于脊髓中的神经胶质细胞，是第二常见的脊髓肿瘤。其占所有脊髓髓内肿瘤的40%，是儿童最常见的脊髓肿瘤，占儿童髓内肿瘤的60%。脊髓髓内星形细

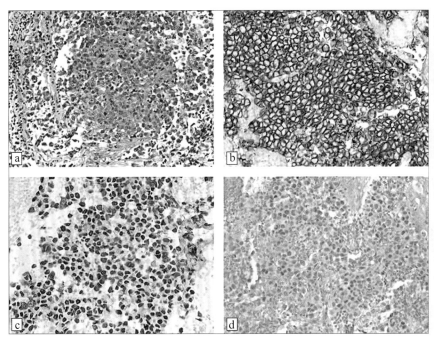

图 3.15 组织病理学检查。a. HE 染色显示大圆细胞，大细胞核含有明显的核仁和颗粒染色质；细胞排列成含淋巴细胞背景的单晶片状（100×）；b.肿瘤细胞 C-KIT 呈阳性（100×）；c. 肿瘤细胞 SALL-4 呈阳性（100×）；d.肿瘤细胞 OCT-4 呈弱阳性（100×）（经 Mehta 等人许可转载）

胞瘤在临床病理学上可分为两种类型：弥漫性或弥漫浸润性星形细胞瘤和毛细胞型星形细胞瘤。其鉴别诊断异常重要，因为二者的生长模式、生物学行为、治疗方案和预后截然不同。

弥漫浸润性星形细胞瘤比较少见，WHO 分级包括Ⅱ到Ⅳ级。少部分病例与神经纤维瘤病或既往放疗史有关。通常约 75% 的成人脊髓髓内星形细胞瘤为低级别（WHO Ⅰ级）。10%~15% 的儿童可见高级别星形细胞瘤，多为间变性星形细胞瘤。毛细胞型星形细胞瘤（WHO Ⅰ级）常见于幼儿，多位于脊髓圆锥，在成人少见。脊髓髓内星形细胞瘤常发生于颈髓，其次为胸髓，也可蔓延整个脊髓（全脊髓）；然而，上述广泛病变报道少见，且主要见于儿童。大多数患者临床表现为背部或颈部疼痛、感觉缺失、运动乏力或肠道、膀胱功能障碍。由于大多数星形细胞瘤呈浸润性生长，因此在不损害神经功能的前提下全切肿瘤是不太可能的，故通常预后较差。次全切除肿瘤是首选的治疗方法，

因为其防止了正常脊髓实质的过度损害。儿童脊髓髓内星形细胞瘤预后较好，因为其生物学行为近似 WHO Ⅰ级毛细胞型星形细胞瘤，主要为压迫推移神经组织而非浸润，允许了较好的临床切除。

3.9.1 组织病理学

星形细胞瘤是一类浸润生长的异质性肿瘤，特征性的表现为界限不清的弥漫性梭形肿大。所有星形细胞瘤均有细胞数增多且周围无包膜的特性。肿瘤细胞沿着正常星形胶质细胞，少突胶质细胞和周边神经组织轴突构成的"支架"浸润性生长。因此，星形细胞瘤的生长不受限制（毛细胞型星形细胞瘤除外）。在 WHO 分类中，星形细胞瘤根据其恶性程度分为Ⅰ~Ⅳ级。Ⅰ级星形细胞瘤，即毛细胞型星形细胞瘤，通常界限清晰，常有囊变，由不同比例的疏松、致密肿瘤组织构成。其具有双相模式，既有紧密的双极细胞，也有含微囊和颗粒体的疏松多极细胞。Ⅱ级为纤维型星形细胞瘤，是典型的低级别星形细胞瘤。脊髓内的弥漫性星形细胞瘤通常分化良好（Ⅱ级）。Ⅱ级星形细胞瘤的肿瘤细胞结构因人而异。在一些病例中，纤维背景中可见含裸露、不典型、细长、不规则、浓染的细胞核的纤维星形细胞。而在另外的病例中，细胞质十分明显，细胞呈纤维型或大圆型。Ⅲ级间变性星形细胞瘤同较低级别病变相比，多形性显著，分化较低，细胞数增多并伴有局部坏死。Ⅳ级或多形性胶质母细胞瘤是星形细胞瘤恶性程度最高的类型，显微镜下可见内皮增殖。它在脊髓极为罕见，仅有 0.2%~1.5% 的脊髓星形细胞瘤被列为Ⅳ级（图 3.17~3.22）。

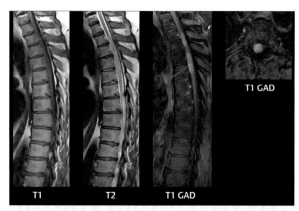

图 3.16 术前胸椎磁共振成像（MRI）显示左侧三个矢状位序列（T1、T2 和 T1 增强）和右侧轴位（T1 增强）扫描发现 T2~T5 水平之间的髓内肿块（箭头）（经 Loya 等人许可转载）

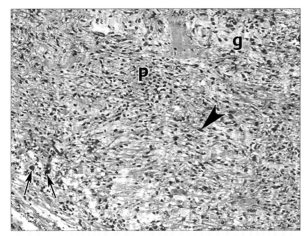

图 3.17 毛细胞型星形细胞瘤。典型的毛细胞星形细胞瘤显微照片（原始放大倍数，×40；HE 染色）显示双相外观，具有大量微囊和空泡的松散的神经胶质成分（g）、具有纤细纤维突起的细长双极细胞（箭头）的较致密毛状组织（p）及有 Rosenthal 纤维（箭头）［经 Koeller、Kelly K. 和 Elisabeth J. Rushing 许可转载。引自 AFIP：pilocytic astrocytoma: radiologic–pathologic correlation. RadioGraphics 2004; 24(6): 1693–1708. ］

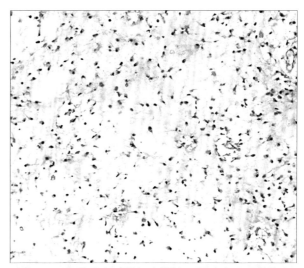

图 3.18 脊髓髓内星形细胞瘤的显微照片（原始放大倍数，×100；HE 染色）显示具有轻度细胞核多形性的细胞增殖。有丝分裂活动、内皮细胞增殖和肿瘤坏死的缺乏支持 II 级星形细胞瘤的组织病理诊断（经 Koeller 等人许可转载）

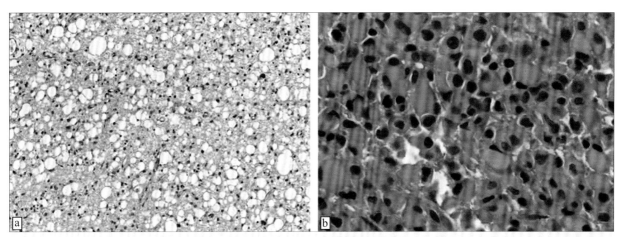

图 3.19 a.纤维细胞型弥漫性星形细胞瘤（WHO II 级）的组织病理学标本。由于肿瘤边缘会伸出微小的纤维触角延伸到周围脑组织中，因此肿瘤边界不清［经 Jensflorian 许可转载。纤维型弥漫性星形细胞瘤（WHO II 级）的组织病理学标本。https://commons.wikimedia.org/wiki/File:Diffuse_astrocytoma_HE_stain.jpg］；b.肥胖细胞型星形细胞瘤由肿胀的反应性星形胶质细胞构成。它们具有大细胞质团，长分支突起和增加的细胞质丝（HE 染色，高放大倍率）［经 Jensflorian 许可转载。Histopathology specimen (FFPE) of a diffuse astrocytoma, WHO grade II, fibrillary type. Available at https://commons.wikimedia.org/wiki/File:Gemistocytic_astrocytoma.jpg; last accessed on 22 October 2015. ］

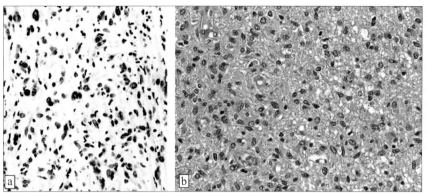

图 3.20　a. 间变型星形细胞瘤。低（左）和高（右）放大倍率下的图像。这种程度的细胞密度和多形性提示间变性星形细胞瘤；b. 尽管细胞密度较低但具有大量有丝分裂活动的星形细胞瘤（HE染色，活检标本）（经 Jensflorian 许可转载）

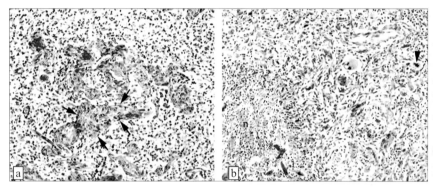

图 3.21　a. 脊髓多形性胶质母细胞瘤的显微照片（原始放大倍率，×200；HE 染色）显示具有内皮细胞增殖的高细胞数多形性肿瘤（箭头）；b. 同一肿瘤不同视野的显微照片（原始放大倍率，×100；HE 染色）显示局部坏死（n）和有丝分裂活动（箭头）（经 Koeller 等人许可转载）

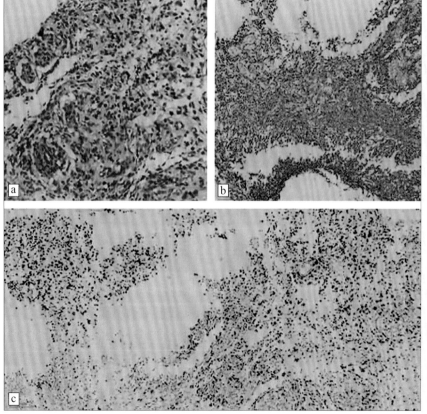

图 3.22　组织病理学和免疫组织化学表现。a. HE 染色切片显示，肿瘤细胞具有显著嗜酸性细胞质、核异型性和微血管增生；b. 免疫组织化学染色显示胶质纤维酸性蛋白阳性；c. 增殖指数（anti–Ki67）为 60%。放大倍率：[a]200×，[b]和 [c]100×（经 Shen 等人许可转载）

3.9.2 影像学特征

MRI 是评估脊髓髓内星形细胞瘤的首选影像学检查。MRI 显示肿瘤通常与周围正常脊髓界限不清，类似室管膜瘤，在 T1 加权像上呈等或低信号，在 T2 加权像上呈高信号。由于星形细胞瘤起源于脊髓实质，其在脊髓内的位置多变，可位于中心或偏中心。常伴有肿瘤囊变，可在头端或尾端发现反应性囊肿。此外，脊髓髓内星形细胞瘤可能与脊髓空洞相关。静脉注射钆剂有助于囊肿与肿瘤、水肿的区分，因为不含肿瘤的囊肿和水肿区不强化。毛细胞型星形细胞瘤（WHO Ⅰ级）可能均匀强化或片状强化或无强化。几乎所有的脊髓髓内星形细胞瘤在静脉注射对比剂后都会有一定程度的强化（图 3.23~3.28）。

3.10 黑色素瘤

原发性脊髓黑色素瘤是非常罕见的高度恶性肿瘤，硬膜内外均可发生。黑色素瘤起源于黑色素细胞或有可能成为黑色素细胞的细胞。原发性中枢神经系统黑色素瘤被认为起源于神经嵴，约占所有黑色素瘤的 1%。根据 Hayward

分类，原发性脊髓黑色素瘤的诊断基于：①在中枢神经系统之外没有黑色素瘤；②累及软脑膜；③脊髓髓内病变；④脑积水；⑤垂体、松果体区肿瘤；⑥单个脑内病变。符合这些标准并结合黑色素瘤的组织病理学证据才能诊断为原发性中枢神经系统黑色素瘤。原发性脊髓黑色素瘤需要与转移性疾病相鉴别，因为预后截

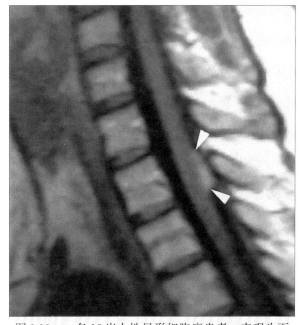

图 3.23 一名 35 岁女性星形细胞瘤患者，表现为下肢无力和麻木。T1 加权矢状位增强图像显示不规则增强的髓内肿瘤，并伴有增强的外生成分（箭头）（经 Koeller 等人许可转载）

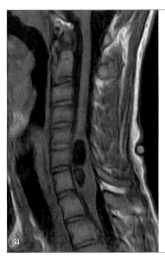
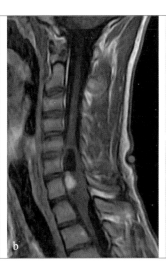
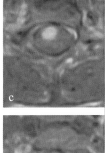
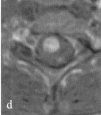

图 3.24 一名 17 岁的颈髓毛细胞型星形细胞瘤患者。术前磁共振 T1 加权矢状位无增强（a）和增强后（b）图像，以及 T1 加权轴位增强图像（c，d）显示 C7 椎体水平的均匀性强化病变。病变位于髓内，偏中心生长，位于脊髓右侧的腹侧，并伴有一个大的头端囊肿和一个小的尾端囊肿（经 Ogden 等人许可转载）

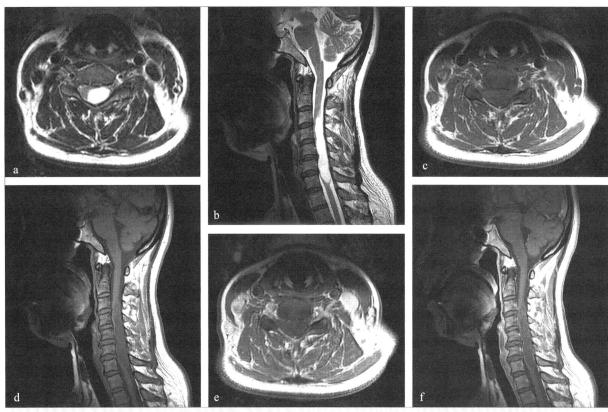

图 3.25　一名 50 岁的女性无增强弥漫性星形细胞瘤（WHO Ⅱ 级）患者，其症状为左手乏力、感觉减退和右下肢感觉异常进行性加重 5 个月。a，b. T2 加权轴位和矢状位图像显示颈髓髓内一个界限清楚的高信号肿物，轴位像上可见肿瘤偏中心生长，稍偏左，不伴瘤周水肿、瘤尖周围帽或出血；c，d. T1 加权轴位和矢状位上肿物为低信号；e，f. T1加权增强图像显示肿物无强化（经 Seo 等人许可转载）

然不同。原发性脊髓黑色素瘤经常累及胸段脊髓，其临床表现与其他脊髓髓内肿瘤类似，包括疼痛、乏力、感觉和运动障碍症状。但由于其病变性质，症状的出现和进展更快。手术全切辅助指南推荐的放疗和化疗（尤其未能全切时）为原发性脊髓黑色素瘤提供了希望。

3.10.1　组织病理学

显微镜下的特征包括紧密癌巢的形成（让人联想到螺纹），周围是分化良好的、细胞质富含黑色素的黑色素细胞。可见含嗜酸性核仁的透亮椭圆形细胞核。黑色素瘤具有梭形细胞

或上皮样细胞的成片或成巢富集，核仁明显，并且可见邻近结构的侵袭或坏死。其组织病理学的确认在于对人黑色素瘤黑色素 –45（HMB–45）和 S–100 蛋白的免疫反应性（图 3.29）。

3.10.2　影像学特征

MRI 的特征性影像表现为脊髓肿胀伴髓内肿块，肿块在 T1 加权像上为高信号，在 T2 加权像上为低信号，静脉注射对比剂后均匀强化。这些特征可能因人而异，具体取决于黑色素细胞含量和是否合并瘤内出血（图 3.30）。

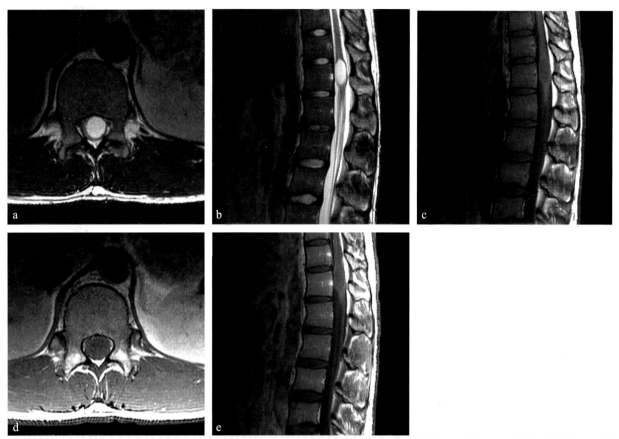

图 3.26 一名 19 岁男性无增强间变性星形细胞瘤（WHO Ⅲ级）患者。主要症状为左下肢乏力、感觉减退和下背部疼痛 6 个月。a，b. T2 加权轴位和矢状位图像显示脊髓圆锥中心有一个界限清楚的高信号肿块；c. T1 加权矢状位图像显示肿块为低信号；d，e. T1 加权轴位和矢状位增强图像显示肿块完全无强化（经 Seo 等人许可转载）

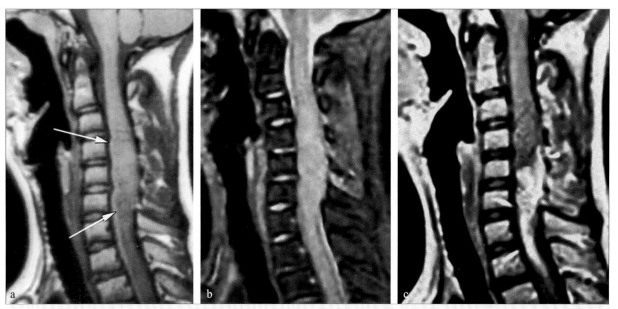

图 3.27 一名 14 岁男性髓内多形性胶质母细胞瘤患儿，表现为颈部疼痛。a. T1 加权矢状位图像显示颈髓不规则扩张，从 C3 延伸至 C7 水平（箭头）。受累脊髓较正常脊髓信号稍低，注意继发性骨重塑导致的椎管扩张；b. T2 加权矢状位图像显示整个扩张区域均为高信号异常区；c. T1 加权矢状位增强图像显示从 C5 到 T1 水平扩张脊髓下部的不规则、均匀明显强化（箭头）（经 Koeller 等人许可转载）

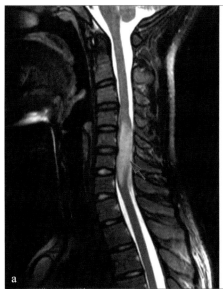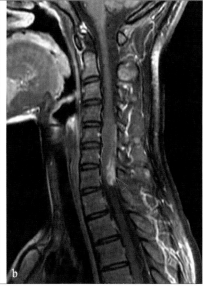

图 3.28　术前磁共振图像。a. T2 加权矢状位图像显示从 C4 到 C7 的高信号髓内病变，充满受累椎管；b. T1 加权矢状位增强图像显示不均匀强化的髓内病变。红色箭头指向病变（经 Shen 等人许可转载）

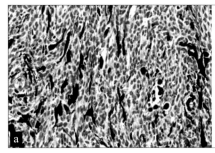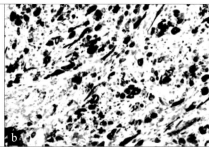

图 3.29　显微镜下表现。a. 显微镜下显示具有大多形核、大核仁和有丝分裂的非典型异形细胞（HE 染色，×1250）；b. 人黑色素瘤黑色素 –45（HMB–45）的免疫组织化学染色显示细胞质阳性（HE 染色，×1250）（经 Kim 等人许可转载）

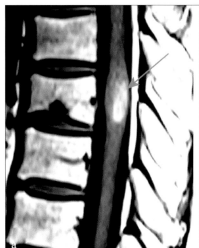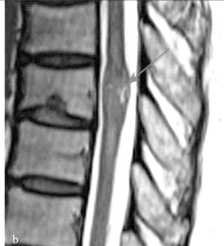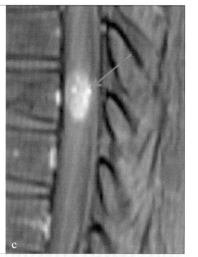

图 3.30　胸椎磁共振成像（MRI）显示 T8 节段髓内占位。T1 和 T2 像上均为高信号（a. 矢状位；b. 矢状位），注射钆剂后为中度不均匀强化（c. 矢状位），无流空信号，轻度周围水肿和脊髓肿胀。鉴于其髓内位置和信号特征，主要考虑为室管膜瘤或星形细胞瘤；不排除血管母细胞瘤或转移瘤。由于水肿和脊髓肿胀，出血和脱髓鞘病变的可能性较小（经 Wuerdeman 等人许可转载）

3.11　结论

原发性脊髓肿瘤是一类罕见肿瘤，约占所有中枢神经系统肿瘤的15%，并且根据其解剖部位可分为三类：硬膜外，髓外硬膜下和髓内。脊髓髓内肿瘤占脊髓肿瘤的2%~5%，起源于脊髓自身内部。室管膜瘤和星形细胞瘤占所有髓内肿瘤的80%~90%。其他髓内肿瘤包括神经鞘瘤（神经瘤）、淋巴瘤、节细胞神经胶质瘤、血管母细胞瘤、生殖细胞瘤和转移瘤。在本章中，我们回顾了脊髓髓内肿瘤的流行病学、组织病理学、影像学特征及其临床表现。

参考文献

［1］KOELLER K K, ROSENBLUM R S, MORRISON A L. Neoplasms of the spinal cord and filum terminale: radiologic-pathologic correlation［J］. Radiographics, 2000, 20(6): 1721–1749.

［2］TOBIN M K, GERAGHTY J R, ENGELHARD H H, et al. Intramedullary spinal cord tumors: a review of current and future treatment strategies［J］. Neurosurg Focus, 2015, 39(2):E14.

［3］HOBBS J G, DESAI B, YOUNG J S, et al. Intramedullary spinal cord tumors: a review and discussion of surgical rationale［J］. WSCJ, 2016, 7(2):65–83.

［4］MCGUIRE L S, BEHBAHINI M, DAS S, et al. Intramedullary amputation neuroma: a case report and review of the literature［J］. Clin Neuropathol, 2017, 36(2):73–77.

［5］SANTAGATA S, TULI S, WIESE D E, et al. Intramedullary neuroma of the cervicomedullary junction. Case report［J］. J Neurosurg Spine, 2006, 5(4):362–366.

［6］SCHWANNOMA. The Spine Hospital at the Neurological Institute of New York. http://columbiaspine. org/condition/schwannoma/. Accessed May 14, 2018.

［7］CONTI P, PANSINI G, MOUCHATY H, et al. Spinal neurinomas: retrospective analysis and long-term outcome of 179 consecutively operated cases and review of the literature［J］. Surg Neurol, 2004, 61(1):34–43, discussion 44.

［8］WEEDON D. 37–Neural and neuroendocrine tumors. In: Weedon's Skin Pathology［M］. 3rd ed. Edinburgh: Churchill Livingstone, 2010:867–886.e18.

［9］BALDASSARRE R L, NAKANOTE K A, HUGHES T H. Imaging of peripheral neurogenic tumors. In: Handbook of Neuro-oncology Neuroimaging［M］. Elsevier, 2016:777–796.

［10］BUTT A M. MACROGLIAL. SQUIRE L R. Encyclopedia of Neuroscience［M］. Oxford: Academic Press, 2009:597–599.

［11］MERHEMIC Z, STOSIC-OPINCAL T, THURNHER M M. Neuroimaging of spinal tumors［J］. Magn Reson Imaging Clin N Am, 2016, 24(3):563–579.

［12］GUZEY F K, HITAY Y, ISLER C. Primary spinal intramedullary lymphoma: a case report and review of the literature［J］. 2015, 3:1049.

［13］ALGAZI A P, KADOCH C, RUBENSTEIN J L. Biology and treatment of primary central nervous system lymphoma［J］. Neurotherapeutics, 2009, 6(3):587–597.

［14］HERRLINGER U, WELLER M, KÜKER W. Primary CNS lymphoma in the spinal cord: clinical manifestations may precede MRI detectability. Neuroradiology. 2002, 44(3):239–244.

［15］BHUSHANAM T V, RAJESH A, LINGA V G, et al. Primary intramedullary non-Hodgkin's lymphoma in an immunocompetent child［J］. Spinal Cord, 2014, 52 Suppl 2:S21–S23.

［16］ROSSI A, GANDOLFO C, MORANA G, et al. Tumors of the spine in children［J］. Neuroimaging Clin N Am, 2007, 17(1):17–35.

［17］HIROSE T, SCHEITHAUER B W, LOPES M B S, et al. Ganglioglioma: an ultrastructural and immunohistochemical study［J］. Cancer, 1997, 79(5): 989–1003.

［18］PATEL U, PINTO R S, MILLER D C, et al. MR

of spinal cord ganglioglioma [J] . AJNR Am J Neuroradiol, 1998, 19(5):879–887.

[19] BAGGENSTOS M A, BUTMAN J A, OLDFIELD E H, et al. Role of edema in peritumoral cyst formation [J] . Neurosurg Focus, 2007, 22(5):E9.

[20] PETERSEN D, LYSTAD R P. Spinal myxopapillary ependymoma in an adult male presenting with recurrent acute low back pain: a case report [J] . Chiropr Man Therap, 2016, 24(1):11.

[21] KAHAN H, SKLAR E M L, POST M J D, et al. MR characteristics of histopathologic subtypes of spinal ependymoma [J] . AJNR Am J Neuroradiol, 1996, 17(1):143–150.

[22] LOUIS D N, PERRY A, REIFENBERGER G, et al. The 2016 World Health Organization classification of tumors of the central nervous system: a summary[J]. Acta Neuropathol, 2016, 131(6):803–820.

[23] MEHTA V A, KRETZER R M, ORR B, et al. Primary intramedullary spinal germ cell tumors [J] . World Neurosurg, 2011, 76(5):478.e1–478.e6.

[24] SMITH A B, SODERLUND K A, RUSHING E J, et al. Radiologicpathologic correlation of pediatric and adolescent spinal neoplasms: Part 1, Intramedullary spinal neoplasms [J] . AJR Am J Roentgenol, 2012, 198(1):34–43.

[25] BURGER P C, SCHEITHAUER B W, VOGEL F S. Surgical Pathology of the Nervous System and Its Coverings [M] . 4 ed. New York, NY: Churchill Livingstone, 2002.

[26] ABUL-KASIM K, THURNHER M M, MCKEEVER P, et al. Intradural spinal tumors: current classification and MRI features [J] . Neuroradiology, 2008, 50(4):301–314.

[27] DAHLBERG D, HALVORSEN C M, LIED B, et al. Minimally invasive microsurgical resection of primary, intradural spinal tumours using a tubular retraction system [J] . Br J Neurosurg, 2012, 26(4): 472–475.

[28] WUERDEMAN M, DOUGLASS S, ABDA R B, et al. A rare case of primary spinal cord melanoma [J] . Radiol Case Rep, 2018, 13(2):424–426.

[29] SINHA R, RIZVI T H, CHAKRABORTI S, et al. Primary melanoma of the spinal cord: a case report [J] . J Clin Diagn Res, 2013, 7(6):1148–1149.

[30] LOYA J J, JUNG H, TEMMINS C, et al. Primary spinal germ cell tumors: a case analysis and review of treatment paradigms [J] . Case Rep Med, 2013, 2013: 798358.

[31] SHEN C X, WU J F, ZHAO W, et al. Primary spinal glioblastoma multiforme: A case report and review of the literature [J] . Medicine (Baltimore), 2017, 96(16):e6634.

[32] OGDEN A T, FELDSTEIN N A, MCCORMICK P C. Anterior approach to cervical intramedullary pilocytic astrocytoma. Case report [J] . J Neurosurg Spine, 2008, 9(3):253–257.

[33] SEO H S, KIM J H, LEE D H, et al. Nonenhancing intramedullary astrocytomas and other MR imaging features: a retrospective study and systematic review [J] . AJNR Am J Neuroradiol, 2010, 31(3):498–503.

[34] KIM M S, YOON D H, SHIN D A. Primary spinal cord melanoma [J] . J Korean Neurosurg Soc, 2010, 48(2):157–161.

4 脊髓髓内肿瘤的治疗

Nir Shimony, Cameron Brimley, Mari Groves, Mohammad Hassan A. Noureldine, George I. Jallo

概要

　　脊髓髓内肿瘤是较为罕见的实体肿瘤，在儿童人群有显著的发病率。病变临床表现隐匿，常导致诊断延迟，当症状和体征出现时，常合并较大的肿瘤或有明显的神经结构受累。因此，所有临床医生都应高度警惕此类病变。治疗和诊断需结合先进的影像技术，高水平的外科技术，在某些情况下还需要行肿瘤新辅助治疗。近年来，人们对肿瘤的遗传学参数和生物学行为的理解发生了重大改变。其中一些进展导致了治疗模式的改变，未来很可能会有更进一步的变化。目前，手术切除仍在脊髓髓内肿瘤的治疗中占具重要地位，这需要高超的手术技术和有关领域的多学科强强联手。在本章中，我们将介绍髓内肿瘤治疗的最新进展，以及基于我们多年经验建立的诊疗策略。

　　关键词：髓内，脊髓，肿瘤，术中监测，MRI

4.1 引言

　　脊髓肿瘤可根据其解剖位置进行分类，包括硬膜外、硬膜内 – 髓外或髓内肿瘤。本章将重点介绍髓内脊髓肿瘤（IMSCTs），内容包含了相关的解剖学 / 胚胎组织学、流行病学、肿瘤病理和基因突变 / 表达分析进展、临床表现、诊断和治疗。

　　确切的脊髓手术史不太明确。第一个有记录的 IMSCT 切除病例由芝加哥的 Christian Fenger 于 1890 年完成。随后在 20 世纪初，Anton von Eiselsberg 和 Charles elseberg 亦成功完成了 IMSCT 的切除。此外，Harvey Cushing 报道了他于 1908 至 1910 年间在约翰霍普金斯大学进行的有文字记载的第一例 IMSCT 手术切除尝试。

　　IMSCTs 相当罕见，常与潜在的显著进展的发病率相关，通常需接受包括手术切除在内的一系列治疗，某些情况下需辅助化疗和放疗。IMSCT 的症状与许多其他外科性和非外科性脊髓脊柱神经疾病相似，这类肿瘤起病隐匿，由于其非特异性临床表现的缓慢进展，往往使得诊断延迟。因此，所有临床医生，包括基础保健医生、普通儿科医生、骨科医生、疼痛专科医生和神经外科医生，都应保持高度警惕。

4.2 解剖

　　髓内肿瘤天然地压迫或破坏脊髓结构。因此，它可以破坏脊髓长传导束的结构和功能。在一些肿瘤，它们造成的脊髓改变导致显微外科手术中解剖标志识别困难，而其他的肿瘤则较好识别。充分理解脊髓的解剖结构，想象和识别髓内肿瘤周围解剖结构的扭曲移位，对于实施安全、成功的 IMSCTs 手术至关重要。

　　脊髓的胚胎形成始于原肠胚形成后，脊索发出神经褶形成的信号，最终形成神经管。神经管最初是一层单细胞的原始神经上皮细胞。细胞从原始基质层向外迁移，形成中间区，最终成为脊髓灰质。这些神经元向外发送轴突至边缘区，成为脊髓的白质部分。外胚层背侧分泌骨形态发生蛋白（BMP），诱导翼板形成，而脊索分泌 Sonic hedgehog（SHH），抑制 BMP，并允许基板内运动神经元的发育。中央管由神经管中央腔的残余部分组成，内衬室管膜细胞，充满脑脊液（CSF）。腹侧外胚层 SHH 的表达和背侧外胚层 BMP 的表达存在梯度差异，这不仅建立了背腹侧平面，还导致了后期脊髓内不同类别神经元的建立，这可能为不同细胞系产生不同特异性肿瘤创造了基础。

脊髓横截面解剖可见中央蝶形灰质，传出运动神经元胞体位于前角，自主神经元胞体位于侧角，传入感觉神经元轴突进入后角。这些神经元中的大多数与连接大脑的上行和下行纵向白质纤维束突触连接。

4.3 病理学

4.3.1 流行病学

IMSCTs 临床罕见，占所有中枢神经系统（CNS）病变的 2%~4%，基本上与脊髓组织的体积成正比，其约占 CNS 组织总量的 5%。髓内肿瘤占成人和儿童脊髓脊柱肿瘤总量的 20%~30%。胶质瘤，主要是星形细胞瘤和室管膜瘤，约占 IMSCTs 的 90%。其他类型的髓内肿瘤包括血管母细胞瘤、节细胞胶质瘤、脂肪瘤、皮样囊肿、畸胎瘤，以及罕见的髓内转移瘤。室管膜瘤是成人中最常见的 IMSCTs，而在儿童患者更常见的是星形细胞瘤。星形细胞瘤约占 10 岁以下儿童所有髓内肿瘤的 80%，占青少年髓内肿瘤的 60%。30 岁左右人群，室管膜瘤比星形细胞瘤略常见，而对于年龄大于或等于 40 岁的患者，其占所有 IMSCTs 的比例近 70%。

IMSCTs 最常见于颈椎和胸椎。具体而言，大约 60% 的儿童星形细胞瘤发生在颈段和颈胸交界区。在脊髓内，室管膜瘤的生长模式与星形细胞瘤不同，星形细胞瘤表现为偏心性，累及脊髓白质，而室管膜瘤通常位于中心区域。

临床表现取决于病变在脊髓头尾方向的位置，以及脊髓横截面上的位置。约 70% 的患者表现为运动乏力，64% 的有感觉异常症状，38% 的合并膀胱功能障碍。IMSCTs 的发病无明显性别差异。1 型神经纤维瘤病（NF1）患者易发生脊髓星形细胞瘤，而 NF2 患者则有合并室管膜瘤的风险。

4.3.2 组织学 / 遗传学

如前所述，IMSCT 最常见的病理类型包括室管膜瘤和星形细胞瘤。IMSCTs 还包括一些其他类型的病变，如节细胞胶质瘤、血管母细胞瘤、皮样囊肿、脂肪瘤等。

星形细胞瘤 是儿童患者中最常见的 IMSCTs，也是成人常见的病理类型。IMSCTs 中可能遇到的星形细胞瘤类型包括毛细胞星形细胞瘤（WHO Ⅰ级）；弥漫性星形细胞瘤（WHO Ⅱ级；偶见恶性间变性星形细胞瘤）以及占儿童 IMSCTs 星形细胞瘤 10%~15% 的胶质母细胞瘤（WHO 分级分别为Ⅲ级和Ⅳ级），其在最近的 SEER 数据库报道中占比高达 21.9%。星形细胞瘤通常浸润性生长，与正常神经结构无明显分界。组织学上，低级别星形细胞瘤表现为细胞增多，轻度核异型，有丝分裂少，而高级别胶质瘤具有较高的核异型性和有丝分裂率。分子亚型分析拓宽了我们对中枢神经系统肿瘤的认识。在低级别胶质瘤中，有关于丝裂原活化蛋白激酶（MAPK）和 BRAF 通路相关基因改变的发现。其他激活 MAPK 通路的改变，如 NF1、RAF、RAS 和 FGFR1 的突变也已被发现。近年来，随着对高级别胶质瘤病理生理机制的进一步了解，使得起源于脑桥、丘脑、小脑及小部分脊髓的一类中线肿瘤亚型得以被发现。该特征性突变发生于组蛋白复合物，包括组蛋白h3k27m突变，在中线弥漫性胶质瘤中常见。表现为染色质修饰因子H3内的点突变，无论WHO分级亚型如何，通常提示预后不良。

脊髓室管膜瘤 通常为WHO II级。典型的室管膜瘤组织病理学特征为血管周围假菊型团，通常细胞成分较少，无血管增生或明显的有丝分裂。遗传学研究显示，生长在中枢神经系统不同部位的室管膜瘤之间存在明显的分子差异。幕上室管膜瘤通常伴有RELA融合与NFkB信号的增加，而脊髓室管膜瘤（II级和III级）更常见NF2突变。室管膜下瘤（WHO分级I级）常被发现合并6q缺失，而黏液乳头状室管膜瘤（WHO分级I级）通常单独讨论，因为它们通常发生于腰大池，累及脊髓圆锥和终丝。

血管母细胞瘤 WHO分级为I级，主要发生于成年人，散发病例发病高峰介于40~50岁，von Hippel-Lindau病患者发病高峰介于30~40岁。为罕见肿瘤，占所有脊髓肿瘤的2%~6%，但它们是仅次于星形细胞瘤和室管膜瘤的第三大常见肿瘤。通常为边界清楚的富血管病变，典型表现为肿瘤结节伴囊性结构。镜下可见毛细血管增生，由薄壁血管通道和散在的血管内肿瘤细胞（称为基质细胞）组成。这些肿瘤无坏死，很少有核分裂像。约2/3为原发，1/3合并von Hippel-Lindau病。von Hippel-Lindau病由3p25-26上VHL基因的常染色体显性遗传演变而来，从而导致缺氧诱导因子（HIF）的产生增加。代谢转为厌氧糖酵解，最终刺激促血管生成因子的分泌，如血管内皮生长因子（VEGF）、血小板衍生生长因子（PDGF-β）、促红细胞生成素（Epo）和转化生长因子（TGF-α）。这一级联反应影响细胞外基质的重塑，增加细胞凋亡的抵抗力和VEGF、促红细胞生成素的流

动性，从而形成肿瘤和缺陷相关血管。

4.3.3 放射影像学

在磁共振成像（MRI）上，IMSCTs通常表现为脊髓扩张性病变。通常，这些肿瘤在T1加权像上表现为等信号或低信号，在T2加权像上表现为高信号或等信号。在某些病例中，肿瘤相关囊肿可出现在瘤内，或紧邻病灶的头侧或尾侧。常伴有脊髓空洞。病变周围脊髓的T2加权像信号改变提示肿瘤相关性水肿。

星形细胞瘤 偶可表现为外生型，部分肿瘤延伸至髓外硬膜下。如前所述，星形细胞瘤的边界常不清楚，但这在影像学检查中可很明显（图4.1）。大约40%的病例合并瘤周水肿，

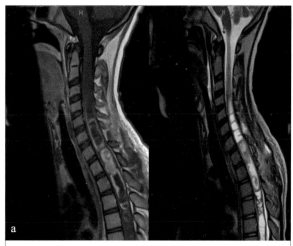
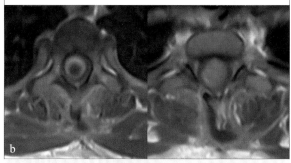

图4.1 颈胸段脊髓星形细胞瘤。（a）矢状位观和（b）轴位观。有不清晰边界的强化。可见相邻的囊肿

约20%病例有瘤内囊肿，约15%病例有瘤周囊肿。与室管膜瘤不同，星形细胞瘤出血不常见，其增强扫描强化模式也略不同，有助于将其与其他IMSCTs区分，星形细胞瘤通常表现为不同程度的斑片状强化。

室管膜瘤 常位于脊髓中央，由内衬中央管的室管膜细胞生长而成。虽没有包膜，但通常边界较清楚，强化均匀（图4.2）。区分室管膜瘤和星形细胞瘤的典型影像学特征是它们在脊髓内的位置（星形细胞瘤偏心性生长，室管膜瘤更中心性生长），出血（室管膜瘤更常见），含铁血黄素沉积（室管膜瘤更常见），增强扫描（室管膜瘤均匀强化，星形细胞瘤斑片状强化），以及囊肿（室管膜瘤更常见）。尤其在T2加权像中，60%的病例可见瘤周水肿，更独特的特征与出血和含铁血黄素沉积相关，导致著名的"帽征"（低信号含铁血黄素边缘），其可在高达1/3的病例中发现。

血管母细胞瘤 是边界清楚的病变，表现为明显强化的结节，并常伴随相关囊肿（图4.3）。然而，尽管脊髓血管母细胞瘤通常表现为离散

的结节，但也可出现弥漫性脊髓扩张、肿瘤囊肿、蛛网膜下腔出血，甚至脊髓血肿。脊髓空洞的存在非常常见（50%~100%）。与颈髓（40%）相比，胸髓（50%）更为常见，偏心性生长最为常见，并有外生性成分。脊髓血管母细胞瘤因含铁血黄素沉积也可出现"帽征"。

4.4 临床表现

IMSCTs的临床症状持续时间和性质差异很大。通常，IMSCTs表现为惰性生长，这与其潜在的缓慢和进展的临床症状相对应。因此，延迟诊断相当常见，患者最终出现较大的肿瘤合并脊髓严重受损（图4.4）。疼痛是最常见的临床症状，常表现为中轴性背部或颈部疼痛，偶尔也伴有神经根压迫引起的神经根性疼痛。夜间疼痛可能与内源性类固醇产生的昼夜变化有关。IMSCTs的扩张性生长可影响任何一个贯穿的脊髓束及其邻近结构。皮质脊髓束或下运动神经元受累可表现为无力。脊髓背角和脊髓丘脑束受累，可出现感觉障碍，包括麻木或感觉异常。

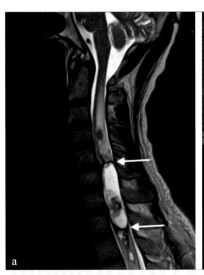
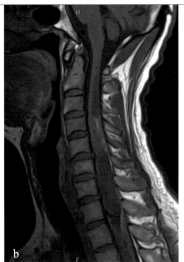
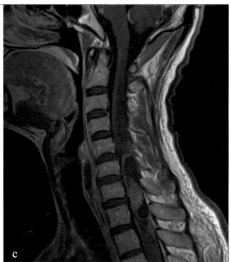

图4.2 颈胸段室管膜瘤矢状位观。a. T2；b. T1增强；c. T1平扫。白色箭头标记"帽征"，为低信号含铁血黄素边缘，常见于室管膜瘤和一些血管母细胞瘤

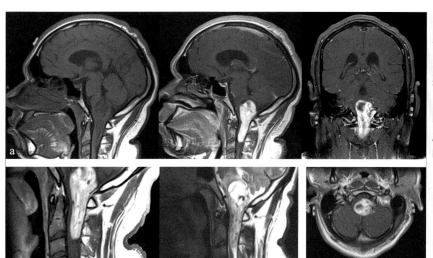

图 4.3 颈髓血管母细胞瘤压迫枕骨大孔区结构。矢状位和冠状位（a）增强扫描和平扫 T1 加权序列，增强明显强化。颈椎矢状面（b）显示脊髓血管母细胞瘤常见的脊髓浅表静脉充血（黑色箭头）。肿瘤轴位扫描（c）显示附近结构明显受压

脊髓长束损伤可导致步态失调和肢体僵硬。此外，后期可出现肠道和膀胱功能障碍，常预示较晚期的疾病状态。脊柱侧弯是在儿童可见的另一种表现，这一现象可能是椎旁肌肉神经支配受损的结果。因此，每一个被诊断为脊柱侧弯的孩子都应该进行脊柱 MRI 检查，以排除脊髓肿瘤或血管性病变，这已成为临床共识。

建立功能基线评估至关重要。McCormick 分类和 Karnofsky 行为量表在确定患者术前功能状态方面十分有用。体格检查时常发现运动无力和感觉障碍，以及长束征，包括霍夫曼征和巴宾斯基征阳性，以及反射亢进。

据报道，脊髓肿瘤诊断前的平均症状持续时间在 8.1~17 个月之间。在确诊和评估后，通常选择手术切除治疗，以减少症状进展的可能。手术治疗的适应证包括：神经系统症状与 MRI 扫描发现 IMSCT 的位置相对应，囊肿或空洞进行性发展或引起症状，以及需要获取组织进行病理学鉴定。偶尔，IMSCTs 为偶然发现，无任何神经系统症状，在这种情况下可考虑保守观察治疗。

4.5 治疗

对于一些无症状、临床偶然发现的病变，如创伤后检查发现的病变，进行连续监测随访和观察是合适的（图 4.4）。然而，对于有症状的或进行性增大怀疑为 IMSCTs 的病变，手术治疗是主要的治疗手段。手术的目的包括获得诊断，以及在不造成新的永久性神经功能缺损的情况下，最大程度地切除肿瘤，减轻病变对脊髓的压迫。有一些研究组报道了他们手术切除低级别 IMSCTs 的经验。经验丰富的神经外科医生可以在很大比例的 IMSCTs 中实现肿瘤的全切（GTR）。典型的脊髓室管膜瘤有清晰的组织边界，有利于肿瘤的整体切除。然而，鉴于低

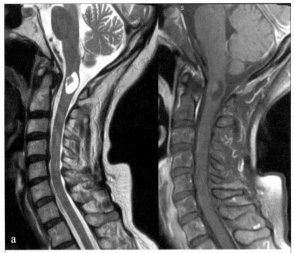

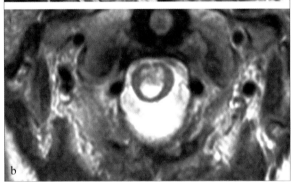

图 4.4 一例颈椎室管瘤患者 MRI。偶然检查发现的颈椎室管膜瘤，随访 8 年，临床症状、体征或影像学参数均无任何变化

级别星形细胞瘤的浸润性特性，肿瘤的边缘往往模糊不清，与周围正常神经结构混合交叉，使得完全切除极具挑战。室管膜瘤和星形细胞瘤的切除程度是一个重要的预后指标。因而，外科医生应该始终以最大限度的安全切除为目标。在术中行肿瘤冰冻切片病检十分重要，对于高级别胶质瘤，外科医生应该更注重肿瘤减压，而非全切，尽管在保证安全可行的情况下，后一种方法更为可取。

4.5.1 手术干预要点

· 对于颈段或高位颈胸段 IMSCTs，头部用三钉头架固定。病变在中胸段或下胸段至上腰椎

时，无须三钉头架固定头部。

· 术中神经电生理监测对于向外科医生实时反馈纵向脊髓传导束功能状态至关重要。通常包括体感诱发电位（SSEPs）、运动诱发电位（MEPs）和硬膜外 D-波电位，这些监测反映了手术节段水平以下皮质脊髓束的功能。有人主张，在某些情况下，手术可以在没有神经监测的条件下进行，但作者认为，神经监测应该是这类手术常规设备的一部分。

· 进行正中线皮肤切口和标准的骨膜下分离以显露目标椎板。可以行椎板切除术或椎板成形术以显露硬膜囊。注意不要破坏小关节突关节，否则有可能导致医源性脊柱不稳和远期畸形。骨质的显露应涵盖病变的上方和下方，以保证有足够的空间进行肿瘤的切除，而无须对脊髓进行过多的牵拉或操作。当然，显露应在满足安全有效的髓内病变切除前提下，避免不必要的骨质破坏。

· 椎板成形术（肿瘤切除后还纳固定后方骨结构单元）已被证明对减少儿童人群术后需融合固定的脊柱畸形的发生率有一定的积极作用。此外，在各年龄组还观察到术后脑脊液漏的发生率有下降趋势。

· 椎板切除后，术中超声可进一步经硬膜肿瘤定位。同时，外科医生还可以通过识别肿瘤的上下极，来判断骨质的去除是否满足肿瘤切除，必要时可扩大骨质的显露。

· 随后放置硬膜外电极进行 D-波监测。对于下颈椎和大多数胸椎病变，我们主张同时使用下 D-波和上 D-波监测。后者在发生电位损失时起参照作用（例如，若 D-波电位急剧下降，上 D-波也下降时，更可能是干扰假象或平均动脉压的下降，而非手术部位真正的损伤）。

· 使用手术显微镜是 IMSCTs 手术切除的必备条件，通常在硬脊膜打开前后和脊髓切开前将其

置入视野。

- 沿中线切开硬脊膜，并以缝线悬吊牵开。硬脊膜外放置棉片有助于吸除硬膜外的血液，防止血液流入硬脊膜内。一旦充分打开硬脊膜，即应检查脊髓并注意脊髓的异常，如旋转、局灶突起和膨出、脊髓表面变色。

- 通常在脊髓背侧后正中沟中线处切开脊髓。但是，在切开脊髓时，也应考虑到肿瘤的偏侧性。特别需要留意的是陷入后正中沟的脊髓表面静脉，在脊髓旋转和不规则的情况下脊髓背外侧沟可以帮助外科医生定位。

- 一旦脊髓切开，牵拉脊髓背柱可能导致SSEPs的减弱。脊髓应切开足够的长度以暴露肿瘤的两极。肿瘤通常位于脊髓表面以下几毫米处。然而，需要注意的是，不必为了到达肿瘤的两极而切开正常的脊髓，因为在很多情况下，肿瘤内部减压后，分离肿瘤的两极会比较容易，从而避免了不必要的正常脊髓切开。

- 一旦发现肿瘤，最好先以小号肿瘤钳留取少许标本行冰冻切片病理检查，尽可能地明确诊断。随后，进行肿瘤剩余部分的切除。应限制双极电灼的使用，因为热量会损害周围正常的神经结构，导致神经生理监测提示的神经功能丧失。通过轻柔的肿瘤处理和对周围结构的解剖分离，可有效切除肿瘤。肿瘤和脊髓之间的界面有时很易识别，但在一些情况下，特别是浸润性星形细胞瘤，其界面不清。脊髓空洞的存在可增加肿瘤的可切除性，因为液体填充的区域在减压后可增加对肿瘤操作的空间。对于有包膜的病变，可以沿病变包膜剥离周边正常组织，实现肿瘤切除。但在多数情况下，这是不可能的，必须先行瘤内减压。轻柔地抽吸和分离可有效地去除肿瘤，但对于较硬的病变，可能需超声乳化抽吸装置或接触式激光探头进行肿瘤减容切除。

- 在某些情况下，可以实现肿瘤全切，但在其他时候，很难在不造成明显的神经功能缺损时实现肿瘤全切。因此，无论是否存在肿瘤残留，外科医生判断在何时停止肿瘤切除至关重要。神经电生理监测在手术决策中发挥重要作用。结合MEPs一起评估，硬膜外D-波监测可有效实时反馈病变水平以下功能性皮质脊髓束单元数量。这一梯度电位可作为预测神经功能缺损的阈值，当与MEPs相结合时，可判断功能缺损是短暂性的还是永久性的。通常认为，D-波下降50%是停止切除肿瘤的阈值。当D-波电位降低50%时，MEPs下降会导致术后一过性神经功能缺损。若D-波电位下降超过50%，术后缺损很可能是永久性的，这一情形应充分避免。

- 一些手术组提倡使用可动态监测的带电极超声吸引器或吸引装置，以利于切除部位与皮质脊髓束之间距离的评估。

- 手术在外科医生、神经监测团队和麻醉师之间的协作中进行。平均动脉压应保持在70 mmHg以上，电位下降时应考虑将血压提高到更高的水平，以维持良好的脊髓灌注。神经监测团队应就电位的任何改变向外科医生提出实时建议；同样，外科医生应综合考虑分析操作的特定部位、调整牵拉的节段水平，甚至完全停止操作，直至神经监测发现电位有所恢复。

- 肿瘤切除后，应使用多种止血剂细致止血，如有需要，可采用低功率双极电灼。硬脊膜应水密缝合，以减少术后脑脊液漏的可能。硬膜缝合后纤维蛋白凝胶的使用可增加额外的保护作用。我们建议在硬脊膜缝合完成后再取出硬膜外D-波电极。若行椎板成形术，应以微型钢板还纳固定，需特别注意避免硬膜囊的硬膜外压迫，我们倾向于采用使椎板和棘突稍微后突的方式进行还纳，从而形成相对较大的硬膜外空间，以防术后肿胀。肌筋膜行水密缝合，逐层缝合浅表组织。

4.6 手术疗效

肿瘤的位置、类型和大小会影响手术结果。延伸多个节段的广泛肿瘤，需要更大范围的脊髓切开，这可能破坏脊髓背柱神经束。随着术中神经监测的应用，外科医生可更积极地切除病变，但短暂的急性术后神经功能减退并不罕见。多达 1/3 的患者在术后住院期间会经历神经功能的恶化。然而，25%~41% 的病情严重恶化的患者，会在术后 6 个月内至少恢复至术前状态。良好的术后结果取决于患者术前的功能状态、总体的肿瘤负担、肿瘤与正常结构之间是否存在手术界面以及最终的病理诊断。

髓内星形细胞瘤的切除具有独特的挑战。在一些报道中，星形细胞瘤根治性切除的致残率较高。星形细胞瘤部分切除后的临床复发率为 18%~35%。总的来说，无论肿瘤组织病理学如何，40%~50% 的低级别和高级别星形细胞瘤都选择肿瘤全切。在过去的几十年里，实现脊髓星形细胞瘤肿瘤全切的能力得到了显著提高，从 1/4 提高到近 1/2。室管膜瘤的切除对外科医生提出了不同的挑战，因为室管膜瘤的复发率取决于肿瘤切除的程度。最近的报道指出，室管膜瘤的肿瘤全切率为 90%~93%。

由于其他 IMSCTs 的发病率较低，因此与其他中枢神经系统肿瘤相比，其临床结果的报道更为稀少。一般来说，任何 IMSCT 的根治性切除都与长期生存相关。尽管过去一些研究认为，肿瘤全切对无进展生存期和总体生存期的影响较小，但最近的数据表明，肿瘤切除越好，预后越好，这与我们近年来在脑胶质瘤方面获得的数据一致。

4.7 辅助治疗

对 IMSCTs 进行积极的手术治疗已经取得了良好的结果，具有极低的死亡率和良好的生活质量。新发神经功能缺损通常为暂时性的，术后有一个以上功能等级的下降是罕见的。虽然根治性肿瘤切除术是主要的治疗措施，但辅助治疗在某些情况下也是适用的。一些小组报道了他们的经验，包括手术活检或部分切除后，在不完全切除的情况下进行放射治疗。然而，近年来，对 IMSCT 更好的理解导致了提倡最大限度的安全切除，而不仅仅停留于活检。这在儿童病例，存在辐射毒性可能导致生长迟缓、继发性恶性进展、脊髓病和需要融合的脊柱畸形的争议时，尤为正确。在治疗 IMSCTs 患儿时，放疗被认为是最后的手段。鉴于大多数 IMSCTs 是低级别病变，放疗的效应是不明确的。此外，如果后续需要进一步的干预，放疗会造成肿瘤进展与放疗效应的鉴别困难，以及瘢痕形成带来的显著术中困难，可能会使得二次手术难以进行。虽然显微外科手术可以实现肿瘤全切，但对于镜下肿瘤细胞浸润仍需长期随访监测。即使经过很长一段时间，这些肿瘤细胞残余也可保持不进展。如果出现恶化或复发，应考虑再次手术或化疗。对于病变不能通过手术治疗的，不耐受化疗的，或者病变恶性进展迅速的患者，放疗可能会起到一定作用，尽管其作用尚不完全清楚。

化疗在 IMSCTs 中的作用尚不明确，因为还没有进行随机对照试验来评估它在这一特定人群中的疗效。各种化疗和放疗方案已经被用于脊髓胶质母细胞瘤的治疗，以期在这一危重患者群体中实现小幅度的生存率提高。以卡铂为基础的化疗，通常应用于颅内低级别胶质瘤，已被提议作为 IMSCTs 的一种潜在辅助治疗，一些观察性证据显示了满意的结果。

总之，对于进展性的或有症状的 IMSCTs 的治疗，应该给予最大限度的、安全的肿瘤显微手术切除。如果获得了令人满意的切除效果，后期可以间断随访监测。即使术后存在小的肿瘤残余，也可辅以连续影像学随访。肿瘤复发较大时，可能需要再次手术，对于不能手术的病例，适用于以化疗为一线干预手段的辅助治疗。对于高级别病变，术后辅助治疗是必须的，因为在明显的肿瘤团块之外，小的细胞扩散可能性很高，而且在许多浸润性肿瘤中，难以在保证安全的前提下实现肿瘤全切。

4.8　结论

脊髓髓内肿瘤在儿童和成人人群中罕见，被认为是需神经外科和神经肿瘤科治疗的复杂肿瘤之一。对于有症状的或影像学提示危重的患者，由经验丰富的外科医生进行最大限度的安全切除应是治疗的第一步。术中多模态以及术后辅助治疗的使用是重要的。初级保健医生、儿科医生和神经科医生在评估新发背部疼痛甚至新发神经功能缺损的患者时，应该认识到 IMSCTs 的可能性，以防误诊，妨碍患者获得良好临床治疗结果的机会。

参考文献

［1］The diagnosis, localisation, and surgical treatment of tumours pressing on the spinal cord［J］. Hospital (Lond 1886), 1892, 12(289):26–27.

［2］LLOYD S. III. Chipault on the surgery of the spinal cord［J］. Ann Surg, 1892, 16(6):550–553.

［3］PENDLETON C, RINCON-TORROELLA J, GOKASLAN Z L, et al. Challenges in early operative approaches to intramedullary spinal cord tumors:

Harvey Cushing's perspective［J］. J Neurosurg Spine, 2015, 23(4):412–418.

［4］SCIUBBA D M, LIANG D, KOTHBAUER K F, et al. The evolution of intramedullary spinal cord tumor surgery［J］. Neurosurgery, 2009, 65(6): 84–91, discussion 91–92.

［5］SEGAL D, LIDAR Z, CORN A, et al. Delay in diagnosis of primary intradural spinal cord tumors［J］. Surg Neurol Int. 2012, 3:52.

［6］COPP A J, GREENE N D. Neural tube defects– disorders of neurulation and related embryonic processes［J］. Wiley Interdisc Rev Dev Biol, 2013, 2(2):213–227.

［7］JESSELL T M. Neuronal specification in the spinal cord: Inductive signals and transcriptional codes［J］. Nat Rev Genet, 2000, 1(1):20–29.

［8］COPP A J, STANIER P, GREENE N D. Neural tube defects: recent advances, unsolved questions, and controversies［J］. Lancet Neurol, 2013, 12(8):799–810.

［9］CHAMBERLAIN M C, TREDWAY T L. Adult primary intradural spinal cord tumors: a review［J］. Curr Neurol Neurosci Rep, 2011, 11(3):320–328.

［10］MINEHAN K J, BROWN P D, SCHEITHAUER B W, et al. Prognosis and treatment of spinal cord astrocytoma［J］. Int J Radiat Oncol Biol Phys, 2009, 73(3):727–733.

［11］GARCÉS-AMBROSSI G L, MCGIRT M J, MEHTA V A, et al. Factors associated with progression-free survival and long-term neurological outcome after resection of intramedullary spinal cord tumors: analysis of 101 consecutive cases［J］. J Neurosurg Spine, 2009, 11(5):591–599.

［12］BABU R, KARIKARI I O, OWENS T R, et al. Spinal cord astrocytomas: a modern 20-year experience at a single institution［J］. Spine, 2014, 39(7):533–540.

［13］MILANO M T, JOHNSON M D, SUL J, et al. Primary spinal cord glioma: a surveillance, epidemiology, and end results database study［J］. J Neurooncol, 2010, 98(1):83–92.

［14］COOPER P R. Outcome after operative treatment of intramedullary spinal cord tumors in adults: intermediate and long-term results in 51 patients［J］. Neurosurgery, 1989, 25(6):855–859.

［15］SPAIN J A, CRESSMAN S, MARIN H, et al. Cord topographical anatomy and its role in evaluating intramedullary lesions［J］. Curr Probl Diagn Radiol, 2018, 47(6):437–444.

［16］KRESAK J L, WALSH M. Neurofibromatosis: a review of NF1, NF2, and schwannomatosis［J］. J Pediatr Genet, 2016, 5(2):98–104.

［17］BINNING M, KLIMO P Jr, GLUF W, et al. Spinal tumors in children［J］. Neurosurg Clin N Am, 2007, 18(4):631–658.

［18］ALLEN J C, AVINER S, YATES A J, et al. Children's Cancer Group. Treatment of highgrade spinal cord astrocytoma of childhood with "8-in-1" chemotherapy and radiotherapy: a pilot study of CCG-945［J］. J Neurosurg, 1998, 88(2):215–220.

［19］LUKSIK A S, GARZON-MUVDI T, YANG W, et al. Pediatric spinal cord astrocytomas: a retrospective study of 348 patients from the SEER database［J］. J Neurosurg Pediatr, 2017, 19(6):711–719.

［20］ZHANG J, WU G, MILLER C P, et al. St. Jude Children's Research Hospital–Washington University Pediatric Cancer Genome Project. Whole-genome sequencing identifies genetic alterations in pediatric low-grade gliomas［J］. Nat Genet, 2013, 45(6): 602–612.

［21］JONES D T, HUTTER B, JÄGER N, et al. International Cancer Genome Consortium PedBrain Tumor Project. Recurrent somatic alterations of FGFR1 and NTRK2 in pilocytic astrocytoma［J］. Nat Genet, 2013, 45(8):927–932.

［22］PFISTER S, JANZARIK W G, REMKE M, et al. BRAF gene duplication constitutes a mechanism of MAPK pathway activation in low-grade astrocytomas ［J］. J Clin Invest, 2008, 118(5):1739–1749.

［23］BAR E E, LIN A, TIHAN T, et al. Frequent gains at chromosome 7q34 involving BRAF in pilocytic astrocytoma［J］. J Neuropathol Exp Neurol, 2008,

67(9):878–887.

［24］SIEVERT A J, JACKSON E M, GAI X, et al. Duplication of 7q34 in pediatric low-grade astrocytomas detected by high-density single-nucleotide polymorphismbased genotype arrays results in a novel BRAF fusion gene［J］. Brain Pathol, 2009, 19(3):449–458.

［25］FORSHEW T, TATEVOSSIAN R G, LAWSON A R, et al. Activation of the ERK/MAPK pathway: a signature genetic defect in posterior fossa pilocytic astrocytomas［J］. J Pathol, 2009, 218(2):172–181.

［26］CHIANG J C, ELLISON D W. Molecular pathology of paediatric central nervous system tumours［J］. J Pathol, 2017, 241(2):159–172.

［27］VETTERMANN F J, NEUMANN J E, SUCHORSKA B, et al. K27 M midline gliomas display malignant progression by imaging and histology［J］. Neuropathol Appl Neurobiol, 2017, 43(5):458–462.

［28］LEE C H, CHUNG C K, KIM C H. Genetic differences on intracranial versus spinal cord ependymal tumors: a meta-analysis of genetic researches［J］. Eur Spine J, 2016, 25(12):3942–3951.

［29］KHATUA S, RAMASWAMY V, BOUFFET E. Current therapy and the evolving molecular landscape of paediatric ependymoma［J］. Eur J Cancer, 2017, 70:34–41.

［30］LIU A, JAIN A, SANKEY E W, et al. Sporadic intramedullary hemangioblastoma of the spine: a single institutional review of 21 cases［J］. Neurol Res, 2016, 38(3):205–209.

［31］MEHTA G U, ASTHAGIRI A R, BAKHTIAN K D, et al. Functional outcome after resection of spinal cord hemangioblastomas associated with von Hippel–Lindau disease［J］. J Neurosurg Spine, 2010, 12(3):233–242.

［32］BOSTRÖM A, HANS F J, REINACHER P C, et al. Intramedullary hemangioblastomas: timing of surgery, microsurgical technique and follow-up in 23 patients［J］. Eur Spine J, 2008, 17(6):882–886.

［ 33 ］ HUSSEIN M R. Central nervous system capillary haemangioblastoma: the pathologist's viewpoint［ J ］. Int J Exp Pathol, 2007, 88(5):311–324.

［ 34 ］ NIU X, ZHANG T, LIAO L, et al. The von Hippel–Lindau tumor suppressor protein regulates gene expression and tumor growth through histone demethylase JARID1C［ J ］. Oncogene, 2012, 31(6):776–786.

［ 35 ］ HADDAD N M, CAVALLERANO J D, SILVA P S. Von hippel–Lindau disease: a genetic and clinical review ［ J ］. Semin Ophthalmol, 2013, 28(5–6): 377–386.

［ 36 ］ JONES B V. Cord cystic cavities: syringomyelia and prominent central canal［ J ］. Semin Ultrasound CT MR, 2017, 38(2):98–104.

［ 37 ］ SEO H S, KIM J H, LEE D H, et al. Nonenhancing intramedullary astrocytomas and other MR imaging features: a retrospective study and systematic review ［ J ］. AJNR Am J Neuroradiol, 2010, 31(3):498–503.

［ 38 ］ KOELLER K K, ROSENBLUM R S, MORRISON A L. Neoplasms of the spinal cord and filum terminale: radiologic-pathologic correlation ［ J ］. Radiographics, 2000, 20(6):1721–1749.

［ 39 ］ SUN B, WANG C, WANG J, et al. MRI features of intramedullary spinal cord ependymomas［ J ］. J Neuroimaging, 2003, 13(4):346–351.

［ 40 ］ BAKER K B, MORAN C J, WIPPOLD FJII, et al. MR imaging of spinal hemangioblastoma［ J ］. AJR Am J Roentgenol, 2000, 174(2):377–382.

［ 41 ］ CHU B C, TERAE S, HIDA K, et al. MR findings in spinal hemangioblastoma: correlation with symptoms and with angiographic and surgical findings ［ J ］. AJNR Am J Neuroradiol, 2001, 22(1):206–217.

［ 42 ］ HUISMAN T A. Pediatric tumors of the spine［ J ］. Cancer Imaging, 2009, 9 Spec No A:S45–S48.

［ 43 ］ MCCORMICK P C, TORRES R, POST K D, et al. Intramedullary ependymoma of the spinal cord［ J ］. J Neurosurg, 1990, 72(4):523–532.

［ 44 ］ GRIMM S, CHAMBERLAIN M C. Adult primary spinal cord tumors ［ J ］. Expert Rev Neurother,

2009, 9(10):1487–1495.

［ 45 ］ KUTLUK T, VARAN A, KAFALI C, et al. Pediatric intramedullary spinal cord tumors: a single center experience ［ J ］. Eur J Paediatr Neurol, 2015, 19(1):41–47.

［ 46 ］ CONSTANTINI S, MILLER D C, ALLEN J C, et al. Radical excision of intramedullary spinal cord tumors: surgical morbidity and longterm follow-up evaluation in 164 children and young adults ［ J ］. J Neurosurg, 2000, 93(2):183–193.

［ 47 ］ MCGIRT M J, CHAICHANA K L, ATIBA A, et al. Neurological outcome after resection of intramedullary spinal cord tumors in children ［ J ］. Childs Nerv Syst, 2008, 24(1):93–97.

［ 48 ］ AZAD T D, PENDHARKAR A V, PAN J, et al. Surgical outcomes of pediatric spinal cord astrocytomas: systematic review and meta-analysis ［ J ］. J Neurosurg Pediatr, 2018, 22(4):404–410.

［ 49 ］ KONAR S K, BIR S C, MAITI T K, et al. A systematic review of overall survival in pediatric primary glioblastoma multiforme of the spinal cord ［ J ］. J Neurosurg Pediatr, 2017, 19(2):239–248.

［ 50 ］ SALA F, SKINNER S A, ARLE J E, et al. Letter: guidelines for the use of electrophysiological monitoring for surgery of the human spinal column and spinal cord ［ J ］. Neurosurgery, 2018, 83(2): E82–E84.

［ 51 ］ LEGATT A D, EMERSON R G, EPSTEIN C M, et al. ACNS guideline: transcranial electrical stimulation motor evoked potential monitoring ［ J ］. J Clin Neurophysiol, 2016, 33(1):42–50.

［ 52 ］ MCGIRT M J, CHAICHANA K L, ATIBA A, et al. Incidence of spinal deformity after resection of intramedullary spinal cord tumors in children who underwent laminectomy compared with laminoplasty ［ J ］. J Neurosurg Pediatr, 2008, 1(1):57–62.

［ 53 ］ MCGIRT M J, GARCÉS-AMBROSSI G L, PARKER S L, et al. Short-term progressive spinal deformity following laminoplasty versus laminectomy for resection of intradural spinal tumors: analysis of 238 patients ［ J ］. Neurosurgery, 2010, 66(5):1005–

1012.

［54］SAMII M, KLEKAMP J. Surgical results of 100 intramedullary tumors in relation to accompanying syringomyelia［J］. Neurosurgery, 1994, 35(5):865–873, discussion 873.

［55］JALLO G I, FREED D, EPSTEIN F. Intramedullary spinal cord tumors in children［J］. Childs Nerv Syst, 2003, 19(9):641–649.

［56］KOTHBAUER K, DELETIS V, EPSTEIN F J. Intraoperative spinal cord monitoring for intramedullary surgery: an essential adjunct［J］. Pediatr Neurosurg, 1997, 26(5):247–254.

［57］BARZILAI O, LIDAR Z, CONSTANTINI S, et al. Continuous mapping of the corticospinal tracts in intramedullary spinal cord tumor surgery using an electrified ultrasonic aspirator［J］. J Neurosurg Spine, 2017, 27(2):161–168.

［58］SAMARTZIS D, GILLIS C C, SHIH P, et al. Intramedullary spinal cord tumors: Part II-Management options and outcomes［J］. Global Spine J, 2016, 6(2):176–185.

［59］NAKAMURA M, ISHII K, WATANABE K, et al. Surgical treatment of intramedullary spinal cord tumors: prognosis and complications［J］. Spinal Cord, 2008, 46(4):282–286.

［60］RACO A, PICCIRILLI M, LANDI A, et al. High-grade intramedullary astrocytomas: 30 years' experience at the Neurosurgery Department of the University of Rome "Sapienza"［J］. J Neurosurg Spine, 2010, 12(2):144–153.

［61］YANG S, YANG X, HONG G. Surgical treatment of one hundred seventy-four intramedullary spinal cord tumors［J］. Spine, 2009, 34(24):2705–2710.

［62］VIJAYAKUMAR S, ESTES M, HARDY RWJr, et al. Ependymoma of the spinal cord and cauda equina:

a review［J］. Cleve Clin J Med, 1988, 55(2):163–170.

［63］JALLO G I, DANISH S, VELASQUEZ L, et al. Intramedullary low-grade astrocytomas: long-term outcome following radical surgery［J］. J Neurooncol, 2001, 53(1):61–66.

［64］JALLO G I, FREED D, EPSTEIN F J. Spinal cord gangliogliomas: a review of 56 patients［J］. J Neurooncol, 2004, 68(1):71–77.

［65］RACO A, ESPOSITO V, LENZI J, et al. Long-term followup of intramedullary spinal cord tumors: a series of 202 cases［J］. Neurosurgery, 2005, 56(5):972–981, discussion 972–981.

［66］SCHNEIDER C, HIDALGO E T, SCHMITT-MECHELKE T, et al. Quality of life after surgical treatment of primary intramedullary spinal cord tumors in children［J］. J Neurosurg Pediatr, 2014, 13(2):170–177.

［67］MINEHAN K J, SHAW E G, SCHEITHAUER B W, et al. Spinal cord astrocytoma: pathological and treatment considerations［J］. J Neurosurg, 1995, 83(4):590–595.

［68］O'SULLIVAN C, JENKIN R D, DOHERTY M A, et al. Spinal cord tumors in children: long-term results of combined surgical and radiation treatment［J］. J Neurosurg, 1994, 81(4):507–512.

［69］HERNÁNDEZ-DURÁN S, BREGY A, SHAH A H, et al. Primary spinal cord glioblastoma multiforme treated with temozolomide［J］. J Clin Neurosci, 2015, 22(12):1877–1882.

［70］HASSALL T E, MITCHELL A E, ASHLEY D M. Carboplatin chemotherapy for progressive intramedullary spinal cord low-grade gliomas in children: three case studies and a review of the literature［J］. Neuro-oncol, 2001, 3(4):251–257.

5 脊髓髓内肿瘤手术的电生理监测

Tito Vivas–Buitrago, Luca Ricciardi, William Clifton III, Anteneh M. Feyissa, Karim ReFaey, Alfredo Quinones–Hinojosa

概要

脊髓髓内肿瘤（IMSCTs）约占所有椎管内肿瘤的20%，占中枢神经系统肿瘤的2%~4%，其中，低级别室管膜瘤（多见于成人）和低级别星形细胞瘤（见于儿童）最为常见。手术切除是首选的治疗方案，也是目前最为有效的方案，但手术过程中脊髓损伤导致术后一过性或永久性神经并发症的风险仍然较高。术中神经电生理监测（IONM）可以通过在手术中检测神经生理功能（NF）的变化来帮助减少术后神经功能的障碍。早期识别NF变化可以在手术切除过程中预警外科医生，为其提供反馈，使其能恰当地调整手术策略，甚至某些情况下，中止手术以避免不可逆的神经损伤。本章，我们将介绍髓内肿瘤切除术过程中应使用的基本监测技术，包括体感和运动诱发电位、D波、脊髓后索图和自发肌电图。

关键词：髓内肿瘤，体感诱发电位，运动诱发电位，D波，脊髓后索图，自发肌电图，H波

5.1 IONM 类型

5.1.1 体感诱发电位（SSEPs）

SSEPs通过对周围神经施加电刺激提供来自感觉通路的信息，电刺激经神经通路传导至皮层，采集记录后用于术中神经功能监测。远端刺激的神经通常为胫后神经（L4~S2），电极放置

于内踝，正中神经或尺神经（C5~T1）的刺激电极放置于腕部。采集的位点包括神经丛（周围神经）水平的皮肤、颈椎（后索）和对侧头皮（躯体感觉皮层）。图5.1为SSEPs示例。由于不存在患者不自主运动的风险，因此SEEPs可以在整个手术过程中进行信号采集。信号的变化可以表现为波幅和（或）潜伏期的变化，在某些情况下，对信号变化的解释可存在争议。然而，若波幅显著下降超过50%或潜伏期延长超过基线10%应被认为存在较高的术后功能缺失风险，与本体感觉等感觉障碍具有更高的相关性。有报道称，SSEPs对脊髓损伤诊断识别的灵敏度为92%，特异性为98.9%。SSEPs不能可靠地监测运动通路的信号状态，若盲目依赖时可出现"假阴性"情况，在这些研究中，尽管术中SSEPs

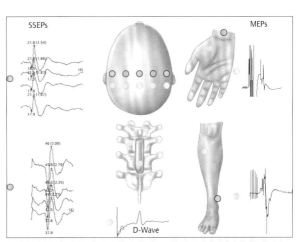

图 5.1　SSEPs 示例。蓝点表示四肢体感诱发电位（SSEPs）刺激区域和头皮信号采集区域。黄点表示头皮的经颅运动诱发电位（MEPs）刺激区和四肢肌群信号采集点位

监测正常，但术后仍然出现了运动功能障碍。在术中监测SSEPs时，无须严格的麻醉中止控制，但麻醉深度不宜过深，以确保强而稳定的信号。

5.1.2 运动诱发电位（MEPs）

由于SSEPs对脊髓前索（脊髓中运动相关解剖结构的位置所在）监测具有一定困难，专门的运动功能监测技术则至关重要。MEPs刺激上运动神经元，电信号经锥体束传导，直至刺激采集位点的肌肉，从而可以监测和评估皮质脊髓束下行运动传导通路的功能。这项技术在2002年获得了FDA批准。初级运动皮层的刺激可以通过在头皮上放置电极施加电脉冲实现。经颅电刺激后采集MEPs的技术包括将经皮电极安置于上下肢采集肌源性MEPs（mTc-MEPs）信号，以及将电极安置于肿瘤头侧和尾侧的硬膜外或硬膜下间隙进行D波信号采集（图5.1）。

5.1.3 肌源性Tc-MEPs（mTc-MEPs）

mTc-MEPs监测肌肉动作电位，动作电位的存在则反映运动系统的功能。它还可以为肌群的状态提供更具体的监测数据，对评估单侧上肢或下肢无力极具帮助。常用于采集信号的肌肉是下肢的胫骨前肌和拇外展肌，以及上肢的拇外展肌和指伸肌。图5.1展示了mTc-MEPs的监测。常用的神经肌肉阻滞药如卤代类麻醉剂可能影响其波形。mTc-MEPs是不连续进行的，通常根据外科医生的判断和要求进行按需刺激，因为刺激常导致不自主的肌肉活动，有可能增加术中分离或切除过程中神经结构损伤的风险。mTc-MEP信号分为多相、双相和缺失，其中，从多相到双相的信号退化预示医学研究理事会运动评分（MRC运动评分）下降1~2分，而诱发反应的缺失则意味不可逆的神经损伤。诱发电位下降或不明显时提示外科医生及时调整纠正手术策略，以最大限度地减少术后神经功能损伤风险。发现监测信号改变时，推荐如下具体处置策略，详见表5.1。

表5.1 运动诱发电位数据的解释及补救措施推荐

D波	肌肉MEPs	补救措施	结果预测
不变	存在	无	不变
不变或减少50%以上	出现轻微变化（波幅降低或阈值升高）	暂时转移操作其他区域；温盐水冲洗；纠正低血压	不变
不变或减少50%以下	单侧或双侧消失	同上，并暂时停止手术和（或）改善脊髓灌注（罂粟碱局部冲洗）。若mMEPs没有再次出现，对于特殊病例需终止手术；一般情况下，手术可以继续	短暂性运动障碍（影响受累的肢体）
减少50%以上	双侧消失	立即停止手术。若D波不能恢复，终止手术	永久性的运动障碍
不可监测	双侧消失	以上全部。若mMEPs不能恢复，终止手术	无法区分短暂性或永久性运动障碍

缩写：MEP，运动诱发电位；mMEP，肌缘性运动诱发电位
来源：引自Sala等人，已获牛津大学出版社许可

5.1.4　D 波

D 波监测可识别由快速轴突纤维激活引发的皮质脊髓动作电位，在检测脊髓早期损伤时具有较高的灵敏度。D 波的监测通过放置在椎管硬膜外或硬膜下、肿瘤头侧和尾侧的电极获得。头侧电极作为对照，因为它可以在电位通过被肿瘤挤压扭曲的环境之前，检测到来自大脑皮层的信号。然后将尾侧电极采集的信号与头侧电极进行比较，D 波的峰间波幅变化达 50% 或潜伏期增加 10% 被认为是异常的。术中，mTc-MEPs 和 D 波的稳定可以使外科医生更有信心地继续切除肿瘤。但在 mTc-MEPs 或 D 波出现信号改变或丢失时，可能需采取一定的补救措施以避免永久性的运动功能障碍。具体的补救措施见表 5.1。此外，手术过程中使用的神经肌肉阻断剂对监测结果并无影响。由于没有足够的皮质脊髓纤维，T12 以下的 D 波监测并不可靠。该技术无法提供有关特定肌群功能状态的信息。

5.1.5　脊髓后索图（dorsal column mapping, DCM）

在切开脊髓显露 IMSCT 时，准确识别后正中沟至关重要。这是脊髓后索中生理性电传导较少或无电传导的区域，一般位于中线。DCM 在肿瘤使脊髓解剖结构发生扭转的 IMSCT 病例中特别有帮助。后索图的描记是通过在下肢植入细针电极采集来自周围邻近神经的电脉冲进行的，随后以双极探针由外向内刺激脊髓后索，直至识别出波幅最低或无电信号反应的区域。

5.1.6　Hoffmann 反射

由于 SSEPs 和 MEPs 在脊髓手术期间进行运动功能连续性监测的局限性，近来出现了 H 反射（Hoffmann 反射）监测。虽然其不是 IONM 的金标准，但它主要应用于因已存在神经改变而导致 SSEPs 或 MEPs 无法监测的病例。在 H 反射中，电信号传入激活起自肌肉的大 1a 神经纤维，该神经纤维传导至脊髓背角，在脊髓背角与运动神经元形成突触，随后传出反应，涉及通过与传入通路同水平的运动纤维的顺向运动信号传导。随后，以肌电图记录下该反射所涉及的电活动，检测 H 波，实现目标节段水平电活动通路完整性的持续性评估。通常用腓肠肌和桡侧腕屈肌进行记录。一些研究表明，术中持续性的 H 反射波幅抑制超过 90% 与术后神经功能缺损相关。与 Tc-MEPs 相比，H 反射受卤代麻醉剂影响较小。表 5.2 中列出了上面提到的一些 IONM 技术的比较总结。

5.1.7　肌电图（EMG）

去极化和随后的肌肉收缩可以通过直接压迫或操纵神经来确定。简单的肌内针对这些刺激的检测功能远优于皮肤电极。然而，完全性的神经离断可在肌电图没有任何明显变化的情况下发生。"自由描记"或"持续性"肌电图最常应用于术中监测，使外科医生能够实时关注到变化，尽管"触发"肌电图可能有助于周围神经的识别或在脊柱内固定手术中评估椎弓根钉与神经根的毗邻程度。在某些特定部位的主要局限在于能否放置肌内电极进行记录。

5.2　示例

一名 17 岁女性患者，主诉为大腿前上部和腹股沟区间歇性麻木 18 个月，伴轻微腰痛。神经系统检查显示四肢肌力正常：+3 右膝和踝关

表 5.2　不同脊髓监测技术特点比较

类型	响应速度	解剖敏感性	麻醉	异常标准	评价
Tc-MEP（肌肉 MEP）	++++	皮质脊髓束前角细胞	TIVA 最好 一氧化二氮和卤化吸入剂降低波幅 神经肌肉阻滞可使反应降低	1. 阈值增加 100 V 2. 缺失 3. 不同程度的波幅下降 4. 简化波形	良好
Tc-MEP（D 波）	++	皮质脊髓束	麻醉影响最小	波幅下降 50%	良好
SSEP	+	脊髓后索感觉通路	高浓度的卤化麻醉剂可降低皮质电位	普遍接受： 1. 振幅下降 50% 2. 延迟增加 10% 因手术过程和麻醉而异	良好
H 反射	++	脊髓固有束运动通路 皮质脊髓束 脊髓灰质 前角细胞	TIVA 最好 神经肌肉阻滞可使反应降低	变化较多	有待进一步研究

*＋指时间
来源：引自 Stecker

节反射，+2 左膝 / 踝关节，霍夫曼征和巴宾斯基征阴性，踝阵挛阴性。大腿上部和腹股沟区触觉减退。磁共振成像（MRI）扫描显示一髓内病变，中线偏右，增强不强化，介于 T10 椎体上部至 T12 椎体水平，横径和矢状径分别为 1.6 cm 和 6.0 cm（图 5.2）。

5.2.1　手术过程和 IONM

患者行气管插管全身麻醉。诱导后 SSEPs 基线清晰，双侧尺神经和胫后神经的潜伏期和形态正常。mTc-MEPs 显示双侧上下肢来源的复合肌肉动作电位具有良好的形态和重复一致性。透视下确定 9、10 和 11 胸椎节段。切开皮肤并剥离椎旁肌肉，行胸 9、10、11 节段椎板成形术。显露硬脊膜，硬膜完整。术中超声确定肿瘤边界后，打开硬膜。行 DCM 监测，在中线处识别后正中沟。在正中沟处切开脊髓。肿瘤

和脊髓之间界面不清。肿瘤血供丰富（图 5.3a）。

术中冰冻标本的初步病理报告为低级别胶质瘤。以超声吸引器行肿瘤内减压。切除约 80% 的肿瘤后，右胫神经的 SSEPs 信号下降超过 50%。行 MEPs 发现右下肢反应波幅下降超过 90%（图 5.3c）。立即暂停手术操作，温盐水冲洗脊髓，平均动脉压增加 10~15 mmHg，电生理信号未见恢复。终止手术，关闭硬脊膜。术中 Tc-MEPs 反应波幅未出现超过 90% 的显著损失，阈值未出现大于 100 V 的急剧上升，且术中左下肢或右上肢反应形态未出现急性和持续的多相到双相形态变化。缝合过程中，右胫骨后体感诱发电位和右下肢 MEPs 的下降持续存在。

术后患者出现右腿和右足无力：右髋屈曲 4/5，能将腿抬离床面并对抗一定阻力，腿内收外展 4+/5，足背伸跚曲 4+/5。患者双下肢轻触觉下降：右 25%，左 35%（腿）。最终的病理

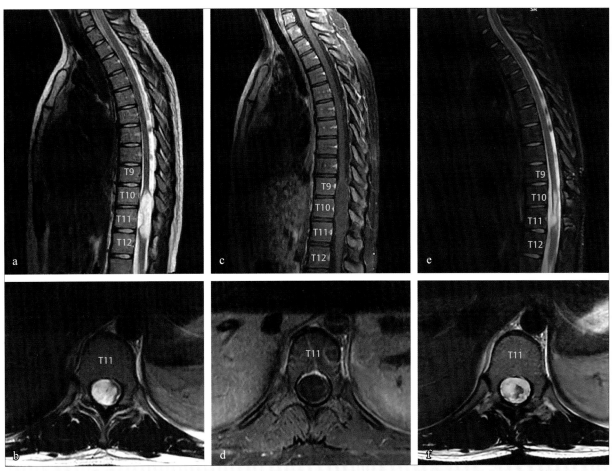

图 5.2 磁共振成像（MRI）扫描。术前 T2 加权矢状位（a）和轴位（b），T1 加权增强矢状位（c）和轴位（d）。显示患者从 T10 至 T12 水平较大的髓内肿物。术后 T2 加权矢状位（e）和轴位（f）MRI 扫描显示残余肿瘤

报告为星形细胞瘤（WHO Ⅱ级），经过 3 个月的高强度物理康复训练，患者完全康复。

5.3 讨论

IONM（SSEPs、Tc–MEPs 和 D 波）对于预测术后神经功能障碍的诊断能力在循证医学方面得到了很好的证实。D 波已被证明是术后功能障碍最具预测性的指标。在传导通路损伤的情况下，肌电图似乎可以预测 mTc–MEPs 恶化。在没有 D 波监测的情况下，EMG 实施 mTc–MEPs 可能会有效地发现早期和连续的信号变化。这已被 Ⅰ 级和 Ⅱ 级循证研究证实。

术中监测信号的变化对预后的影响尚未明确。目前尚无高水平（Ⅰ 或 Ⅱ）证据证实 IONM 的使用可以改善术后神经功能障碍或术中神经功能恶化。这在脊髓肿瘤切除术和复杂脊柱侧弯手术中都进行了研究。Harel 等人近期发表的一篇文章描述了一项回顾性研究，对接受髓内脊髓肿瘤切除术的患者与未使用术中电生理监测的对比组进行了历史对照。结果显示，两组患者术后出现新的神经功能障碍的比例无显著统计学差异。其余文献由较低的循证研究（Ⅲ）组成，这些研究提出了更多的问题，而非给出具有可变结果的答案。显然 IONM 的诊断价值已被高水平的证据充分证明；但术中发现和监

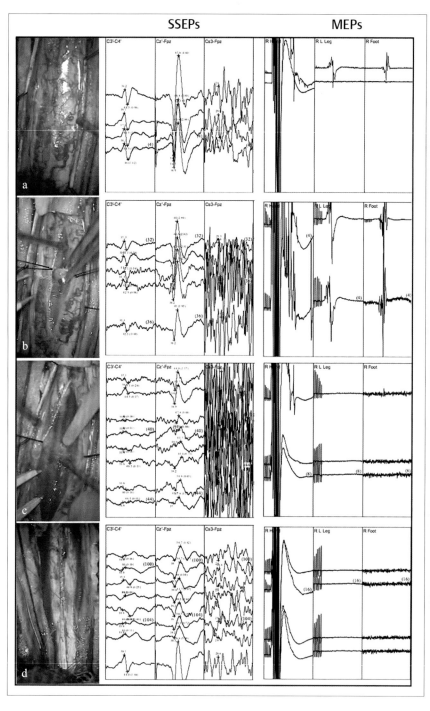

图 5.3　脊髓髓内肿瘤术中显微镜下所见。肿瘤所在节段脊髓血管化增加（a）。确认后正中沟后行脊髓切开并取活检（b）。借助超声吸引器切除肿瘤；在切除肿瘤过程中，观察到右下肢体感诱发电位（SSEPs）下降超过50%，Tc-MEP下降超过90%（c）。由于 SSEP 和运动诱发电位（MEP）信号下降中断手术，进行相关恢复操作无反应后关闭硬膜（d）

测的变化如何转化为患者预后的改善还有待深入研究。

5.4　结论

　　IONM 是辅助神经外科医生切除脊髓髓内肿瘤的常用工具。这一工具的诊断价值有助于预测脊髓手术后的功能障碍。然而，术中改变的预后和治疗的意义尚未明确。神经外科医生在治疗过程中必须了解这种工具的优势和局限性，以便为髓内肿瘤患者提供最高水平的监护。虽然目前还不是一个标准的监护方式，但进一步研究该术中电生理监测的治疗意义可能会继续充实该领域，并提高该技术的可用性。

参考文献

［1］MACON J B, POLETTI C E. Conducted somatosensory evoked potentials during spinal surgery. Part 1: control conduction velocity measurements［J］. J Neurosurg, 1982, 57(3):349–353.

［2］MACON J B, POLETTI C E, SWEET W H, et al. Conducted somatosensory evoked potentials during spinal surgery. Part 2: clinical applications［J］. J Neurosurg, 1982, 57(3):354–359.

［3］NUWER M R, AMINOFF M, DESMEDT J, et al. International Federation of Clinical Neurophysiology. IFCN recommended standards for short latency somatosensory evoked potentials. Report of an IFCN committee［J］. Electroencephalogr Clin Neurophysiol, 1994, 91(1):6–11.

［4］CHENG J S, IVAN M E, STAPLETON C J, et al. Intraoperative changes in transcranial motor evoked potentials and somatosensory evoked potentials predicting outcome in children with intramedullary spinal cord tumors［J］. J Neurosurg Pediatr, 2014, 13(6):591–599.

［5］VERLA T, FRIDLEY J S, KHAN A B, et al. Neuromonitoring for intramedullary spinal cord tumor surgery［J］. World Neurosurg, 2016, 95:108–116.

［6］OWEN J H. The application of intraoperative monitoring during surgery for spinal deformity［J］. Spine, 1999, 24(24):2649–2662.

［7］SALA F, PALANDRI G, BASSO E, et al. Motor evoked potential monitoring improves outcome after surgery for intramedullary spinal cord tumors: a historical control study［J］. Neurosurgery, 2006, 58(6), 1129-1143.

［8］DAWSON E G, SHERMAN J E, KANIM L E, et al. Spinal cord monitoring. Results of the Scoliosis Research Society and the European Spinal Deformity Society survey［J］. Spine, 1991, 16(8):S361–S364.

［9］KOTHBAUER K, DELETIS V, EPSTEIN F J. Intraoperative spinal cord monitoring for intramedullary surgery: an essential adjunct［J］. Pediatr Neurosurg, 1997, 26(5):247–254.

［10］NUWER M R, DAWSON E G, CARLSON L G, et al. Somatosensory evoked potential spinal cord monitoring reduces neurologic deficits after scoliosis surgery: results of a large multicenter survey［J］. Electroencephalogr Clin Neurophysiol, 1995, 96(1):6–11.

［11］LESSER R P, RAUDZENS P, LÜDERS H, et al. Postoperative neurological deficits may occur despite unchanged intraoperative somatosensory evoked potentials［J］. Ann Neurol, 1986, 19(1):22–25.

［12］GINSBURG H H, SHETTER A G, RAUDZENS P A. Postoperative paraplegia with preserved intraoperative somatosensory evoked potentials. Case report［J］. J Neurosurg, 1985, 63(2):296–300.

［13］KELLEHER M O, TAN G, SARJEANT R, et al. Predictive value of intraoperative neurophysiological monitoring during cervical spine surgery: a prospective analysis of 1055 consecutive patients. J Neurosurg Spine. 2008, 8(3):215–221.

［14］PELOSI L, JARDINE A, WEBB J K. Neurological complications of anterior spinal surgery for kyphosis with normal somatosensory evoked potentials (SEPs)［J］. J Neurol Neurosurg Psychiatry, 1999, 66(5):662–664.

［15］ZORNOW M H, GRAFE M R, TYBOR C, et al. Preservation of evoked potentials in a case of anterior spinal artery syndrome［J］. Electroencephalogr Clin Neurophysiol, 1990, 77(2):137–139.

［16］DELETIS V, SALA F. Intraoperative neurophysiological monitoring of the spinal cord during spinal cord and spine surgery: a review focus on the corticospinal tracts［J］. Clin Neurophysiol, 2008, 119(2):248–264.

［17］QUIÑONES-HINOJOSA A, LYON R, ZADA G, et al. Changes in transcranial motor evoked potentials during intramedullary spinal cord tumor resection correlate with postoperative motor function［J］.

Neurosurgery, 2005, 56(5): 982–993, discussion 982–993.

［18］ CHOI I, HYUN S J, KANG J K, et al. Combined muscle motor and somatosensory evoked potentials for intramedullary spinal cord tumour surgery ［J］. Yonsei Med J, 2014, 55(4):1063–1071.

［19］ QUIÑONES-HINOJOSA A, LYON R, DU R, et al. Intraoperative motor mapping of the cerebral peduncle during resection of a midbrain cavernous malformation: technical case report ［J］. Neurosurgery, 2005, 56(2) Suppl:E439 discussion E439 discussion E.

［20］ GUGINO L D, ROMERO J R, AGLIO L, et al. Transcranial magnetic stimulation coregistered with MRI: a comparison of a guided versus blind stimulation technique and its effect on evoked compound muscle action potentials ［J］. Clin Neurophysiol, 2001, 112(10):1781–1792.

［21］ CALANCIE B, HARRIS W, BROTON J G, et al. "Threshold-level" multipulse transcranial electrical stimulation of motor cortex for intraoperative monitoring of spinal motor tracts: description of method and comparison to somatosensory evoked potential monitoring ［J］. J Neurosurg, 1998, 88(3):457–470.

［22］ SALA F, PALANDRI G, BASSO E, et al. Motor evoked potential monitoring improves outcome after surgery for intramedullary spinal cord tumors: a historical control study. Neurosurgery. 2006; 58(6):1129–1143, discussion 1129–1143.

［23］ SALA F, LANTERI P, BRICOLO A. Motor evoked potential monitoring for spinal cord and brain stem surgery ［J］. Adv Tech Stand Neurosurg, 2004, 29:133–169.

［24］ MOROTA N, DELETIS V, CONSTANTINI S, et al. The role of motor evoked potentials during surgery for intramedullary spinal cord tumors ［J］. Neurosurgery, 1997, 41(6):1327–1336.

［25］ TANIGUCHI M, SCHRAMM J. Motor evoked potentials facilitated by an additional peripheral nerve stimulation ［J］. Electroencephalogr Clin Neurophysiol Suppl, 1991, 43:202–211.

［26］ KALKMAN C J, DRUMMOND J C, PATEL P M, et al. Effects of droperidol, pentobarbital, and ketamine on myogenic transcranial magnetic motor-evoked responses in humans ［J］. Neurosurgery, 1994, 35(6):1066–1071

［27］ KALKMAN C J, DRUMMOND J C, RIBBERINK A A, et al. Effects of propofol, etomidate, midazolam, and fentanyl on motor evoked responses to transcranial electrical or magnetic stimulation in humans ［J］. Anesthesiology, 1992, 76(4):502–509.

［28］ HERDMANN J, LUMENTA C B, HUSE K O. Magnetic stimulation for monitoring of motor pathways in spinal procedures ［J］. Spine, 1993, 18(5):551–559.

［29］ PARK J H, HYUN S J. Intraoperative neurophysiological monitoring in spinal surgery ［J］. World J Clin Cases, 2015, 3(9):765–773.

［30］ MACDONALD D B, SKINNER S, SHILS J, et al. Intraoperative motor evoked potential monitoring— a position statement by the American Society of Neurophysiological Monitoring ［J］. Clin Neurophysiol, 2013, 124(12):2291–2316.

［31］ JALLO G I, KOTHBAUER K F, EPSTEIN F J. Intrinsic spinal cord tumor resection ［J］. Neurosurgery, 2001, 49(5):1124–1128.

［32］ MURAMOTO A, IMAGAMA S, ITO Z, et al. The cutoff amplitude of transcranial motor evoked potentials for transient postoperative motor deficits in intramedullary spinal cord tumor surgery ［J］. Spine, 2014, 39(18):E1086–E1094.

［33］ FORSTER M T, MARQUARDT G, SEIFERT V, et al. Spinal cord tumor surgery—importance of continuous intraoperative neurophysiological monitoring after tumor resection ［J］. Spine, 2012, 37(16):E1001–E1008

［34］ MEHTA A I, MOHRHAUS C A, HUSAIN A M, et al. Dorsal column mapping for intramedullary spinal cord tumor resection decreases dorsal column dysfunction ［J］. J Spinal Disord Tech, 2012, 25(4):205–209.

［35］LEPPANEN R E. Intraoperative applications of the H-reflex and F-response: a tutorial ［J］. J Clin Monit Comput, 2006, 20(4):267–304.

［36］FEYISSA A M, TUMMALA S. Intraoperative neurophysiologic monitoring with Hoffmann reflex during thoracic spine surgery ［J］. J Clin Neurosci, 2015, 22(6):990–994.

［37］MISIASZEK J E. The H-reflex as a tool in neurophysiology: its limitations and uses in understanding nervous system function ［J］. Muscle Nerve, 2003, 28(2):144–160.

［38］COTTRELL J E, YOUNG W L. Cottrell and Young's Neuroanesthesia ［J］. Elsevier Health Sciences, 2016.

［39］LEIS A A. Physiology of acute spinal cord injury (SCI) in humans. I. Behavior of the H-reflex and F-wave immediately following injury to rostral spinal cord in humans ［J］. J Clin Neurophysiol, 1997, 14(4):347.

［40］LEIS A A, KRONENBERG M F, STĚTKÁROVÁ I, et al. Spinal motoneuron excitability after acute spinal cord injury in humans ［J］. Neurology, 1996, 47(1):231–237.

［41］ZHOU H H, MEHTA M, LEIS A A. Spinal cord motoneuron excitability during isoflurane and nitrous oxide anesthesia ［J］. Anesthesiology, 1997, 86(2):302–307.

［42］STECKER M M. A review of intraoperative monitoring for spinal surgery ［J］. Surg Neurol Int, 2012, 3 Suppl 3:S174–S187.

［43］HADLEY M N, SHANK C D, ROZZELLE C J, et al. Guidelines for the use of electrophysiological monitoring for surgery of the human spinal column and spinal cord. Neurosurgery, 2017, 81(5):713–732.

［44］HAREL R, SCHLEIFER D, APPEL S, et al. Spinal intradural extramedullary tumors: the value of intraoperative neurophysiologic monitoring on surgical outcome ［J］. Neurosurg Rev, 2017, 40(4):613–619.

6 脊髓髓内肿瘤：目前的研究和潜在的治疗方法

Nikki M. Barrington, Tania M. Aguilar, James S. Ryoo, Ankit I. Mehta

概要

虽然脊髓髓内肿瘤十分罕见，但它们在患者群体中的稀少性给临床研究和制定共识性诊治指南带来了挑战。目前有大量的手术和非手术治疗方案广泛临床应用，同时还有许多创新性治疗方式正应用于动物模型研究，这些方法在未来的几年内可能在人类极具应用前景。几乎所有脊髓髓内肿瘤的主要治疗方式都是尽可能全切，因此许多研究都集中在各种术中成像模式和术中监测技术的有效性和安全性，以便更安全、彻底地切除肿瘤，即便其中一些在以前被认为是不可切除的。除手术治疗外，辅助放疗和化疗也可应用于脊髓髓内肿瘤的治疗，目前的研究集中于提高放射治疗的精准度和肿瘤组织靶向照射。化疗历来受组织渗透性和全身系统性毒性的限制，近年来，随着各种靶向药物输送系统（从肿瘤基因型特异性治疗到基于纳米药物的治疗）的涌现，化疗成为一种极具前景的治疗选择，所有这些都旨在提高化疗疗效，同时最大限度地减少不良反应。综上所述，这些新兴的治疗进展表明，个体化、靶向性和局部化治疗代表了脊髓髓内肿瘤治疗的未来。

关键词：术中影像学，增强现实技术，局部给药

6.1 脊髓髓内肿瘤的流行病学

脊髓髓内肿瘤临床罕见，仅占所有中枢神经系统（CNS）肿瘤的2%~4%。最常见的类型是室管膜瘤和星形细胞瘤，二者都属于胶质瘤。室管膜瘤是成人最常见的髓内肿瘤类型，而星形细胞瘤在儿童和青少年更为常见。星形细胞瘤通常为低级别肿瘤（WHO Ⅰ级或Ⅱ级）。其他不太常见的髓内肿瘤类型包括血管母细胞瘤、节细胞胶质瘤、副神经节瘤、原发性中枢神经系统淋巴瘤、黑色素瘤和表皮样囊肿。血管母细胞瘤是起源于中枢神经系统血管结构间充质干细胞的肿瘤，最常见于小脑，但有13%出现在脊髓。节细胞胶质瘤虽罕见，但在儿童中最为常见，并且正如其名，起源于神经胶质细胞和神经节细胞。髓内转移瘤极为罕见，占所有髓内肿瘤的1%~3%，通常来源于肺癌、乳腺癌或淋巴瘤（表6.1）。

6.2 脊髓髓内肿瘤的诊断

脊髓髓内肿瘤的诊断具有挑战性，因为它们可以表现为多种症状，其中最常见的是弥漫性背痛，但其他症状可能包括感觉异常，振动或本体感觉丧失，痉挛和乏力。儿童患者脊髓髓内肿瘤的诊断尤为困难，因为这些肿瘤临床表现无特异性。每种类型的脊髓肿瘤都有其独特的影像学特征，磁共振成像（MRI）能可靠地诊断特定类型的脊髓髓内肿瘤。各类型脊髓髓内肿瘤的MRI表现和信号特征已得到了很好的阐述。

最近的一项回顾性图表研究发现，89%的病例术前诊断是正确的。作者描述了一种基于四种MRI特征的简化诊断模式，可用于准确地诊断脊髓髓内肿瘤，包括脊髓肿胀，造影剂强

化效应，造影剂强化效应的均一性和轴位像的中心位置（表 6.2）。

6.3 脊髓髓内肿瘤的研究现状和潜在的外科技术

6.3.1 引言

肿瘤全切（GTR）是室管膜瘤和星形细胞瘤的主要治疗选择。室管膜瘤通常具有清晰的分界平面，从而易于全切；而星形细胞瘤往往浸润性生长，因此很难全切。高肿瘤分级和浸润性生长的星形细胞瘤以及次全切除术（STR）与较差的预后相关。鉴于这些窘境，以往星形

细胞瘤主要以活检联合药物进行治疗；然而，尽可能手术全切肿瘤已获成功，尤其在低级别星形细胞瘤。近来关于室管膜瘤和星形细胞瘤治疗的研究表明，GTR 可提高所有肿瘤分级的总体生存率；而放疗只提高高级别肿瘤的总体生存率。随着显微外科技术、术中影像技术和术中神经电生理监测技术的进步，手术治疗可提高生存率，这些技术的进步提高了以往难以切除脊髓髓内肿瘤手术治疗的安全性和有效性。至于不太常见的脊髓髓内肿瘤，主要治疗方法几乎都是手术切除，包括血管母细胞瘤、生殖细胞肿瘤、节细胞胶质瘤和黑色素瘤。在转移性肿瘤病例，大约一半的患者手术治疗后可获得临床改善，而保守治疗的患者大多没有明显

表 6.1 脊髓髓内肿瘤

肿瘤类型	发病率	部位	预后
室管膜瘤	最常见（50%~60% 的 IMSCTs）	颈椎 > 胸椎 > 腰椎	好
黏液乳头状室管膜瘤	罕见	终丝和圆锥	非常好
星形细胞瘤	第二常见	颈椎 > 胸椎 > 腰椎	差
血管母细胞瘤	非常罕见；VHL 患者的发病率增加	颈椎 > 胸椎 > 腰椎	非常好
巨细胞瘤	非常罕见	颈椎 > 胸椎 > 腰椎	好
节细胞胶质瘤	罕见	颈椎 > 胸椎 > 腰椎	好
中枢神经系统淋巴瘤	罕见	颈椎 > 胸椎 > 腰椎	差
黑色素瘤	非常罕见	颈椎 > 胸椎 > 腰椎	差

缩写：CNS，中枢神经系统；GCT，巨细胞瘤；IMSCTs，脊髓髓内肿瘤；VHL，von Hippel–Lindau
资料来源：经 Tobin 等人许可转载

表 6.2 简化的脊髓髓内肿瘤诊断模式

	脊髓肿胀	强化效应	强化均一性	轴位像的中心位置
室管膜瘤	√	√		√
星形细胞瘤	√			
血管母细胞瘤	√	√	√	
其他疾病				

资料来源：改编自 Arima 等人

的神经功能改善。后续讨论将详细阐述脊髓髓内肿瘤手术治疗目前的研究现状和进展。

6.3.2　治疗进展

微侵袭外科技术

切除脊髓髓内肿瘤的微侵袭外科技术已发展多年。这些技术最初被应用于髓外硬膜下肿瘤，而后改进应用于髓内肿瘤的治疗。首个报道病例描述了经后路肌间隙扩展半椎板入路切除胸髓室管膜瘤，取得了满意的手术效果。随着时间的推移，还涌现了一些其他的技术，如单侧多节段椎板间开窗术（UMIF）用于椎管内病变（包括颈髓髓内肿瘤）的手术治疗。截至2014年，由于微侵袭技术仍处于不断发展之中，关于脊髓髓内肿瘤微侵袭技术效果的研究仍较为稀少；但已有微侵袭手术技术的详细描述。最近，一项回顾性研究评估了用微侵袭技术切除脊髓血管母细胞瘤的疗效，发现所有患者的术后 MRI 均显示肿瘤完全切除，无任何围手术期或术后并发症。尽管有必要进行更多的基于结果的研究，以全面评估脊髓髓内肿瘤的微侵袭手术技术，但现有证据已表明，这些技术是安全和有效的。

术中拉曼光谱

神经外科医生在切除脊髓髓内肿瘤时面临的主要困难是如何区分肿瘤组织与正常组织，术中影像技术是一利器，有利于外科医生更完整地切除肿瘤。拉曼光谱是最近出现的一种无损伤技术，可用于病变组织和正常组织的区分。在拉曼光谱，由入射光的非弹性散射引起的光谱可用于快速鉴定给定组织内的各种分子种类，

包括蛋白质、脂质、核酸和碳水化合物。虽然拉曼光谱的物理学超出了本章的范畴，但该技术近年来已被用于脑肿瘤细胞的术中探测。一项针对手持式术中拉曼光谱仪的研究报告称，在 II 级至 IV 级胶质瘤患者，肿瘤细胞检测的敏感性为 93%，特异性为 91%。这一技术有几个潜在用途，包括术中对肿瘤边缘的准确评估，无须等待术中快速病理诊断的结果。虽然拉曼光谱数据可能很复杂，但最近应用的特征工程等先进分析技术可改进胶质瘤分子谱的分析。截至本文撰写时，术中拉曼光谱尚未在脊髓髓内肿瘤的切除中进行应用研究。然而，鉴于某些肿瘤类型（如星形细胞瘤）的浸润性特质，拉曼光谱是一种极具前景的成像方式。未来，神经外科医生可通过该技术提高脊髓髓内肿瘤手术治疗的疗效和安全性（图 6.1）。

5- 氨基乙酰丙酸（5-ALA）术中荧光成像

5- 氨基乙酰丙酸（5-ALA）是血红蛋白的前体，随后在肿瘤组织，特别是恶性胶质瘤组

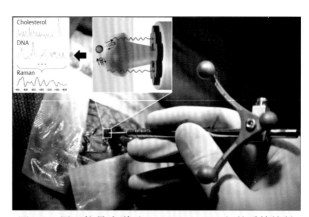

图 6.1　用于拉曼光谱（Emvision, LLC）的手持接触式光纤探头在手术过程中探查脑组织。该图显示了如何通过激光（红色）激发各种分子（蓝色和绿色）产生拉曼散射（紫色），从而在癌组织中产生不同于正常脑组织的光谱（摘自 Jermyn 等人。经 AAAS 许可转载）

织中分解成荧光卟啉，多年来一直是脊髓髓内肿瘤切除术中最常用的荧光显影剂。在一项随机对照多中心Ⅲ期试验中，研究人员发现，65%的恶性胶质瘤病例随机分组到5-ALA荧光成像组，36%的随机分组到白光下经验性肿瘤全切组，两组相比，前者提高了这些患者的生存率。在一个关于将脊髓切断作为髓内恶性胶质瘤姑息治疗的案例研究中，发现术中5-ALA荧光成像有助于评估肿瘤的侵袭。5-ALA荧光通常可被装有光学滤片的常规手术显微镜检测。使用这种方法的强荧光对应光谱仪的强荧光，相反，在手术显微镜上可视的弱荧光对应光谱仪的弱荧光。强荧光的肿瘤表现为实体增殖和高细胞密度，而弱荧光的肿瘤则表现为浸润性肿瘤和中等细胞密度。此外，5-ALA荧光成像似乎比MRI增强扫描更能有效地显示残留肿瘤。5-ALA荧光可更有效地分辨某些特定类型的髓内肿瘤。在一项针对52例患者的研究中，5-ALA荧光检测到所有室管膜瘤、脑膜瘤、血管周细胞瘤和原发性中枢神经系统肿瘤的转移，但未能检测到神经瘤、转移癌和原发性脊髓胶质瘤（包括一个Ⅱ级星形细胞瘤和一个Ⅲ级间变型少突星形细胞瘤），与之前可有效检测恶性胶质瘤的研究结论相反。最近的一篇关于5-ALA荧光介导的术中成像技术的综述进一步阐明了这一差异，其结论认为，5-ALA荧光成像在高级别胶质瘤中的应用最可靠。在低级别胶质瘤，标准手术显微镜对5-ALA荧光的检出率较低。作者提出，使用光谱探针、共聚焦成像或扫描光纤内窥镜等高级检测方式增强5-ALA荧光，所有这些研究都取得了令人鼓舞的结果，未来，5-ALA荧光成像可能会可靠地扩展到低级别胶质瘤的检测。

其他术中成像方式

通过近红外吲哚菁绿视频血管造影技术（ICG-VA）进行的术中血管造影以前被应用于血管和肿瘤手术中评估血管流量。这种成像方式是静脉注射吲哚菁绿后，立即捕获显影图像。近年来，该技术已应用于多种髓内肿瘤类型的手术切除，包括室管膜瘤、星形细胞瘤、血管母细胞瘤和海绵状血管畸形。ICG-VA可成功地可视化脊髓血管解剖结构，包括动脉和静脉，最重要的是可以帮助区分进入肿瘤的供血动脉和肿瘤组的引流静脉。这种特殊的成像方式可以提高髓内肿瘤切除的精准度，并且可能对富血管肿瘤的切除尤为有利。

弥散张量成像（DTI）和弥散张量纤维追踪（DT-FT），也称为纤维束成像，是用于脊髓髓内肿瘤的术前可视化的附加成像模式，有利于手术计划设计。DTI和DT-FT可以评估白质纤维束的方向，常规应用于大脑，但也可应用于脊髓确定肿瘤浸润的程度。DTI已在脊髓髓内肿瘤儿童中进行了研究，并被发现可更好地显示肿瘤的边缘和肿瘤组织与脊髓白质纤维束的相对位置。某些特定的特征，包括纤维束的扩张和移位，可提示肿瘤的边缘，有助于确定手术切除的可行性，若明确见到肿瘤侵蚀白质纤维束则表明活检可能是更理想的治疗选择。

术中磁共振成像（iopMRI）已问世多年，通常用于颅脑肿瘤的成像，尤其是脑胶质瘤和垂体腺瘤。近年来，高场强核磁的出现使术中MRI得到了改良，影像质量得到了提高。最近，iopMRI已被尝试应用于脊髓髓内肿瘤的切除。在一包含2例弥漫性颈髓髓内胶质瘤患者的病例报告显示，高场强iopMRI成功地显示了肿瘤的残余；然而，在将iopMRI适用于颈椎手术和获得理想的患者体位方面遇到了一些挑战。本病例报道表明，当 iopMRI 可适应脊柱手术的特有挑战时，它可成为脊髓髓内肿瘤切除的有利工具。当然，前面讨论的一些成像方式，如拉曼光谱，未来最终也可更好地检测肿瘤边缘和（或）肿瘤残留。

术中监测技术

几十年来，术中监测（IOM）一直应用于神经外科手术，包括髓内肿瘤的切除。最初，监测仅包含躯体感觉诱发电位（SEPs），其变化反映了脊髓功能障碍。然而，SEPs 并不能直接代表运动通路，一些 SEP 没有变化的患者术后可能会合并运动障碍。相反，SEPs 变化的患者术后也可能不出现运动障碍，这有可能导致本应行肿瘤全切的患者不必要的手术终止或不完全的肿瘤切除。这些缺陷限制了 IOM 在脊髓髓内病变手术中的应用。最近，将运动诱发电位（MEPs）与 SEPs 进行联合监测，已经应用于脊髓髓内病变手术。在经颅电刺激（TES）之后，监测肌肉（mMEPs）和硬膜外 MEPs（D 波），以确保皮质脊髓束传导功能的完整性，尤其在关键手术操作期间。mMEPs 和 D 波的变化有利于外科医生依据可能导致短暂性或永久性运动缺陷的风险，实时决定是否继续进行肿瘤的切除。MEP 波形的变化、MEP 波形的丢失以及 MEP 响应 TES 的持续时间缩短均与运动功能丧失显著相关。除了这些 IOM 模式外，最近将自发和触发肌电图与 SEPs 和 MEPs 联合使用，以帮助监测神经根损伤，称为联合多模态术中神经监测。将肌电图与通过双极探针微刺激运动纤维随后监测相应肌群的活动相联合，用于术中皮质脊髓束走行的定位。该技术可保证髓内肿瘤切除时正常运动通路与肿瘤组织的鉴别，

并为一例颈延髓交界区囊性室管膜瘤患者成功地保留了运动纤维束。联合 IOM 检测模式也被证明有助于儿童髓内肿瘤的切除。一项回顾性研究表明，术中经颅 MEPs 和 SEPs 可预测儿童患者髓内肿瘤切除术后的运动障碍。该研究指出，可将这些模式与背柱监测结合运用，特别是高风险位置的肿瘤，如高颈段脊髓髓内肿瘤。脊髓髓内肿瘤切除的手术入路通常是在两个背柱之间的后正中沟，可利用神经电生理监测，如 SEPs 振幅的变化，在切开脊髓前标记后正中沟和背柱。总之，在过去的十年，脊髓髓内肿瘤手术过程中涌现的各种 IOM 监测模式已允许更安全的肿瘤切除和既往难以手术治疗肿瘤的手术切除。

术中基因型靶向局部治疗

基于肿瘤基因表型的个体化治疗涌现成为创新性的肿瘤治疗策略，尤其是脊髓髓内胶质瘤。快速基因分型工具的新进展可实现术中快速基因分型及随后的肿瘤携带突变基因的靶向，使其对某些特定治疗敏感。更具体地说，Shankar 等人利用术中基因分型技术识别具有异柠檬酸脱氢酶 1（IDH1）或 IDH2 代谢酶突变的肿瘤，这些突变常见于低级别胶质瘤，并可使这些肿瘤对某些化疗药物敏感。在基于肿瘤基因表型的个体化治疗之外，作者还研发了一种微粒药物递送系统，该系统将药物封装于可生物降解共聚物之中，以实现持续性释放给药并减少全身系统性毒性。这种微粒药物递送系统可输送烟酰胺磷酸核糖基转移酶（NAMPT）抑制剂（GMX-1778），靶向具有 IDH 突变的肿瘤细胞，随后在脊髓胶质瘤的小鼠模型中显示出存活期的延长。这些结果表明，可能需对传统的术中工作流程进行改进，以便在肿瘤切除

期间完成初始手术活检的快速基因分型。肿瘤切除后，根据基因分型结果明确肿瘤的化疗敏感性，随后确定用于保证肿瘤根除的特别是手术切缘区域的特定局部治疗。幸运的是，对脊髓髓内肿瘤治疗的研究已经开始着重于识别可代表治疗靶点的肿瘤基因突变上。最近的一项关于脊髓胶质瘤的研究发现，15.7% 的肿瘤合并 NF2 突变，5.9% 的肿瘤合并 RP1 突变，5.9% 的肿瘤合并 ESX1 突变。尽管这一特定研究侧重于胶质瘤，但基因型靶向局部治疗的理念可以很便捷地扩展应用于其他类型的髓内肿瘤和靶向于其他突变的药物。

脊髓肿瘤外科中的增强现实技术

除了术中靶向治疗之外，在手术显微镜显示器上的增强现实技术已存在多年，尽管它以前已被应用于颅脑手术，但最近才被研究应用于脊髓肿瘤手术（图 6.2）。最近的一项研究验证了增强现实技术在硬膜内脊髓肿瘤手术中的安全性，包括各种肿瘤类型（室管膜瘤，胶质瘤，血管母细胞瘤，脑膜瘤，转移瘤）的患者，发现基于显微镜的增强现实技术可以可靠地应用于脊髓手术，并有助于肿瘤和周围结构的可视化识别。正如在术中成像和监测方面所讨论的那样，该技术可以改善高级别星形细胞瘤和其他浸润性肿瘤等具有挑战性的肿瘤类型的 GTR。

6.4 脊髓髓内肿瘤的研究现状和潜在的系统性非手术治疗

6.4.1 引言

虽然手术仍然是脊髓髓内肿瘤治疗的基础，但放疗和化疗历来都被用于次全切除术、复发

或肿瘤广泛浸润邻近重要功能结构而被认为无法手术时的辅助治疗。在这些情况下，在几乎所有脊髓髓内肿瘤的治疗中，辅助放疗比化疗更为常用。放射治疗的选择包括光子束适形放射治疗（传统放射治疗）和质子束放射治疗，但立体定向放射外科等治疗技术的进步使放射治疗更为精确，减轻了周围正常组织的辐射负担。辅助放疗的一个例外是脊髓 CNS 淋巴瘤，其主要治疗为鞘内化疗。此外，由于放射治疗在儿童人群的长期不良反应，使得这些人群常接受包括铂和烷化剂在内的联合化疗方案。这些药物在治疗某些肿瘤类型如脊髓生殖细胞瘤方面也具有一定作用，也可以用顺铂、博来霉素、长春花碱和依托泊苷等药物治疗。对于星形细胞瘤和血管母细胞瘤等其他肿瘤类型，化疗方案已采用抗血管生成药物和烷化剂，可单独使用，也可联合使用。过去，化疗方案受到药物全身系统性毒性和穿透血液–脊髓屏障挑战的限制。然而，个体化治疗和纳米医学的新进展使局部化疗成为脊髓髓内肿瘤的极具前景的治疗选择，相关细节将在后续讨论中介绍。

6.4.2 治疗进展

药物临床试验

目前，有许多用于脊髓髓内肿瘤的 I 期和 II 期药物临床试验已完成或正在进行，特别是室管膜瘤和星形细胞瘤（表 6.3）。这些试验中的绝大多数都研究了联合化疗方案，但不幸的是，大多数尚未发表超过 I 期临床最大耐受剂量和药代动力学参数的结果。由于许多试验已经研究了使用抗血管生成剂贝伐珠单抗和（或）烷化剂替莫唑胺作为治疗一部分的联合方案，因此接下来将进一步讨论这些疗法的研究进展。

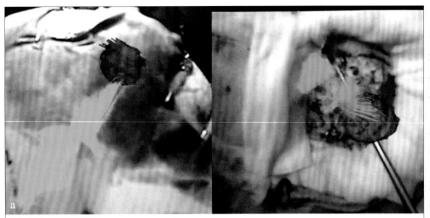

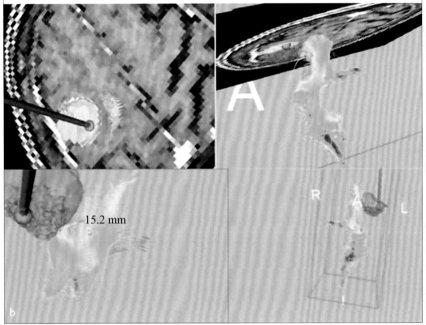

图 6.2 脊髓肿瘤手术。a. 使用手持式网络摄像头的增强现实导航监视器。在消毒前和硬膜切口后，将肿瘤（红色）和运动纤维束（绿色）示踪成像叠加在患者的头部；b. 上部：3D 显示器中的双三维（3D）显示；下部：测量双极尖端和运动纤维之间的距离［授权摘自 Inoue D, Cho B, Mori M, et al. Preliminary study on the clinical application of augmented reality neuronavigation. Journal of Neurological Surgery Part A Central European Neurosurgery 2013; 74(2): 071–076.］

贝伐单抗和替莫唑胺

近年来，替莫唑胺辅助治疗已成为脊髓胶质瘤较常用的治疗方案。在一病例报告中，一名患颈髓多形性胶质母细胞瘤的 26 岁女性患者接受了 GTR、放疗和替莫唑胺治疗，其术后 33 个月的生存期明显长于平均水平。作者推测，这种组合疗法可能有助于在该病例的生存期延长。另一项关于替莫唑胺治疗脊髓胶质瘤的研究发现，在放疗期间和放疗后给予替莫唑胺治疗可能会提高一些患者的生存期。贝伐单抗也在一小群既往接受过替莫唑胺治疗失败的复发性脊髓胶质母细胞瘤患者中进行了评估。该研究报告称，治疗后，51% 的患者肿瘤处于稳定状态，34% 的患者部分缓解，17% 的患者肿瘤进展；研究期间有 3 例合并 3 级毒性反应。最近的一项研究评估了替莫唑胺联合贝伐单抗在脊髓髓内胶质瘤大鼠模型中的应用，发现这一药物组合缩小了肿瘤体积，并改善了表现为后肢运动功能方面的神经功能预后。

表 6.3 针对脊髓髓内肿瘤（室管膜瘤和星形细胞瘤）患者的已完成和正在进行的临床药物试验

	药物方案	机制	研究类型	结果	年龄（岁）；n	终点（临床）	相关参考文献
1	替莫唑胺 +拉帕替尼（NCT0082624I）	烷化剂、酪氨酸激酶抑制剂	II 期，标签公开	报告的全因死亡率和不良事件；临床终点尚未报告	18~65，≥65；59	进展时间（体积增加 ≥ 25% 的被定义为进展）	没有
2	马利佐米（NCT03727841）	蛋白酶体抑制剂	II 期，标签公开	没有	18+；进行中	6 个月无进展生存期	[38，39，40]
3	卡铂 + 贝伐珠单抗（NCT01295944）	烷化剂、抗血管生成剂	II 期，标签公开	没有	18+；进行中	1 年无进展生存期	没有
4	贝伐珠单抗 +伊立替康（NCT00381797）	抗血管生成剂、拓扑异构酶抑制剂	II 期，标签公开	报告的不良事件；临床终点尚未报告	<18，18~65；15	完全反应定义为所有增强肿瘤的完全消失或部分反应，肿瘤体积减少 ≥ 50%	[41]
5	伏立诺他 +替莫唑胺（NCT01076530）	HDAC 抑制剂、烷化剂	I 期，标签公开	伏立诺他 +TMZ 的 5 天周期在复发性中枢神经系统恶性肿瘤患儿中耐受性良好；骨髓抑制是剂量限制性毒性	1~21；27	最大耐受剂量和药代动力学参数	[42]
6	西地尼布（NCT00326664）	抗血管生成剂	I 期，标签公开	没有	1~21；55	最大耐受剂量	没有
7	伊斯匹尼西布（NCT00363272）	纺锤体驱动蛋白抑制剂	I 期，标签公开	没有	1~21；30	最大耐受剂量	没有
8	替莫唑胺 +维利帕利布（NCT00946335）	烷化剂、PARP 抑制剂	I 期，标签公开	没有	1~21；31	最大耐受剂量、慢性毒性、急性毒性、药代动力学浓度和血浆药物浓度和药代动力学参数	没有
9	罗米地辛（NCT00053963）	抗生素	I 期，标签公开	没有	1~21；30	最大耐受剂量	没有
10	他莫昔芬、卡铂、托泊替康（NCT0054II38）	雌激素受体阻滞剂、烷化剂	II 期，标签公开	没有	18+；50	毒性特征，通过 RECIST 标准确定的反应率，进行非研究的原因，进展，生存	没有

（续表）

	药物方案	机制	研究类型	结果	年龄（岁）； *n*	终点（临床）	相关参考文献
11	尼沃鲁单抗 （NCT03173950）	抗 PD-1 抗体	Ⅱ期，标签公开	没有	18+；进行中	1 个月后通过影像学检查确认 达到完全缓解或部分缓解的 比例，持续至少 6 个月的持 久稳定疾病发生率	[43，44，45]
12	伏立诺他、替莫唑胺 或贝伐珠单抗联合放 疗，然后使用贝伐珠 单抗+替莫唑胺 （NCT01236560）	HDAC 抑制剂，烷化剂， 抗血管生成剂	Ⅱ期，标签公开	没有	3~21；101	最大耐受剂量，1 年无事件生 存期	没有
13	替莫唑胺+洛莫司 汀+RT	烷化剂	Ⅱ期，标签公开	没有	3~21；118	总生存期 1 年，在治疗期间 或治疗终止后 30 天内因方案 治疗并发症而发生的死亡	[46，47，48]

缩写：CNS，中枢神经系统；HDAC，组蛋白去乙酰化酶；PARP，聚（腺苷二磷酸-核糖）聚合酶；RECIST，实体瘤反应评估标准；RT，放疗

放射治疗

用于脊髓髓内胶质瘤辅助治疗的主要放射治疗方法包括传统的光子束适形放疗和最近的质子束治疗。质子束治疗的优点是允许剂量集中于靶组织，同时避开正常组织，在位置毗邻重要功能区的肿瘤治疗中有良好的应用前景。在小儿颅脑室管膜瘤，与传统的光子束适形放疗相比，质子束治疗可将所需的平均辐射剂量减少 28%~64%，剂量的减少可降低全身系统性毒性并减少正常脑组织的辐射暴露量。此前在儿童髓母细胞瘤也有类似的研究发现，质子束脑脊髓照射可减少正常组织的辐射剂量。在成人髓母细胞瘤患者，与接受光子束治疗的患者相比，接受质子束治疗的患者在治疗过程中的不良反应较低，特别是胃肠道和血液学毒性较小。然而，在脊髓胶质瘤患者，辐射类型（光子束与质子束）与总体生存率相关，质子束治疗患者的生存率低于光子束治疗的患者，与此前讨论的儿童室管膜瘤研究结果相反。很有意思的是，该研究中接受质子束放疗的患者实际上具有更有利的人口统计学和预后特征，如患者年龄更小和放疗前肿瘤的更完整切除；然而，同接受光子束治疗的对照组相比，这些患者的预后更差。在传统的放射治疗之外，靶向放射治疗结合影像导航，用作某些类型的复发性髓内肿瘤的治疗。在一份描述腔内放疗独特应用的病例报告中，一名复发性毛细胞型星形细胞瘤患者接受了计算机断层扫描（CT）引导的腔内铼 186 照射治疗。这一治疗成功地稳定了肿瘤的囊性成分，从而缓解了患者的神经系统症状，且不良反应有限。

立体定向脊髓放射外科

立体定向放射外科（SRS）在过去十年中出现，作为传统放射治疗的替代方案，可以高精度地向靶标释放大剂量的累积辐射。与质子束放疗同光子束适形放疗相比，SRS 可减少非肿瘤组织暴露于辐射的体积，从而可增加疗效并降低毒性。该疗法以立体定向脊髓放射外科（SSR）的形式专门应用于脊髓，并已被成功地应用于髓内室管膜瘤、血管母细胞瘤、动静脉畸形和转移瘤的治疗。SRS 可能对髓内转移性肿瘤病例尤为有效，其中一项研究报道，髓内转移瘤患者接受 SRS 治疗后，22% 的患者完全缓解，33% 的患者部分缓解，33% 的患者肿瘤稳定，11% 的患者肿瘤进展。在这些病例，随访期间未观察到临床上可检测到的放射毒性反应，这表明 SRS，特别是 SSR 在治疗脊髓髓内肿瘤时，尤其在转移性肿瘤，可获得良好的疗效和低不良反应。

局部非病毒基因投送

鉴于放化疗作为辅助疗法治疗脊髓髓内肿瘤的局限性，基因治疗近年来已成为脊髓肿瘤临床前模型的一个有前景的研究课题。Pennant 等人利用非病毒基因载体 PAM-RG4（一种具有高转染效率的高支化树枝状聚合物大分子）在脊髓胶质瘤的大鼠模型中引入细胞凋亡诱导基因 apoptin。该基因产生的细胞凋亡蛋白已被证明可特异性诱导变性的和恶性的人体细胞凋亡，但在正常人体细胞则不发挥作用，因此可选择性地靶向肿瘤细胞。作者证明，在髓内 C6 胶质瘤大鼠肿瘤模型中引入 apoptin 基因可使肿瘤进展减慢，从而保留了大鼠的后肢功能，并且在最终的组织病理学分析中也证明肿瘤体积减小。

apoptin 基因有望成为脊髓髓内肿瘤的潜在治疗手段；然而，需要进一步研究阐明理想的投送方式以及与化疗药物的潜在协同作用。

磁性纳米颗粒局部治疗

虽然纳米医学已经拓宽了脊髓髓内肿瘤潜在治疗方法的前景，但大多数应用仍然依赖于全身系统性给药和特异性化合物在靶组织中的积累，而非引导药物投送。Venugopal 等人开发并评估了一种超顺磁性药物投送平台，该平台采用鞘内注射镀金磁铁矿纳米颗粒和外部磁刺激引导纳米颗粒到达靶组织。该研究发现，鞘内直接注射到大鼠脑脊液中后，磁性纳米颗粒在目标部位附近的积累可以经MRI可视化观察，组织病理学进一步证实了纳米颗粒的定位。在另一项探索磁性药物靶向的研究中，Kheirkhah 等人在脊髓胶质瘤大鼠模型中成功定位了与化疗药物阿霉素结合的磁性纳米颗粒。负载阿霉素的金包被磁纳米颗粒注射到鞘内空间后，通过植入在覆盖肿瘤部位筋膜中的钕磁铁定位到肿瘤部位（图6.3）。研究显示了磁纳米颗粒及其结合的阿霉素的肿瘤定位，以及脊髓中肿瘤细胞的凋亡。这项概念验证研究证明磁纳米颗粒技术代表了一种新的药物投送方式，具有提高传统化疗药物疗效和降低全身系统性毒性的潜力。

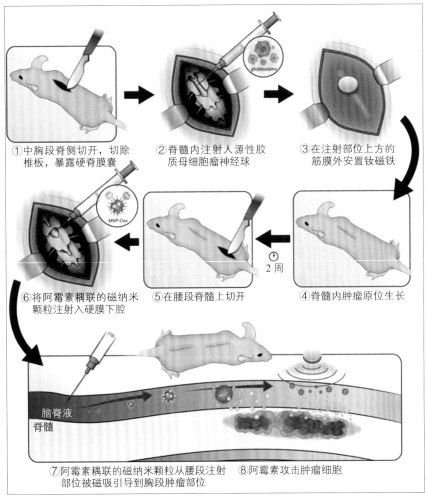

① 中胸段脊侧切开，切除椎板，暴露硬脊膜囊
② 脊髓内注射人源性胶质母细胞瘤神经球
③ 在注射部位上方的筋膜外安置钕磁铁
④ 脊髓内肿瘤原位生长
⑤ 在腰段脊髓上切开
2 周
⑥ 将阿霉素耦联的磁纳米颗粒注射入硬膜下腔
脑脊液
脊髓
⑦ 阿霉素耦联的磁纳米颗粒从腰段注射部位被磁吸引导到胸段肿瘤部位
⑧ 阿霉素攻击肿瘤细胞

图 6.3 实验设计示意图。在这项研究中，首先行胸背部切口和椎板切除，然后植入胶质母细胞瘤细胞并在皮下放置钕磁铁。肿瘤细胞原位生长，之后将与阿霉素耦联的磁性纳米颗粒引入腰椎鞘内空间。然后，先前皮下植入的磁铁可将磁纳米颗粒引导至肿瘤部位（经 Kheirkhah 等人许可转载。来自 Creative Commons, http://creativecommons.org/licenses/by/4.0/.）

表 6.4 胶质瘤局部抗血管生成治疗研究

研究类型	实验动物	药物治疗	投送载体	投送机制	治疗效果
体内	鼠	内皮抑素	海藻酸钠封装内皮抑素生成细胞	局部立体定向注射	治疗组的生存期比对照组长 84%
体外和体内	鼠	合成内皮抑素；BCNU	双［羧基苯氧基丙烷］–癸二酸（pCPP：SA）聚合物	局部植入物	与对照组和单独治疗相比，局部内皮抑素 +全身性 BCNU 的长期生存率显著提高（P<0.001）
体内	鼠	AZD2171（西地尼布）	液态氮化酶微球	局部皮下注射	与对照组相比，血管化肿瘤明显减少，具有更多定义边缘的肿瘤，并且肿瘤的生长停止
体内	鼠	甲磺酸伊马替尼	液态氮化酶微球	局部立体定向注射	皮下模型：显著抑制胶质母细胞瘤细胞，抑制 88% 肿瘤体积，降低 77%；颅内模型：肿瘤体积显著减少（79%），细胞凋亡显著增加
体内	鼠	肝素；可的松	可生物降解的聚酐聚合物基质	局部皮下注射	肝素 + 可的松的局部给药：胶质瘤生长减少 4.5 倍；局部给药可的松：胶质瘤生长减少 2.3 倍
体内	鼠	米诺环素；BCNU	PCPP：SA	局部植入物	与单纯系统性 BCNU（23 天）、单用颅内米诺环素（19 天）和对照组（14 天）相比，局部米诺环素 + 全身性 BCNU 的中位生存期（42 天）显著增加
体内	鼠	米诺环素；替莫唑胺（TMZ）；放射线疗法	PCPP：SA	局部植入物	米诺环素局部提高了放疗和口服替莫唑胺在增加生存期方面的效果
体内	鼠	贝伐珠单抗；伊立替康(CPT-11)	没有	对流增强输送	单药治疗：与静脉注射贝伐珠单抗相比，用局部贝伐珠单抗治疗的小鼠的存活率延长 30%；联合治疗：与静脉注射贝伐珠单抗 + CPT-11 相比，使用局部贝伐珠单抗 +CPT-11 治疗的小鼠的生存时间几乎翻倍
体内	鼠	贝伐珠单抗编码基因 AAVrh.10BevMab	腺相关病毒	局部立体定向注射	生存率增加，肿瘤体积缩小，肿瘤血管密度降低
体内	鼠	BCNU	微气泡	静脉输药和聚焦超声的 BBB 破坏	BCNU 加载的微气泡随后是 FUS 导致血脑屏障减弱，肿瘤特异性活性，增强的递送和改善的中位生存时间

缩写：BBB，Basso–Beattie–Bresnahan；BCNU，双氯乙基亚硝基脲；FUS，聚焦超声手术；PLGA，聚乳酸 – 共乙醇酸

资料来源：经 Springer Nature 许可转载，来自 Arnone 等人

利用生物可降解载体进行局部肿瘤内药物投送

为了应对穿透性差和全身系统性毒性的挑战，Tyler 等人研究了通过生物可降解凝胶微囊泡投送系统在大鼠髓内胶质肉瘤模型中投送紫杉醇的疗效和安全性。研究发现，OncoGel（本研究中使用的特定凝胶微囊泡投送系统）在大鼠脊髓内注射是安全的，并且延长了中位生存期及功能性运动结果，这可以通过 Basso-Beattie-Bresnahan（BBB）量表评分的增加得以佐证。与基因疗法一样，这种局部药物投送系统仅在动物模型中进行了评估，临床应用仍需要进一步的广泛研究以评估其疗效、毒性以及与放疗或其他全身性治疗的最佳组合（表 6.4）。

局部靶向抗血管生成药物治疗

如前所述，抗血管生成剂贝伐珠单抗已被全身用于脊髓胶质瘤的治疗，结果好坏参半。与其他化疗药物一样，疗效受到穿透血脑屏障或血-脊髓屏障的限制。为了解决这个问题，最近的研究已经将重点转移到各种药物递送系统上，用于胶质瘤的抗血管生成治疗。迄今为止，几乎所有这些研究都使用各种抗血管生成剂评估了颅内神经胶质瘤的动物模型；然而，其中许多概念可以很容易地应用于脊髓胶质瘤。表 6.4 描述了这些研究的结果，所有这些研究在延长生存期和（或）减少肿瘤生长方面都有一定程度的成功。

6.5 结论

在过去的十年中，手术技术、术中成像和 IOM 的进步以及非手术、靶向、局部和个性化治疗已经彻底改变了髓内脊髓肿瘤的治疗理念。

这些进展提高了手术切除的安全性和有效性，并允许以前无法手术的肿瘤适应切除。未来，拉曼光谱和增强实境等术中成像方式将使神经外科医生在切除髓内脊髓肿瘤方面取得卓越的手术效果。此外，通过术中肿瘤基因分型的个性化医疗将允许在患者离开手术室之前选择和放置患者特异性、高效的辅助疗法。与外科治疗一样，髓内脊髓肿瘤的放射治疗通过立体定向脊柱放射外科手术变得更加有针对性和精确性，从而提高疗效并减少不良反应。尽管针对各种化疗方案的众多临床药物试验的结果尚无定论，但从磁性纳米颗粒到可生物降解囊泡的药物递送的最新进展已在动物模型中显示出希望，并可能允许将来靶向递送化疗药物，克服中枢神经系统渗透和限制毒性的挑战。未来的研究应侧重于髓内脊髓肿瘤动物模型中用于颅骨肿瘤的药物递送模型，最重要的是将这些动物模型转化为人体研究。总之，这些疗法为髓内脊髓肿瘤治疗的未来带来了巨大的希望，使患者治疗比以往任何时候都更加个性化和优化。

参考文献

［1］SHAH A H, NIAZI T N. Intradural Extramedullary and Intramedullary Spinal Cord Tumors. In Ellenbogen, RG, Sekhar, LN, & Kitchen, N, eds. Principles of Neurological Surgery, Fourth Edition, pp. 500-509. Elsevier Inc, 2018.

［2］TOBIN M K, GERAGHTY J R, ENGELHARD H H, et al. Intramedullary spinal cord tumors: a review of current and future treatment strategies, 2015, 39(2):E14.

［3］POST N H, COOPER P R. Management of intramedullary spinal cord tumors. In: Rees J,Wen PY, eds. Blue Books of Neurology. Vol. 36. Elsevier Inc.; 2010.

［4］SUNG W S, SUNG M J, CHAN J H, et al.

Intramedullary spinal cord metastases: a 20-year institutional experience with a comprehensive literature review［J］. World Neurosurg, 2013, 79(3–4):576–584.

［5］KALITA O. Current insights into surgery for intramedullary spinal cord metastases: a literature review［J］. Int J Surg Oncol, 2011, 2011:989506.

［6］JUTHANI R G, BILSKY M H, VOGELBAUM M A. Current management and treatment modalities for intramedullary spinal cord tumors［J］. Curr Treat Options Oncol, 2015, 16(8):39.

［7］ARIMA H, HASEGAWA T, TOGAWA D, et al. Feasibility of a novel diagnostic chart of intramedullary spinal cord tumors in magnetic resonance imaging［J］. Spinal Cord, 2014, 52(10):769–773.

［8］KHALID S, KELLY R, CARLTON A, et al. Adult intradural intramedullary astrocytomas: a multicenter analysis［J］. J Spine Surg, 2019, 5(1):19–30.

［9］EPSTEIN F J, FARMER J P, FREED D. Adult intramedullary astrocytomas of the spinal cord［J］. J Neurosurg, 1992, 77(3):355–359.

［10］HAMILTON K R, LEE S S, URQUHART J C, et al. A systematic review of outcome in intramedullary ependymoma and astrocytoma［J］. J Clin Neurosci, 2019, 63:168–175.

［11］SHRIVASTAVA R K, EPSTEIN F J, PERIN N I, et al. Intramedullary spinal cord tumors in patients older than 50 years of age: management and outcome analysis［J］. J Neurosurg Spine, 2005, 2(3):249–255.

［12］OGDEN A T, FESSLER R G. Minimally invasive resection of intramedullary ependymoma: case report. Neurosurgery, 2009, 65(6):E1203–E1204, discussion E1204.

［13］KOCH-WIEWRODT D, WAGNER W, PERNECZKY A. Unilateral multilevel interlaminar fenestration instead of laminectomy or hemilaminectomy: an alternative surgical approach to intraspinal space-occupying lesions. Technical note［J］. J Neurosurg Spine, 2007, 6(5):485–492.

［14］XIE T, QIAN J, LU Y, et al. Unilateral multilevel interlaminar fenestration: a minimally invasive approach for cervical intramedullary lesions［J］. J Clin Neurosci, 2014, 21(7):1196–1204.

［15］TREDWAY T L. Minimally invasive approaches for the treatment of intramedullary spinal tumors［J］. Neurosurg Clin N Am, 2014, 25(2):327–336.

［16］KRÜGER M T, STEIERT C, GLÄSKER S, et al. Minimally invasive resection of spinal hemangioblastoma: feasibility and clinical results in a series of 18 patients［J］. J Neurosurg Spine, 2019, 31:1–10.

［17］JERMYN M, MOK K, MERCIER J, et al. Intraoperative brain cancer detection with Raman spectroscopy in humans［J］. Sci Transl Med, 2015, 7(274):274ra19.

［18］BRUSATORI M, AUNER G, NOH T, et al. Intraoperative Raman spectroscopy［J］. Neurosurg Clin N Am, 2017, 28(4):633–652.

［19］AUNER G W, KOYA S K, HUANG C, et al. Applications of Raman spectroscopy in cancer diagnosis［J］. Cancer Metastasis Rev, 2018, 37(4):691–717.

［20］LEMOINE É, DALLAIRE F, YADAV R, et al. Feature engineering applied to intraoperative in vivo Raman spectroscopy sheds light on molecular processes in brain cancer: a retrospective study of 65 patients［J］. Analyst (Lond), 2019, 144(22):6517–6532.

［21］STUMMER W, PICHLMEIER U, MEINEL T, et al. ALAGlioma Study Group. Fluorescence-guided surgery with 5-aminolevulinic acid for resection of malignant glioma: a randomised controlled multicentre phase III trial［J］. Lancet Oncolm, 2006, 7(5):392–401.

［22］EWELT C, STUMMER W, KLINK B, et al. Cordectomy as final treatment option for diffuse intramedullary malignant glioma using 5-ALA fluorescence-guided resection［J］. Clin Neurol Neurosurg, 2010, 112(4):357–361.

［23］STUMMER W, TONN J C, GOETZ C, et al. 5-Aminolevulinic acid-derived tumor fluorescence:

the diagnostic accuracy of visible fluorescence qualities as corroborated by spectrometry and histology and postoperative imaging［J］. Neurosurgery, 2014, 74(3):310–319, discussion 319–320.

［24］MILLESI M, KIESEL B, WOEHRER A, et al. Analysis of 5-aminolevulinic acidinduced fluorescence in 55 different spinal tumors［J］. Neurosurg Focus, 2014, 36(2):E11.

［25］HENDRICKS B K, SANAI N, STUMMER W. Fluorescence-guided surgery with aminolevulinic acid for low-grade gliomas［J］. J Neurooncol, 2019, 141(1):13–18.

［26］TAKAMI T, YAMAGATA T, NAITO K, et al. Intraoperative assessment of spinal vascular flow in the surgery of spinal intramedullary tumors using indocyanine green videoangiography［J］. Surg Neurol Int, 2013, 4:135.

［27］CHOUDHRI A F, WHITEHEAD M T, KLIMO P, et al. Diffusion tensor imaging to guide surgical planning in intramedullary spinal cord tumors in children［J］. Neuroradiology, 2014, 56(2):169–174.

［28］GIORDANO M, GERGANOV V M, METWALI H, et al. Feasibility of cervical intramedullary diffuse glioma resection using intraoperative magnetic resonance imaging［J］. Neurosurg Rev, 2013, 37:139–146.

［29］SALA F, BRICOLO A, FACCIOLI F, et al. Surgery for intramedullary spinal cord tumors: the role of intraoperative (neurophysiological) monitoring［J］. Eur Spine J, 2007, 16 Suppl 2:S130–S139.

［30］QUIÑONES-HINOJOSA A, LYON R, ZADA G, et al. Changes in transcranial motor evoked potentials during intramedullary spinal cord tumor resection correlate with postoperative motor function［J］. Neurosurgery, 2005, 56(5):982–993, discussion 982–993.

［31］LALL RR, LALL RR, HAUPTMAN JS, et al. Intraoperative neurophysiological monitoring in spine surgery: indications, efficacy, and role of the preoperative checklist［J］. Neurosurg Focus, 2012, 33(5):E10.

［32］GANDHI R, CURTIS C M, COHEN-GADOL A A. High-resolution direct microstimulation mapping of spinal cord motor pathways during resection of an intramedullary tumor［J］. J Neurosurg Spine, 2015, 22(2):205–210.

［33］CHENG J S, IVAN M E, STAPLETON C J, et al. Intraoperative changes in transcranial motor evoked potentials and somatosensory evoked potentials predicting outcome in children with intramedullary spinal cord tumors［J］. J Neurosurg Pediatr, 2014, 13(6):591–599.

［34］NAIR D, KUMARASWAMY V M, BRAVER D, et al. Dorsal column mapping via phase reversal method: the refined technique and clinical applications.［J］ Neurosurgery, 2014, 74(4):437–446, discussion 446.

［35］Shankar G M, Kirtane A R, Miller J J, et al. Genotype-targeted local therapy of glioma. Proc Natl Acad Sci USA. 2018, 115(36):E8388–E8394

［36］ZHANG M, IYER R R, AZAD T D, et al. Genomic landscape of intramedullary spinal cord gliomas［J］. Sci Rep, 2019, 9(1):18722.

［37］CARL B, BOPP M, SASS B,et al. Augmented reality in intradural spinal tumor surgery［J］. Acta Neurochir (Wien), 2019, 161(10):2181–2193.

［38］WU J, ARMSTRONG T S, GILBERT M R. Biology and management of ependymomas［J］. Neuro-oncol, 2016, 18(7):902–913.

［39］HARRISON S J, MAINWARING P, PRICE T, et al. Phase I clinical trial of marizomib (NPI-0052) in patients with advanced malignancies including multiple myeloma: Study NPI-0052–102 final results［J］. Clin Cancer Res, 2016, 22(18):4559–4566.

［40］DI K, LLOYD G K, ABRAHAM V, et al. Marizomib activity as a single agent in malignant gliomas: ability to cross the blood-brain barrier［J］. Neuro-oncol, 2016, 18(6):840–848.

［41］HAN K, PEYRET T, QUARTINO A, et al. Bevacizumab dosing strategy in paediatric cancer patients based on population pharmacokinetic analysis with external validation [J]. Br J Clin Pharmacol, 2016, 81(1):148–160.

[42] HUMMEL T R, WAGNER L, AHERN C, et al. A pediatric phase 1 trial of vorinostat and temozolomide in relapsed or refractory primary brain or spinal cord tumors: a Children's Oncology Group phase 1 consortium study [J]. Pediatr Blood Cancer, 2013, 60(9):1452–1457.

[43] GILBERT M R, RUDA R, SOFFIETTI R. Ependymomas in adults [J]. Curr Neurol Neurosci Rep, 2010, 10(3):240–247.

[44] OKADA H, WELLER M, HUANG R, et al. Immunotherapy response assessment in neuro-oncology: a report of the RANO working group [J]. Lancet Oncol, 2015, 16(15):e534–e542.

[45] DAUD A I, LOO K, PAULI M L, et al. Tumor immune profiling predicts response to anti-PD-1 therapy in human melanoma [J]. J Clin Invest, 2016, 126(9):3447–3452.

[46] POLLACK I F, HAMILTON R L, SOBOL R W, et al. Children's Oncology Group. IDH1 mutations are common in malignant gliomas arising in adolescents: a report from the Children's Oncology Group [J]. Childs Nerv Syst, 2011, 27(1):87–94.

[47] POLLACK I F, HAMILTON R L, BURGER P C, et al. Children's Oncology Group. Akt activation is a common event in pediatric malignant gliomas and a potential adverse prognostic marker: a report from the Children's Oncology Group [J]. J Neurooncol, 2010, 99(2):155–163.

[48] POLLACK I F, HAMILTON R L, SOBOL R W, et al. Children's Oncology Group. Mismatch repair deficiency is an uncommon mechanism of alkylator resistance in pediatric malignant gliomas: a report from the Children's Oncology Group [J]. Pediatr Blood Cancer, 2010, 55(6):1066–1071.

[49] TSENG H M, KUO L T, LIEN H C, et al. Prolonged survival of a patient with cervical intramedullary glioblastoma multiforme treated with total resection, radiation therapy, and temozolomide [J]. Anticancer Drugs, 2010, 21(10):963–967.

[50] KIM W H, YOON S H, KIM C Y, et al. Temozolomide for malignant primary spinal cord glioma: an experience of six cases and a literature review [J]. J Neurooncol, 2011, 101(2):247–254.

[51] CHAMBERLAIN M C, JOHNSTON S K. Recurrent spinal cord glioblastoma: salvage therapy with bevacizumab [J]. J Neurooncol, 2011, 102(3):427–432.

[52] GWAK S J, AN S S, YANG M S, et al. Effect of combined bevacizumab and temozolomide treatment on intramedullary spinal cord tumor [J]. Spine, 2014, 39(2):E65–E73.

[53] MIZUMOTO M, OSHIRO Y, TAKIZAWA D, et al. Proton beam therapy for pediatric ependymoma [J]. Pediatr Int, 2015, 57(4):567–571.

[54] HOWELL R M, GIEBELER A, KOONTZ-RAISIG W, et al. Comparison of therapeutic dosimetric data from passively scattered proton and photon craniospinal irradiations for medulloblastoma [J]. Radiat Oncol, 2012,7(1):116.

[55] BROWN A P, BARNEY C L, GROSSHANS D R, et al. Proton beam craniospinal irradiation reduces acute toxicity for adults with medulloblastoma [J]. Int J Radiat Oncol Biol Phys, 2013, 86(2):277–284.

[56] KAHN J, LOEFFLER J S, NIEMIERKO A, et al. Longterm outcomes of patients with spinal cord gliomas treated by modern conformal radiation techniques [J]. Int J Radiat Oncol Biol Phys, 2011, 81(1):232–238.

[57] COLNAT-COULBOIS S, KLEIN O, BRAUN M, et al. Management of intramedullary cystic pilocytic astrocytoma with rhenium-186 intracavitary irradiation: case report [J]. Neurosurgery, 2010, 66(5):E1023–E1024, discussion E1024.

[58] PARK H-K, CHANG J-C. Review of stereotactic radiosurgery for intramedullary spinal lesions [J]. Korean J Spine, 2013, 10(1):1–6.

[59] SHIN D A, HUH R, CHUNG S S, et al. Stereotactic spine radiosurgery for intradural and intramedullary metastasis [J]. Neurosurg Focus, 2009, 27(6):E10.

[60] PENNANT W A, AN S, GWAK S J, et al. Local non-

viral gene delivery of apoptin delays the onset of paresis in an experimental model of intramedullary spinal cord tumor [J]. Spinal Cord, 2014, 52(1):3–8.

[61] VAN OORSCHOT A A, FISCHER D F, GRIMBERGEN J M, et al. Apoptin induces apoptosis in human transformed and malignant cells but not in normal cells [J]. Proc Natl Acad Sci USA, 1997,94(11): 5843–5847.

[62] KHEIRKHAH P, DENYER S, BHIMANI A D, et al. Magnetic drug targeting: a novel treatment for intramedullary spinal cord tumors [J]. Sci Rep, 2018, 8(1):11417.

[63] VENUGOPAL I, HABIB N, LINNINGER A. Intrathecal magnetic drug targeting for localized delivery of therapeutics in the CNS [J]. Nanomedicine (Lond), 2017, 12 (8):865–877.

[64] TYLER B M, HDEIB A, CAPLAN J, et al. Delayed onset of paresis in rats with experimental intramedullary spinal cord gliosarcoma following intratumoral administration of the paclitaxel delivery system OncoGel [J]. J Neurosurg Spine, 2012, 16(1):93–101.

[65] ARNONE G D, BHIMANI A D, AGUILAR T, et al. Localized targeted antiangiogenic drug delivery for glioblastoma [J]. J Neurooncol, 2018, 137(2):223–231.

[66] READ T A, SORENSEN D R, MAHESPARAN R, et al. Local endostatin treatment of gliomas administered by microencapsulated producer cells [J]. Nat Biotechnol, 2001, 19(1):29–34.

[67] CATTANEO M G, POLA S, FRANCESCATO P, et al. Human endostatin-derived synthetic peptides possess potent antiangiogenic properties in vitro and in vivo [J]. Exp Cell Res, 2003, 283(2):230–236.

[68] PRADILLA G, LEGNANI F G, PETRANGOLINI G, et al. Local delivery of a synthetic endostatin fragment for the treatment of experimental gliomas [J]. Neurosurgery, 2005, 57(5):1032–1040, discussion 1032–1040.

[69] SHIVINSKY A, BRONSHTEIN T, HABER T, et al. The effect of AZD2171-or sTRAIL/Apo2L-loaded polylactic-co-glycolic acid microspheres on a subcutaneous glioblastoma model [J]. Biomed Microdevices, 2015, 17(4):69.

[70] BENNY O, MENON L G, ARIEL G, et al. Local delivery of poly lactic-co-glycolic acid microspheres containing imatinib mesylate inhibits intracranial xenograft glioma growth [J]. Clin Cancer Res, 2009, 15(4):1222–1231.

[71] TAMARGO R J, LEONG K W, BREM H. Growth inhibition of the 9 L glioma using polymers to release heparin and cortisone acetate [J]. J Neurooncol, 1990, 9(2):131–138.

[72] FRAZIER J L, WANG P P, CASE D, et al. Local delivery of minocycline and systemic BCNU have synergistic activity in the treatment of intracranial glioma [J]. J Neurooncol, 2003, 64(3):203–209.

[73] BOW H, HWANG L S, SCHILDHAUS N, et al. Local delivery of angiogenesis-inhibitor minocycline combined with radiotherapy and oral temozolomide chemotherapy in 9 L glioma [J]. J Neurosurg, 2014, 120(3):662–669.

[74] WANG W, SIVAKUMAR W, TORRES S, et al. Effects of convection-enhanced delivery of bevacizumab on survival of glioma-bearing animals [J]. Neurosurg Focus, 2015, 38(3):E8.

[75] HICKS M J, FUNATO K, WANG L, et al. Genetic modification of neurons to express bevacizumab for local anti-angiogenesis treatment of glioblastoma[J]. Cancer Gene Ther, 2015, 22(1):1–8.

[76] FAN C H, TING C Y, LIU H L, et al. Antiangiogenic-targeting drug-loaded microbubbles combined with focused ultrasound for glioma treatment [J]. Biomaterials, 2013, 34(8):2142–2155.

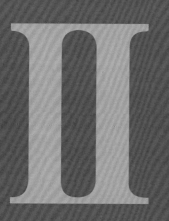

第二部分

髓外硬膜下肿瘤

II

7 髓外硬膜下肿瘤：组织病理学及放射影像学

Sean M. Barber, Jared S. Fridley, John E. Donahue, Jeffrey M. Rogg, Ziya L. Gokaslan

概要

髓外硬膜下脊髓肿瘤（IESTs）是一类相对少见的病变，然而，由于其压迫邻近的神经血管结构而有一定的致残率。虽然大部分硬膜内髓内肿瘤起源于胶质细胞，与脊髓髓内肿瘤相比，IESTs 似乎更为常见（80% 的成人椎管内肿瘤，65%~70% 的儿童椎管内肿瘤），但 IESTs 之间差异广泛，本章将总结 IESTs 的组织病理学和放射影像学特征。

关键词：髓外硬膜下脊髓肿瘤，组织学，放射学，脊膜瘤，神经鞘瘤，神经纤维瘤，副神经节瘤

7.1 神经鞘肿瘤

神经鞘瘤是成人最常见的硬膜内髓外脊髓肿瘤（IESTs），占总数的 25%~30%。与之相反，除了与 1 型神经纤维瘤病（NF1）相关的神经纤维瘤外，其他神经纤维瘤则少见于椎管内。神经鞘瘤和神经纤维瘤都是良性肿瘤（WHO Ⅰ级），因其均起源于周围神经的外膜而被称为神经鞘肿瘤。少数情况下，恶性周围神经鞘肿瘤（MPNSTs）则可能源于周围神经鞘肿瘤的去分化（最常见的是神经纤维瘤病患者的丛状神经纤维瘤）或原发于周围神经。

神经鞘瘤的发病高峰介于 40~50 岁，男性和女性的发病率相同，而神经纤维瘤的发病无明显年龄和性别差异。绝大多数神经鞘瘤为单发和散发病灶（占 90%），但也有一小部分病例（占 4%）与 2 型神经纤维瘤病（NF2）相关，可表现为多发病灶（神经鞘瘤病）。

临床上，周围皮肤 / 皮下神经纤维瘤常表现为无痛、可触及的肿块，但与脊神经根相关的神经纤维瘤压迫脊髓时可引起神经根痛或脊髓病。同样，神经鞘瘤也可能被偶然发现，表现为可触及的肿块（皮下），听力丧失（前庭神经鞘瘤患者），或其他因神经根或脊髓受压（椎管内）而引起的神经根性或脊髓病症状。椎管内和椎管旁神经鞘瘤多见于颈椎和腰椎区域。由于神经鞘瘤好发于感觉（背）神经根，所以运动障碍并不常见。

7.1.1 神经鞘肿瘤的放射影像学特点

在磁共振成像（MRI）上，神经鞘瘤（图 7.1，7.2）表现为边界清楚的肿块，可合并不同程度的囊性成分（40%）。它们中大多数病例强化明显且均匀，常将脊髓、圆锥和（或）马尾向侧方和腹侧推移，因为它们通常起源于背根。在 T1 加权像上，肿瘤实体部分与脊髓呈等信号（70% 的病例），而在 T2 加权像上呈不均匀的等至高信号。"靶征"（常见于神经纤维瘤）表现为 T2 像上中心低信号，而 T1 加权像增强则表现为高信号强化。当椎管内神经鞘瘤变长大到一定程度时，它们会向椎间孔和椎旁间隙延伸，导致"哑铃"样外观（15%~25% 的病例，尤其在颈椎部分）。随着时间的推移，神经鞘瘤可扩大和重塑邻近的椎间孔，或引起椎体后部骨质的压迫性侵蚀和贝壳化，该表现在计算机断层扫描（CT）或 X 线片上更容易看到。

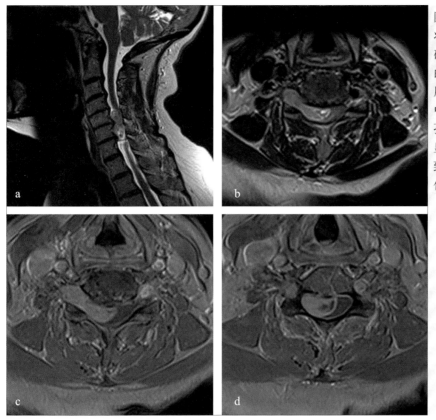

图 7.1 C5~C6 颈椎神经鞘瘤。矢状位（a）和轴向位（b）T2 加权磁共振成像（MRI）显示不规则的 T2 信号特征，以及椎体贝壳化压迫吸收（a），"靶征"表现为中央区低信号、外周高信号和神经孔扩张（b）。轴位 T1 增强（c）显示典型的不均匀强化的肿瘤导致椎间孔的均匀扩张。中央区低强化（d）与 T2 像上的靶征相对应

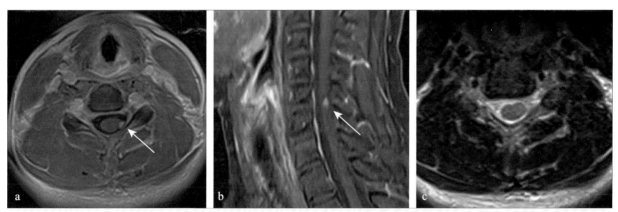

图 7.2 左侧 C6 背根神经鞘瘤（箭头处）轴位（a）和矢状位（b）T1 增强磁共振成像（MRI）。由于与脑脊液（CSF）信号鉴别困难，肿块在 T2（c）轴位像显示不清

神经纤维瘤（图 7.3~7.5）在 MRI 上表现为圆形或梭形肿块。与神经鞘瘤一样，它们通常在 T1 像上表现为等信号，在 T2 像上呈高信号，也可导致邻近骨质的重塑或贝壳化，但通常只轻度强化。"靶征"是神经纤维瘤的常见特征，但神经鞘瘤也可出现靶征，表现为 T2 加权像上的中心区低信号。虽然神经鞘瘤倾向于使神经推挤移位，但神经纤维瘤可能局限于神经外膜内，导致神经的增粗。神经纤维瘤通常较小且多发，尤其在 NF1 患者，可被误诊为软脊膜转移。当神经纤维瘤为孤立病变时，它们与神经鞘瘤几乎难以区分。

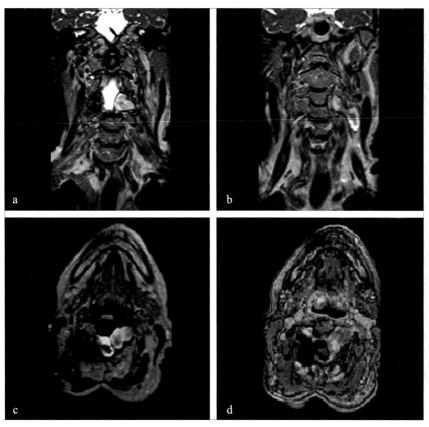

图 7.3　左侧 C4"哑铃"状硬膜内外交通性神经纤维瘤的 MRI 影像。冠状位（a，b）和轴位（c）T2 加权像显示扩张的贝壳化神经孔，伴肿瘤 T2 边缘高信号和中央区低信号（"靶征"）。在轴位 T1 增强像上，肿块表现出不均匀强化的特征（d）

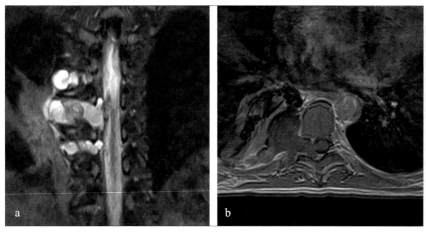

图 7.4　1 型神经纤维瘤病（NF1）。患者多节段胸椎椎管内神经纤维瘤的磁共振成像（MRI）。冠状位 T2 加权（a）和 T1 像轴位增强（b）显示典型的光滑的贝壳化神经孔扩张，伴硬膜内、硬膜外和椎间孔外扩张

7.1.2　神经鞘肿瘤的组织学特点

神经鞘瘤完全由包含中度嗜酸性胞浆和细胞边界不清的肿瘤性施万细胞组成，组织学上表现为两种不同的模式：富细胞密集区（Antoni A），该区常含有核栅栏状改变（Verocay 小体）；以及细胞组织松散的低密度区（Antoni B），该区肿瘤细胞的细胞突起不清晰，脂质化（图 7.6）。血管壁通常增厚，玻璃样变，常合并出血。可见核多形性，偶见有丝分裂，但传统神经鞘瘤的恶性变罕见。肿瘤细胞可强烈表达 S-100 和 SOX10 蛋白，也可表达 Leu-7、钙调素和局灶

性胶质纤维酸性蛋白（GFAP）。神经鞘瘤细胞表现出与表面基底膜相关的细胞周围网状蛋白模式，膜染色为IV型胶原蛋白和层黏连蛋白。不同组织学分类的神经鞘瘤已有描述，包括细胞型神经鞘瘤（主要包括 Antoni A 区），丛状神经鞘瘤（通常累及神经丛；见于皮肤的皮下组织）和黑色素性神经鞘瘤（明显的色素沉着，黑色素瘤标记物反应阳性）。

神经纤维瘤在组织学上由黏液背景下胶原纤维基质中的施万细胞和成纤维细胞组成（图7.7）。然而，神经纤维瘤中的施万细胞比神经鞘瘤的要小。胶原纤维基质可密集束状分布，类似于"切丝的胡萝卜"。与神经鞘瘤不同，神经纤维瘤的血管结构往往缺乏玻璃样化。神经纤维瘤可被 S-100、SOX10 及基底膜标记物标记染色，但不如神经鞘瘤那么广泛。肿瘤中可见残留轴突的穿行，通常表现为神经丝蛋白的免疫反应阳性。

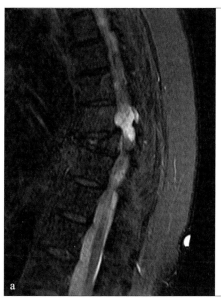
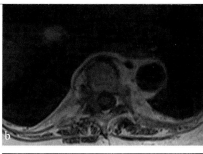
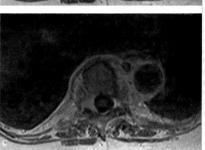

图 7.5　一例中胸段神经纤维瘤磁共振成像（MRI）。矢状位 T2 像（a）示典型的 T2 高信号。轴位增强前（b）和增强后（c）图像显示均一、明显强化和合并硬膜内、硬膜外和椎间孔外扩张的贝壳化扩大的椎间孔

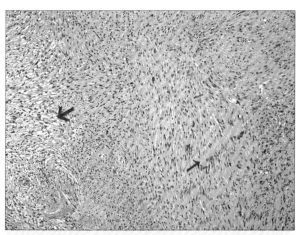

图 7.6　神经鞘瘤。包含 Verocay 小体的 Antoni A 细胞密集区（细箭头）与 Antoni B 细胞疏松区（粗箭头）相邻

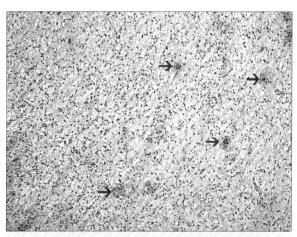

图 7.7　神经纤维瘤。肿瘤主要由组织松散的细胞组成。横切面可见多个轴突（箭头）穿过肿瘤

7.2 脊膜瘤

脊膜瘤是第二常见的 IESTs（25%）。这是一类硬脊膜上皮（蛛网膜）肿瘤，起源于硬膜内表面。常规脑膜瘤多见于中老年女性（女性：男性 =1.7 ： 1），发病高峰介于 60~70 岁，而非典型和间变型脑膜瘤则男性稍多。脊膜瘤则表现出更夸张的性别差异，在女性更为常见（90% 的病例），好发于胸段脊髓（80% 的病例）。脊髓非典型及间变型脑膜瘤极为罕见。临床上，由于脊髓和（或）神经根受压，脊膜瘤患者通常表现为局部或根性疼痛（21%~83%），步态异常（57.5%），运动（50%~83%）或感觉障碍（36%~81.3%）。也可能在影像学检查或尸检中偶然发现。

7.2.1 脊膜瘤的放射影像学特点

脊膜瘤（图 7.8，7.9）为实体性、边界清楚的髓外肿块，广泛附着于硬脊膜，并伴有不同程度的钙化和囊性成分。在 MRI T1 和 T2 加权像上，它们主要表现为同脊髓相等或稍低的信号，增强后常均匀强化，但通常不如神经鞘瘤强化明显。椎管内脊膜瘤最常发生于胸椎（80%），好发于背侧，导致脊髓病理性受压。"尾征"在脊膜瘤中较颅内脑膜瘤中少见。

7.2.2 脊（脑）膜瘤组织学特点

脊（脑）膜瘤的组织学表现差异较大，已有 13 种形态的变异被描述。总体来说，最常见的亚型是脑膜上皮型和过渡型脑膜瘤，而砂粒型和透明细胞型是椎管内最常见的亚型。大多数脊膜瘤亚型具有相似的良性临床病程，但透明细胞亚型、脊索样亚型、乳头状亚型和横纹肌样亚型还是被归类至 WHO Ⅱ 级或 Ⅲ 级，因此更容易复发和转移。在这些高等级亚型中，只有透明细胞亚型常见于椎管内。大多数脊（脑）膜瘤上皮膜抗原（EMA）和波形蛋白染色阳性。而 S-100 和细胞角蛋白染色则各异。

脑膜上皮型（或合体细胞型）脊膜瘤（图7.10）由均一细胞构成的小叶组成，具蛛网膜帽细胞样外观：卵圆形细胞核和各异的中央空泡或核内包涵体。细胞小叶可由薄的胶原分隔隔开。肿瘤细胞的突起相互交错，使得细胞之间难以区分，使细胞呈现合胞体假象。

纤维型脊膜瘤（图 7.11）较少见，但其特征可在其他较常见的脊膜瘤亚型中见到。纤维型脊膜瘤由梭形细胞组成，平行、星形、交织成束样分布于富含胶原的背景上。肿瘤细胞和不同含量的细胞间胶原蛋白成束编排，宽度不一。

过渡型脊膜瘤（图 7.12）比较常见，组织学上介于脑膜上皮型和纤维型之间。形态各异的纤维体中的大量胶原蛋白分隔脑膜上皮型结构中均一大小细胞构成的小叶，形成典型的与脑膜瘤相关的细胞环状结构。当这些环状结构随着时间的推移钙化后，成为同心性、层状砂粒体。

砂粒体型脊膜瘤（图 7.13）即含有大量砂粒体的脑膜瘤。砂粒体汇聚到一定程度，就形成大的钙化结构。肿瘤细胞本身往往表现出脑膜上皮样和纤维样混合外观。砂粒体型脊膜瘤常见于中年女性的胸椎椎管内，在所有脊（脑）膜瘤亚型中，它们在椎管中的比例比其在大脑中的要高。

透明细胞型脊膜瘤（图 7.14）往往好发于腰椎区域，这是其他类型脊膜瘤相对罕见的部位。它们由多边形细胞组成，这类细胞通常呈 PAS 染色阳性，淀粉糖化酶敏感的胞浆透明化与胞浆内糖原累积相关。透明细胞型脊膜瘤具

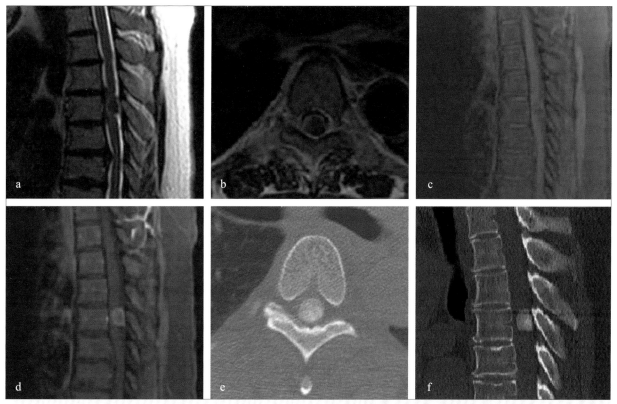

图 7.8 中胸段背侧脊膜瘤。矢状位（a）和轴位（b）T2 加权像显示附着于硬脊膜的低信号肿块。矢状位 T1 加权像增强前（c）和增强后（d）影像显示肿块均匀强化。T1 加权像增强上的中央低信号与轴位（e）和矢状位（f）CT 图像上可见的中央高密度钙化灶相对应。注意脊髓在轴位序列上的严重受压

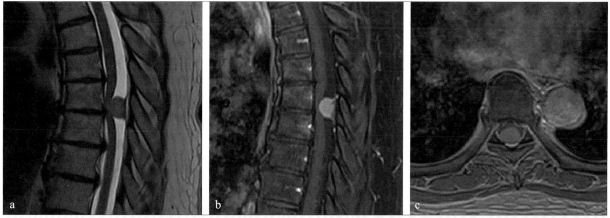

图 7.9 中胸段脊膜瘤的典型表现。矢状位 T2 加权（a）、矢状位 T1 加权增强后（b）和轴位 T1 加权增强后（c）的磁共振成像（MRI），显示基底在硬脊膜的肿块，导致硬膜内髓外间隙增大并压迫脊髓。脊膜瘤在 T2 加权呈低信号（a），与邻近硬脊膜强化一致（b）。在轴位 T1 加权增强图像可见脊髓严重受压（c）

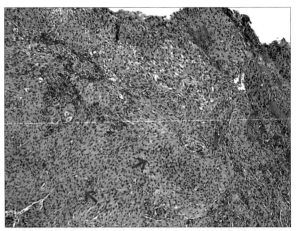

图 7.10　脑膜上皮（合胞体）细胞型脑膜瘤。均一细胞构成的小叶（箭头）组成肿瘤

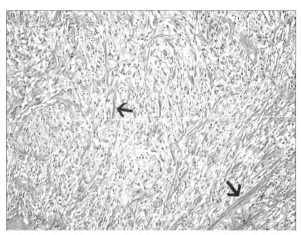

图 7.11　纤维型脊膜瘤。肿瘤细胞被肿瘤内大量的胶原蛋白（箭头）分成小叶状分布

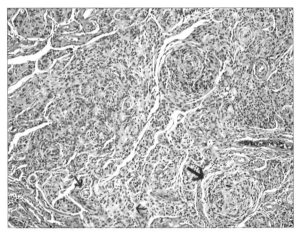

图 7.12　过渡型脊膜瘤。肿瘤内可见许多大的（大箭头）和小的（小箭头）同心圆形细胞环

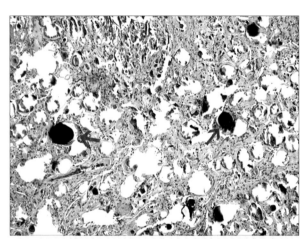

图 7.13　砂粒性脊膜瘤。肿瘤内可见大量砂粒体（箭头）。由于钙化结构难以切割，许多砂粒体已从剖面丢失

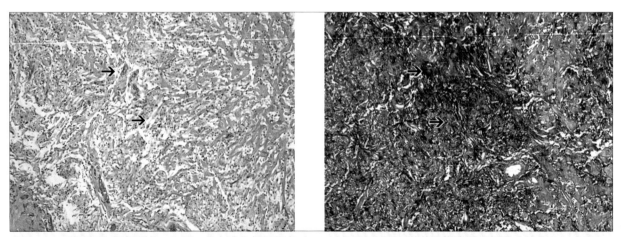

图 7.14　透明细胞型脊膜瘤。左图：苏木素和伊红染色（H&E）可见胶原网隔中胞浆清亮的细胞（箭头）。右图：这些细胞胞浆内充满了糖原，PAS 染色强烈（箭头）

有较高的复发率和脑脊液播散率，因此被分级为 WHO Ⅱ级。其他Ⅱ级（非典型）和Ⅲ级（间变型／恶性）脑膜瘤在脊膜肿瘤中极为罕见。

7.3 副神经节瘤

副神经节瘤是神经嵴起源的神经内分泌细胞导致的肿瘤，与自主神经系统有关。大多数副神经节瘤发生在肾上腺内（如嗜铬细胞瘤）或头颈部。脊髓副神经节瘤很少见（占马尾肿瘤的 3.4%~3.8%），通常为良性（WHO Ⅰ级）肿瘤，位于硬膜内、脊髓外间隙，最常见于脊髓圆锥、马尾和终丝。脊髓副神经节瘤很少具"功能性"，分泌儿茶酚胺的副神经节瘤的症状（面色潮红，心动过速，高血压）在脊髓副神经节瘤中很少有报道。

脊髓副神经节瘤通常表现为背痛或神经根症状，但它们偶可引起脊髓受压，导致脊髓病症状。成年人最为常见（发病高峰，40~60 岁），男性略多（男性：女性 =1.4 ： 1）。

7.3.1 副神经节瘤的放射影像学特点

副神经节瘤的放射影像学特征大多非特异，仅依赖影像学标准来区分脊髓副神经节瘤和马尾区其他常见肿瘤（如神经鞘瘤）十分困难。在 MRI 上，脊髓副神经节瘤表现为边界清楚的肿块，可具不同程度的囊性成分，最常见于腰骶部，实性部分在 T1 加权序列上常呈低信号或等信号，在 T2 上呈高信号，增强扫描强化明显。副神经节瘤是一种富血管肿瘤，在 T2 加权像上可见扩张迂曲的血管，还可见 T2 低信号边缘（帽征），亦可作为诊断的依据。

7.3.2 副神经节瘤的组织学特点

组织学上，副神经节瘤（图 7.15）由两种不同的细胞群组成：主体细胞（Ⅰ型）呈巢状或小叶状排列（Zellballen），被单层的支撑细胞（Ⅱ型）包围。主体细胞为圆形或多边形，细胞核居中，染色质呈细点状，核仁小，含有透明至嗜酸性颗粒状细胞质。支撑细胞呈梭形，有长突起，S-100 蛋白染色阳性，可见成熟的神经节细胞。肿瘤组织中可见出血和局灶坏死以及散在的有丝分裂，但对预后无预示意义。

主细胞除神经丝蛋白染色之外，还可表达神经元特异性烯醇化酶（NSE）、突触素和嗜铬粒蛋白。除 S-100 染色阳性之外，支持细胞还表现出不同层度的 GFAP 染色。

7.4 黏液乳头状室管膜瘤

黏液乳头状室管膜瘤是一种生长缓慢的良性（WHO Ⅰ级）室管膜胶质瘤，几乎只发生在圆锥、

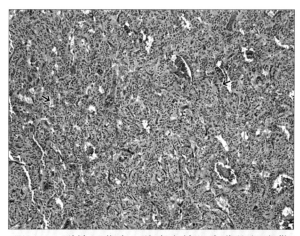

图 7.15 副神经节瘤。肿瘤由神经内分泌细胞巢（"Zellballen"）组成，被细小的纤维血管隔（箭头）分隔

马尾和终丝区域（它们占该区域肿瘤的绝大多数）。它们是一种罕见肿瘤，年发病率约为：男性 0.08 例 /10 万，女性 0.05 例 /10 万，中位发病年龄为 36 岁，通常有背部疼痛、不同程度的括约肌功能障碍以及运动、感觉、步态异常病史。

这些肿瘤被认为起源于终丝的室管膜胶质细胞，这也解释了它们为何好发于腰段椎管，尽管也有发生在颈胸段脊髓、脑室系统和脑实质的黏液乳头状室管膜瘤病例报道。虽然黏液乳头状室管膜瘤的组织学为良性，病理分级较低，但高达 41% 的患者可局部侵袭和复发，因此，首选维持包膜完整的肿瘤全切。

7.4.1 黏液乳头状室管膜瘤的放射影像学特点

黏液乳头状室管膜瘤（图 7.16，7.17）表现为腰段硬膜腔内边界清楚的肿块。虽然通被认

为是髓内病变，但偶尔也被报道为髓外病变。若它们变得足够大，就像神经鞘瘤一样，也可扩大椎管，导致椎体贝壳样吸收或椎间孔增大。在 MRI 上，黏液乳头状室管膜瘤通常与脊髓成等信号，及由黏液成分、出血或钙化导致的不同大小范围的 T1 高信号。在 T2 加权像上通常为高信号，增强后通常明显均匀强化。

7.4.2 黏液乳头状室管膜瘤的组织学特点

在组织学上，黏液乳头状室管膜瘤（图 7.18）表现为 GFAP 阳性的方形肿瘤细胞围绕血管蒂放射状排列（如乳头状），伴黏液样变性，有点近似典型室管膜瘤中的血管周围假菊形团。有时在肿瘤细胞和血管之间可见黏液样基质，呈 Alcian 蓝染色阳性。除了 GFAP，肿瘤细胞 S-100 和波形蛋白染色阳性，但细胞角蛋白一般染色阴性。

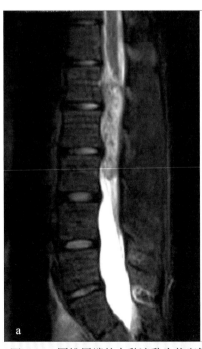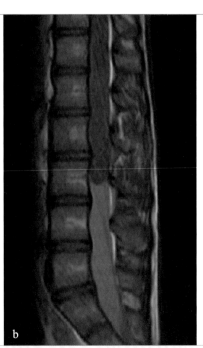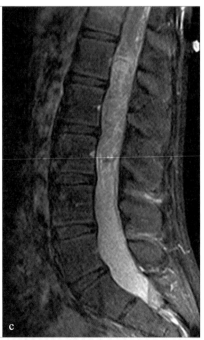

图 7.16　圆锥尾端的大黏液乳头状室管膜瘤。表现为不均匀的 T2 高信号（a），增强前和增强后均匀强化（b，c）。肿块充满硬膜内腔，导致椎体贝壳样压迫吸收。由于脑脊液（CSF）流动受阻导致肿块下方脑脊液蛋白质含量增加，在 T1 加权像平扫上表现为高信号

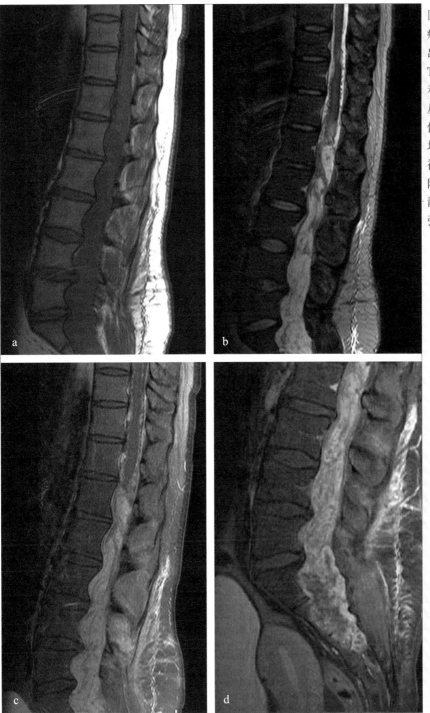

图 7.17　巨大黏液乳头状室管膜瘤。患者最初表现为蛛网膜下腔出血。矢状位磁共振成像（MRI）T1 加权平扫（a），T2 加权（b）和 T1 加权增强（c，d）显示肿瘤从圆锥延伸至骶管。可见 T2 加权像不均匀高信号（b）和增强后不均匀强化（c，d）。硬膜下间隙被填满、椎体贝壳样压迫吸收凹陷和椎管扩张，以及由肿瘤相关静脉充血导致的软膜血管充血扩张（b）

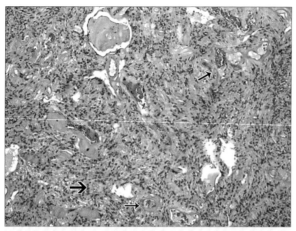

图 7.18 黏液乳头状室管膜瘤。肿瘤细胞松散地排列在血管周围的假菊形图中（粗箭头）。可见许多增厚的玻璃样变血管（细箭头）

7.5 软脊膜转移瘤

当软膜、蛛网膜和脑脊液被恶性肿瘤细胞种植时，可发生软膜转移/癌变，癌细胞可来自原发性中枢神经系统肿瘤或身体其他部位的肿瘤。1%~5% 的实体瘤患者、5%~15% 的白血病/淋巴瘤患者和 1%~2% 的原发性中枢神经系统肿瘤患者可合并软膜转移，最常见于脑基底池、脊髓背侧和马尾。在转移到脑膜的全身性肿瘤中，腺癌最为常见，乳腺、肺和黑素瘤是最常见的原发肿瘤。肿瘤细胞可通过血行播散（动

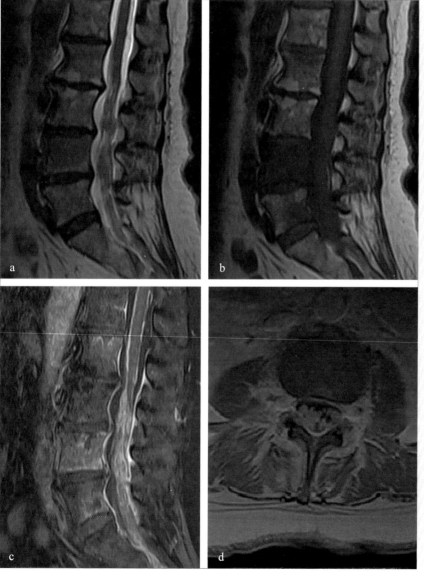

图 7.19 肺癌骨及软脑膜转移患者的磁共振成像（MRI）。矢状位 T2（a）、矢状位 T1 平扫（b）、矢状位 T1 增强（c）和轴位 T1 增强（d）显示典型的马尾神经根成簇状和结节样变，并伴有广泛的神经根和脊髓远隔部位软膜强化。注意肿瘤替换了异质性骨髓

脉或经 Batson 丛）、直接蔓延或经神经或血管周围迁移到达硬膜，随后可通过脑脊液的大量流动进一步播散。

脊髓软膜转移瘤患者可表现为神经根性症状、脊髓病、膀胱 / 直肠功能障碍或轴性疼痛。诊断通常需结合影像学和脑脊液细胞学检查得出。

7.5.1　软脊膜转移瘤的放射影像学表现

当怀疑软脑膜转移时，常规行整个中枢神经系统的磁共振增强扫描。影像学检查应在腰椎穿刺前进行，以防误诊，因为即便在没有脑脊膜病变的情况下，脑脊液引流也有可能导致硬膜 – 蛛网膜增强强化。硬脊膜和神经周围强化结合蛛网膜下腔结节状强化被认为具诊断价值（图 7.19，7.20）。若出现软膜肿瘤种植性转移将导致强烈的脊髓反应性水肿信号。MRI 诊断软膜转移的敏感性不是特别高（30% 的假阴性结果），因此，MRI 阴性并不能排除软膜疾病。

7.5.2　软脊膜转移瘤的组织学表现

软脊膜疾病患者的脑脊液细胞学敏感性单次取样为 71%，2 次为 86%，3 次为 90%，3 次以上为 93%。流式细胞技术也有助于血液系统恶性肿瘤患者的诊断。其具体细胞学特征依原发肿瘤组织学的不同而异。

7.6　结论

IESTs 是相对少见的病变，具有广泛的鉴别诊断内容。放射影像学评估有助于患者的术前规划及讨论，但各种 IESTs 的影像学表现并不具特征性，只有通过组织学评估才能做出明确的诊断。虽然这些肿瘤在组织学上通常为良性，但由于其压迫脊髓或神经根，有可能导致值得关注的伤残率。

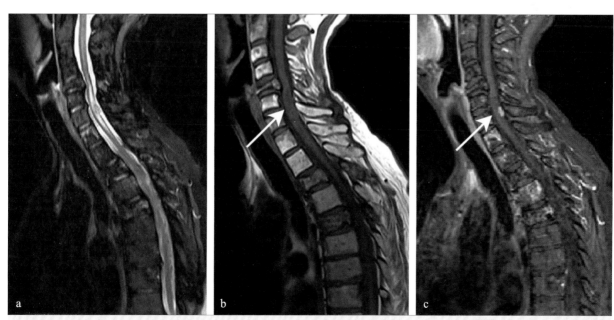

图 7.20　一例乳腺癌转移伴弥漫性骨髓浸润及 C7 水平脊髓背侧单发软膜转移灶患者的磁共振成像（MRI）。矢状位 T2（a）、T1 平扫（b）和增强（c）图像显示与小的、增强强化的、非压迫性的转移灶（箭头）相关的剧烈脊髓水肿

参考文献

［1］ABUL-KASIM K, THURNHER M M, MCKEEVER P, et al. Intradural spinal tumors: current classification and MRI features［J］. Neuroradiology, 2008, 50(4):301–314.

［2］ARNAUTOVIC K, ARNAUTOVIC A. Extramedullary intradural spinal tumors: a review of modern diagnostic and treatment options and a report of a series［J］. Bosn J Basic Med Sci, 2009, 9 Suppl 1:40–45.

［3］JEON J H, HWANG H S, JEONG J H, et al. Spinal schwannoma; analysis of 40 cases［J］. J Korean Neurosurg Soc, 2008, 43(3):135–138.

［4］TRAUL D E, SHAFFREY M E, SCHIFF D. Part I: spinal-cord neoplasms-intradural neoplasms［J］. Lancet Oncol, 2007, 8(1):35–45.

［5］LOUIS D N, OHGAKI H, WIESTLER O D, et al. WHO Classification of Tumours of the Central Nervous System［M］. 4th ed. Lyon: International Agency for Research on Cancer (IARC), 2007.

［6］KORNIENKO V, PRONIN I, et al. Diagnostic Neuroradiology［M］. Berlin: Springer-Verlag, 2009.

［7］VAN GOETHEM J, VAN DEN HAUWE L, PARIZEL P, et al. Spinal Imaging: Diagnostic Imaging of the Spine and Spinal Cord［M］. Berlin: Springer-Verlag, 2007.

［8］DE VERDELHAN O, HAEGELEN C, CARSIN-NICOL B, et al. MR imaging features of spinal schwannomas and meningiomas［J］. J Neuroradiol, 2005, 32(1):42–49.

［9］HUANG J H, ZHANG J, ZAGER E L. Diagnosis and treatment options for nerve sheath tumors［J］. Expert Rev Neurother, 2005, 5(4):515–523.

［10］CORDERA S, BOTTACCHI E, D'ALESSANDRO G, et al. Epidemiology of primary intracranial tumours in NW Italy, a population based study: stable incidence in the last two decades［J］. J Neurol, 2002, 249(3):281–284.

［11］JÄÄSKELÄINEN J, HALTIA M, SERVO A. Atypical and anaplastic meningiomas: radiology, surgery, radiotherapy, and outcome［J］. Surg Neurol, 1986, 25(3):233–242.

［12］PEKER S, CERÇI A, OZGEN S, et al. Spinal meningiomas: evaluation of 41 patients［J］. J Neurosurg Sci, 2005, 49(1):7–11.

［13］SETZER M, VATTER H, MARQUARDT G, et al. Management of spinal meningiomas: surgical results and a review of the literature［J］. Neurosurg Focus, 2007, 23(4):E14.

［14］BURGER P, SCHEITHAUER B, VOGEL F. Surgical Pathology of the Nervous System and Its Coverings［M］. 4th ed. Churchill Livingstone, 2002.

［15］WIPPOLD FJ II, SMIRNIOTOPOULOS JG, PILGRAM TK. Lesions of the cauda equina: a clinical and pathology review from the Armed Forces Institute of Pathology［J］. Clin Neurol Neurosurg, 1997, 99(4):229–234.

［16］YANG S Y, JIN Y J, PARK S H, et al. Paragangliomas in the cauda equina region: clinicopathoradiologic findings in four cases［J］. J Neurooncol, 2005, 72(1):49–55.

［17］SUNDGREN P, ANNERTZ M, ENGLUND E, et al. Paragangliomas of the spinal canal［J］. Neuroradiology, 1999, 41(10):788–794.

［18］FARO S H, TURTZ A R, KOENIGSBERG R A, et al. Paraganglioma of the cauda equina with associated intramedullary cyst: MR findings［J］. AJNR Am J Neuroradiol, 1997, 18(8):1588–1590.

［19］JEFFS G J, LEE G Y F, WONG GT-H. Functioning paraganglioma of the thoracic spine: case report［J］. Neurosurgery, 2003, 53(4):992–994.

［20］ZILELI M, KALAYCI M, BAŞDEMIR G. Paraganglioma of the thoracic spine［J］. J Clin Neurosci, 2008, 15(7):823–827

［21］GELABERT-GONZÁLEZ M. Paragangliomas of the lumbar region. Report of two cases and review of the literature［J］. J Neurosurg Spine, 2005, 2(3):354–365.

［22］HOUTEN J K, BABU R P, MILLER D C. Thoracic paraganglioma presenting with spinal cord compression andmetastases［J］. J Spinal Disord

Tech, 2002, 15(4):319–323.

[23] CONTI P, MOUCHATY H, SPACCA B, et al. Thoracic extradural paragangliomas: a case report and review of the literature [J] . Spinal Cord, 2006,44(2):120–125.

[24] TELERA S, CAROSI M, CERASOLI V, et al. Hemothorax presenting as a primitive thoracic paraganglioma. Case illustration [J] . J Neurosurg Spine, 2006, 4(6):515.

[25] SŁOWIŃSKI J, STOMAL M, BIERZYŃSKA-MACYSZYN G, et al. Paraganglioma of the lumbar spinal canal-case report [J] . Folia Neuropathol, 2005, 43(2):119–122.

[26] PÉREZ-LÓPEZ C, SARMIENTO M A, ALVAREZ-RUÍZ F, et al. Paragangliomas of the cauda equina: report of two cases [J] . Neurocirugia (Astur), 2004, 15(6):565–570.

[27] FOURNEY D R, FULLER G N, GOKASLAN Z L. Intraspinal extradural myxopapillary ependymoma of the sacrum arising from the filum terminale externa. Case report [J] . J Neurosurg, 2000, 93(2) :322–326.

[28] ABDULAZIZ M, MALLORY G W, BYDON M, et al. Outcomes following myxopapillary ependymoma resection: the importance of capsule integrity [J] . Neurosurg Focus, 2015, 39(2):E8.

[29] SONNELAND P R L, SCHEITHAUER B W, ONOFRIO B M. Myxopapillary ependymoma. A clinicopathologic and immunocytochemical study of 77 cases [J] . Cancer, 1985,56(4):883–893.

[30] WARNICK R E, RAISANEN J, ADORNATO B T, et al. Intracranial myxopapillary ependymoma: case report [J] . J Neurooncol, 1993, 15(3):251–256.

[31] LIM S C, JANG S J. Myxopapillary ependymoma of the fourth ventricle [J] . Clin Neurol Neurosurg, 2006, 108(2):211–214.

[32] LANDRIEL F, AJLER P, TEDESCO N, et al. Multicentric extramedullary myxopapillary ependymomas: two case reports and literature review [J] . Surg Neurol Int, 2012, 3:102.

[33] TAILLIBERT S, CHAMBERLAIN M C. Leptomeningeal metastasis [J] . Handb Clin Neurol, 2018, 149:169–204.

[34] CLARKE J L. Leptomeningeal metastasis from systemic cancer [J] . Continuum (Minneap Minn), 2012, 18(2):328:342.

[35] OLSON M E, CHERNIK N L, POSNER J B. Infiltration of the leptomeninges by systemic cancer. A clinical and pathologic study [J] . Arch Neurol, 1974, 30(2):122–137

[36] BOYLE R, THOMAS M, ADAMS J H. Diffuse involvement of the leptomeninges by tumour—a clinical and pathological study of 63 cases [J] . Postgrad Med J, 1980,56(653):149–158.

[37] GLANTZ M J, COLE B F, GLANTZ L K, et al. Cerebrospinal fluid cytology in patients with cancer: minimizing false-negative results [J] . Cancer, 1998, 82(4):733–739.

8 硬膜内脊髓髓外肿瘤的治疗

Ryan C. Hofler, Nicholas J. Szerlip, Anand V. Germanwala, G. Alexander Jones

概要

硬膜内脊髓髓外肿瘤约占成人硬膜内脊髓病变的80%，在儿童为65%。治疗这些病变的方法有很多。由于这些病变大多为良性，因此根据症状的不同，进行连续的影像学检查随访是可行的选择。然而，如果必须手术切除，手术的目标包括获取病理诊断所需的组织和全切病变。良性脑膜瘤、神经鞘瘤、神经纤维瘤和终丝室管膜瘤占髓外硬膜下肿瘤的绝大多数。罕见的肿瘤包括脂肪瘤、畸胎瘤、表皮样囊肿、黑素细胞肿瘤、副神经节瘤和软脑膜癌性扩散。大多数常见肿瘤都有明显的边界，使其可获得理想的手术切除。在某些情况下，如无法手术的病变、次全切除的病变、病理侵袭性强的病变，或患者难以耐受手术，放疗可能是一个合适的选择。

关键词：脊膜瘤，神经鞘瘤，神经纤维瘤，终丝室管膜瘤

8.1 监测

脊柱脊髓磁共振成像（MRI）检查的使用增加了脊髓病变的偶然检出率。此类病变手术的总体风险相对较低，因此，许多病变可通过手术安全成功地切除。但是，术后有高达23%的病例可能出现运动和感觉障碍，永久性功能障碍者高达8%。其他并发症如脑脊液漏（伴或不伴马尾卡压）和进行性脊柱畸形也有报道。必须充分权衡手术风险及其良性自然病史。疑为良性髓外硬膜下肿瘤的生长速度通常较慢，33%~44%

的神经鞘瘤的年平均生长率为2.3%~5.5%。因此，对于偶然发现的或症状轻微的肿瘤，提倡以定期的影像学检查和随访监测病变情况，以避免不必要的手术，同时也可以及时发现肿瘤的生长和新症状的产生。对于没有生长迹象或局灶症状的病变可继续定期监测。若出现症状或病变有生长迹象，可考虑手术切除或其他治疗方案。由于监测很常用，所以充分了解每个肿瘤类型的放射影像学特征非常重要。

8.2 放射影像学特征

脊膜瘤：常见于胸段，位于脊髓后外侧。而发生在颈部的脊膜瘤往往位于腹侧，这给手术带来重大挑战。在MRI上，它们边界清晰，宽基底附着于硬脊膜，看起来类似颅内脑膜瘤。在T1像上它们通常呈等至低信号，增强可见明显均匀强化。常可见脑膜尾征（图8.1，8.2）。它们也可合并钙化，这对制定手术计划非常重要，计算机断层扫描（CT）可能有助于这方面评估。

神经鞘瘤：在MRI上，神经鞘瘤通常表现为圆形病变（图8.3）。在T1像上为等信号至低信号，在T2像上为高信号，常伴混杂信号。大多数神经鞘瘤增强明显强化。较大的病变可突出椎间孔，形成哑铃状肿块，是这类肿瘤的组织学特征。骨重塑是这一良性肿瘤的典型表现，在CT上可以更好地显示，表现为椎间孔的扩大和椎弓根的变薄。虽然与神经纤维瘤难以区分，但神经鞘瘤更易合并出血、囊变和脂肪

变性。这些表现在神经纤维瘤中少见。

神经纤维瘤：在放射影像学上，神经纤维瘤并不总能与神经鞘瘤区分，但他们生长的某些特征可将其区分。如前所述，神经鞘瘤通常更圆，而神经纤维瘤则以梭形更多见（图8.4）。这些肿瘤往往包裹神经根，而非推挤移位神经根，因此要保留神经完整切除肿瘤的可能性不大。在磁共振上，通常表现为T1像低信号，T2像高信号。含低信号区域的不均匀强化更符合

神经纤维瘤的特征，而非神经鞘瘤。与神经鞘瘤类似，在神经纤维瘤亦可见骨重塑。

终丝室管膜瘤：这些病变在T1像上通常呈低信号，但因有时合并黏液成分而呈高信号。在T2像上为典型的高信号，病变容易出血。增强后几乎总可以看到强化（图8.5，8.6）。黏液乳头状室管膜瘤是最常见的组织病理学类型（图8.7）。

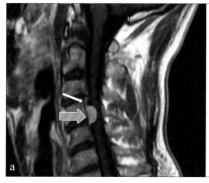
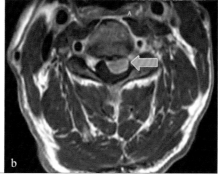

图8.1 术前MRI。矢状位（a）和轴位（b）磁共振（MRI）增强扫描显示C4水平脊髓腹侧以硬脊膜为基底的髓外肿块（蓝色箭头）。增强后病灶强化明显，有明显的伴随硬脊膜走行平面，可见硬脊膜尾征（白色箭头）。这在随访监测中有可能生长。这些影像学特征是脊膜瘤的典型表现

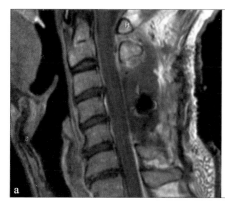
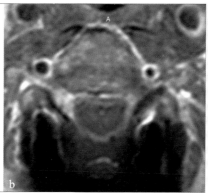

图8.2 术后MRI。矢状位（a）和轴位（b）磁共振（MRI）增强扫描显示经后方入路完全切除了图8.1中所示的病变。切断部分齿状韧带旋转颈段脊髓以便于到达病变。最终病理诊断为脊膜瘤

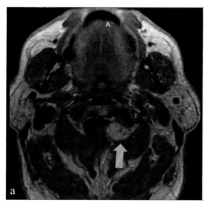
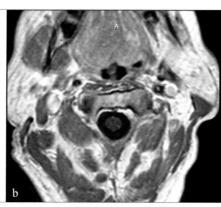

图8.3 a.一个表现为颈痛和头痛患者的术前轴位磁共振（MRI）。MRI增强扫描发现一明显强化肿块（蓝色箭头）使左侧C2椎间孔扩大并穿出椎间孔；b.术后轴位MRI增强扫描显示病变完全切除。最终病理诊断为神经鞘瘤

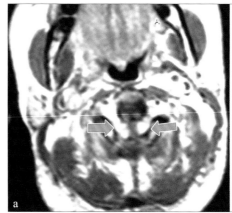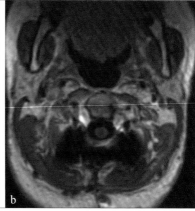

图8.4 a.术前轴位磁共振(MRI)。MRI增强扫描显示强化明显的双侧哑铃状病变（蓝色箭头）导致严重的脊髓压迫，该1型神经纤维瘤病患者表现为四肢瘫痪；b.术后轴位MRI增强扫描显示椎管内神经纤维瘤已切除并行脊柱内固定

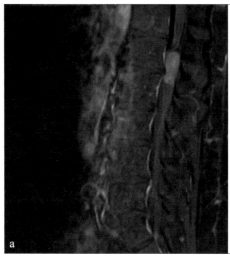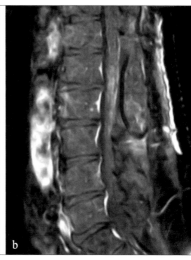

图8.5 a.术前矢状位磁共振。MRI增强扫描显示L1/L2水平椎管内肿物，增强可见强化，该患者表现为腿部疼痛；b.术后矢状位MRI增强显示肿瘤全切（及临时性的硬膜外引流）。最终病理为棕褐色细胞（黏液乳头状室管膜瘤变异）室管膜瘤

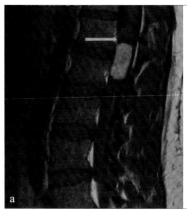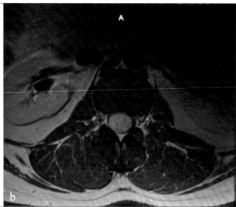

图8.6 术前矢状位（a）和轴位（b）磁共振（MRI）。MRI增强扫描显示强化明显的圆锥形肿块，并由于脑脊液（CSF）流动受阻，病变合并帽征（蓝色箭头）。最终病理为黏液乳头状室管膜瘤

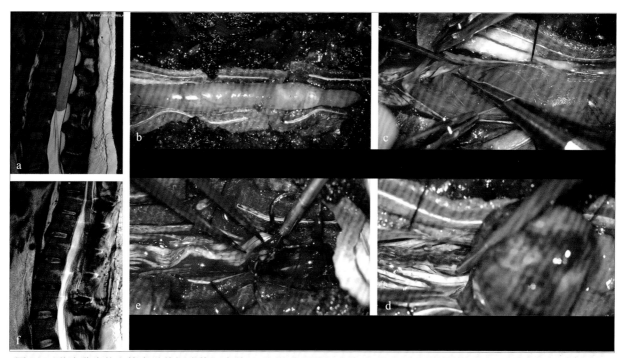

图 8.7　黏液乳头状室管瘤磁共振成像。术前 T2 矢状位磁共振成像（a）显示一个较大的从 T12 延展至 L2 的髓外硬膜下肿块。术中照片显示（b）硬脊膜已被切开，蛛网膜平面保持完整。随后将蛛网膜锐性打开。肿瘤呈紫红鱼肉色，易于与脊髓和神经区分（c）。解剖分离蛛网膜平面是松动肿瘤并将其整体切除的关键。钝性和尖锐解剖结合使用将肿瘤翻滚出椎管（d）。监测提示，肿瘤与神经粘连。在该病例，肿瘤附着于终丝，其可通过外观识别，电刺激无反应可以证实。肿瘤切除后，对出血点进行仔细电凝止血（e）。术后 T2 矢状位 MRI（f）显示肿瘤全切。最终病理诊断为黏液乳头状室管膜瘤

8.3　手术治疗

对于引起症状的病变，包括神经根病、脊髓病、乏力或马尾综合征，随访病变增大，或需要组织病理诊断时，必须行手术切除。髓外硬膜下肿瘤手术切除的主要目标是全切病变并保留神经功能。大多数病变可通过后方入路处理。这些手术通常在全身麻醉下完成。依手术所需时间的长短，需考虑采取机械性静脉血栓栓塞预防措施并放置 Foley 导尿管。术中应进行神经监测，包括体感和（或）运动诱发电位；肌电图可用于神经根的识别，但需谨慎，因为假阳性较常见。患者取俯卧位；对于颈椎、上胸椎或枕骨大孔区病变，头颈部可以头钉固定。术中超声有助于肿瘤定位，并在硬脊膜切开前

确认显露是否已充分。充分地显露和切开硬脊膜是成功全切肿瘤的关键；后方和侧方骨质去除的范围取决于肿瘤的位置（脊髓的背侧或腹侧）。有效关闭硬脊膜，早期活动和康复对获得最佳预后非常重要。

大多数神经鞘肿瘤位于脊髓背侧或背外侧，可通过椎板切除术或半椎板切除术获得良好的手术显露。位于腹侧的肿瘤可能需要更复杂的手术计划，包括经椎弓根、肋横突切除或侧方胸腔外入路。在某些情况下，可以考虑腹侧椎体切除术，尽管这在技术上比较困难。枕骨大孔区腹侧的肿瘤可采用极外侧入路。较大的腹侧肿瘤可通过后正中入路进入；肿瘤自身引起的脊髓移位即可提供良好的工作通道。在其他情况下，为了提供足够的腹侧暴露，可切断齿

状韧带或不重要的背根神经，可联合或不联合缝合牵拉。在腰椎，病变可能被脊髓圆锥或马尾神经根所覆盖，需仔细地将这些神经根剥离肿瘤。

手术切除髓外硬膜下肿瘤的预后通常良好，死亡率较低，神经功能障碍发病率通常低于15%。最常见的手术并发症与脑脊液漏和伤口不愈合有关。脑脊液漏通过腰穿引流常可得到充分治愈，但如果持续迁延，则需手术探查。出现新的神经功能缺损或原来的神经功能障碍恶化少见，术后通常会有所改善，尽管改善的程度取决于患者的年龄、病程和功能障碍的严重程度。

8.3.1 脊膜瘤

位于脊髓背侧和背外侧的脊膜瘤可以通过小心地牵拉硬膜边缘，轻轻将其从脊髓上游离。然后切除肿瘤在硬膜上的附着点完成全切。对于位于脊髓腹侧和外侧的病变，切开肿瘤上方的蛛网膜，在肿瘤表面进行解剖分离（图8.1，8.2）。烧灼显露的肿瘤表面以控制血供，减少出血，缩小肿瘤体积。这也可导致肿瘤包膜收缩，为进一步分离提供对抗牵拉。可以对较大的肿瘤进行瘤内减压，以便将肿瘤牵离脊髓进入瘤腔。如果无法切除肿瘤附着处的硬膜，可对这部分硬膜进行彻底烧灼。否则，需切除硬膜附着点，并以补片修补硬膜。在关闭硬膜前需仔细冲洗清除术腔积血和肿瘤残渣，这对预防术后蛛网膜炎十分重要。

脊膜瘤全切后，5年复发率约为1%，14年复发率约为6%。而次全切时，复发率上升至15%左右。据报道，电凝肿瘤硬膜附着基底与切除肿瘤附着硬膜的复发率相似。为尽量切除肿瘤，需精心设计手术计划。对于地毯状生长或硬膜外侵蚀的困难病例，可能更倾向获得次全切除。

8.3.2 神经鞘瘤和神经纤维瘤

同其他髓外硬膜下肿瘤一样，神经鞘瘤的最佳手术入路取决于病变的解剖位置。在充分显露病变后，在其表面可形成一解剖平面。开窗的蛛网膜层，分别包绕背侧和腹侧神经根，通常覆盖于病变表面。可切开蛛网膜并从肿瘤表面牵开以利于解剖分离。烧灼肿瘤包膜有助于减少血供和缩小肿瘤体积。为了进行完整的肿瘤切除，常需牺牲肿瘤近端和远端的神经束。然而，由于有开窗蛛网膜层的分离，大部分硬膜内神经根可被保留。对于沿神经根袖延伸生长的哑铃状病变，有时需牺牲整个脊神经（图8.3，8.4）。这些病变的充分显露通常需完全切除小关节面；若小关节面被切除，应考虑行融合内固定。

对于非神经纤维瘤病的患者，完整切除神经鞘瘤和神经纤维瘤可达到治愈目标。尽管如此，椎旁部分较大肿瘤常带来特殊的挑战，肿瘤倾向于次全切除，术后容易复发。受累神经根的牺牲导致的神经功能缺损一般较轻微，通常可良好耐受。神经纤维瘤病患者的复发倾向较高，仅对有明显症状或进展的病变加以手术干预。

8.3.3 终丝室管膜瘤

虽然起源于终丝神经外胚层细胞的终丝室管膜瘤，在组织学上被归类为髓内肿瘤，但手术切除这些病变的方法更近似其他髓外病变（图8.5，8.6）。肿瘤的显露是通过在受累节段平面行标准的椎板切除和硬膜切开实现。肿瘤上方有蛛网膜平面，神经根与肿瘤表面相分离。尽可能行整块切除，以最大限度地争取全切，并减少因肿瘤外溢而导致的种植播散风险（图8.7，8.8）。较大的肿瘤可能与马尾神经根紧密粘连，

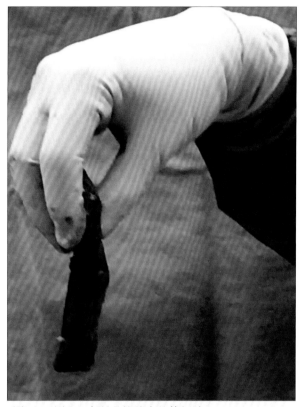

图 8.8 图 8.7 中所示的肿瘤整体切除

需仔细地分块切除以努力避免神经损伤，常可导致肿瘤次全切除。

同脊膜瘤和神经鞘瘤相比，终丝室管膜瘤的切除导致神经功能恶化比例更高，尤其病变与脊髓圆锥或马尾神经根粘连密切时。据报道，次全切除病变的复发率高达 20%，而完全切除者复发很少。同样，肿瘤全切后的生存率接近100%，但部分切除的病变在 5 年和 10 年的生存率分别下降至 69% 和 62%。

8.4 放射治疗

髓外硬脊膜下肿瘤的放射治疗主要应用于临床或组织学上具有侵袭性的次全切除病变。对于复发肿瘤，必须根据具体情况仔细权衡再次手术和放射治疗的风险和收益。然而，许多

作者主张，只要存在安全的手术通道，且患者能够耐受手术，再次手术优先于启动放射治疗。当然，放疗并非没有风险，一些研究报道称，约 3.5% 的患者合并放疗后神经功能下降。

对于良性硬膜内肿瘤，虽然大多数作者通常不推荐将放疗作为首选治疗方案，但对于无法耐受手术或肿瘤无法手术切除的患者，放疗可能是一个可行的选择。已有一系列研究评估了脊膜瘤和神经鞘肿瘤的新放射治疗方案，结果显示了放疗对这些患者的安全性，治疗后脊髓病的发生率约为 0.4%。此外，一组研究显示，脊髓肿瘤（包括神经鞘瘤、神经纤维瘤、脊膜瘤和转移瘤）患者接受立体定向放射外科治疗后，85% 的患者疼痛改善，90% 的患者获得局部控制。虽然放射治疗对于未经治疗的良性髓外硬膜下肿瘤的疗效尚缺乏强有力的证据，但它仍然是部分病例的一种选择。

侵袭性病变如终丝室管膜瘤，尤其在次全切时，复发往往较早。在这种情况下，辅助放疗成为需考虑的重要因素。对于肿瘤有较多残留或脑脊液播散的病例，应进行基本的辅助放射治疗。然而，对于近全切的病例，严密随访监测和必要时再次手术切除并辅助术后放疗仍然是首选治疗方案。需要注意的是，虽然脊髓室管膜瘤对放疗的反应不可预测，但有些患者可获得长期的肿瘤控制。

8.5 结论

髓外硬膜下肿瘤的最佳治疗方案需根据患者的个体情况确定，包括肿瘤的大小、位置、可能的组织学类型以及患者的年龄、身体状况、神经功能和偏好。在多数情况下，需手术切除，其目标为在不损害周围神经结构的前提下实现全切。这在多数情况下均可实现，且并发症稀少。

当不可能在不损害神经功能的前提下实现全切时，次全切除后密切随访监测或辅助放疗是可行的选择。仔细的病例选择和周密的术前手术规划对治疗成功和避免并发症至关重要。某些病变最好在不手术的前提下进行密切的随访监测；适合随访监测的特征包括明显的良性病变影像学表现和无任何神经功能缺失。

参考文献

［1］ ABUL-KASIM K, THURNHER M M, MCKEEVER P, et al. Intradural spinal tumors: current classification and MRI features ［J］. Neuroradiology, 2008, 50(4):301–314.

［2］ WEIN S, GAILLARD F. Intradural spinal tumours and their mimics: a review of radiographic features ［J］. Postgrad Med J, 2013, 89(1054):457–469.

［3］ CHAMBERLAIN M C, TREDWAY T L. Adult primary intradural spinal cord tumors: a review ［J］. Curr Neurol Neurosci Rep, 2011, 11(3):320–328.

［4］ LEE C H, CHUNG C K, HYUN S J, et al. A longitudinal study to assess the volumetric growth rate of spinal intradural extramedullary tumour diagnosed with schwannoma by magnetic resonance imaging［J］. Eur Spine J, 2015, 24(10):2126–2132.

［5］ OZAWA H, ONODA Y, AIZAWA T, et al. Natural history of intradural-extramedullary spinal cord tumors［J］. Acta Neurol Belg, 2012, 112 (3):265–270.

［6］ NAKAMURA M, IWANAMI A, TSUJI O, et al. Long-term surgical outcomes of cervical dumbbell neurinomas ［J］. J Orthop Sci, 2013, 18(1):8–13.

［7］ CONTI P, PANSINI G, MOUCHATY H, et al. Spinal neurinomas: retrospective analysis and long-term outcome of 179 consecutively operated cases and review of the literature ［J］. Surg Neurol, 2004, 61(1):34–43, discussion 44.

［8］ MCGIRT M J, GARCÉS-AMBROSSI G L, PARKER S L, et al. Short-term progressive spinal deformity following laminoplasty versus laminectomy for resection of intradural spinal tumors: analysis of 238 patients ［J］. Neurosurgery, 2010, 66 (5):1005–1012.

［9］ OTERDOOM D L, GROEN R J, COPPES M H. Cauda equina entrapment in a pseudomeningocele after lumbar schwannoma extirpation ［J］. Eur Spine J, 2010, 19 2:S158–S161.

［10］ OTTENHAUSEN M, NTOULIAS G, BODHINAYAKE I, et al. Intradural spinal tumors in adults-update on management and outcome ［J］. Neurosurg Rev, 2019, 42(2):371–388.

［11］ MALHOTRA N R, SHAFFREY C I. Intraoperative electrophysiological monitoring in spine surgery［J］. Spine, 2010, 35(25):2167–2179.

［12］ MCCORMICK P C, POST K D, STEIN B M. Intradural extramedullary tumors in adults ［J］. Neurosurg Clin N Am, 1990, 1(3):591–608.

［13］ TUREL M K, D'SOUZA W P, RAJSHEKHAR V. Hemilaminectomy approach for intradural extramedullary spinal tumors: an analysis of 164 patients ［J］. Neurosurg Focus, 2015, 39(2):E9.

［14］ O'TOOLE J E, MCCORMICK P C. Midline ventral intradural schwannoma of the cervical spinal cord resected via anterior corpectomy with reconstruction: technical case report and review of the literature［J］. Neurosurgery, 2003, 52(6): 1482–1485.

［15］ SEN C N, SEKHAR L N. An extreme lateral approach to intradural lesions of the cervical spine and foramen magnum ［J］. Neurosurgery, 1990, 27(2):197–204.

［16］ EPSTEIN F J, FARMER J P. Pediatric spinal cord tumor surgery ［J］. Neurosurg Clin N Am, 1990, 1(3):569–590.

［17］ LEVY WJJr, BAY J, DOHN D. Spinal cord meningioma［J］. J Neurosurg, 1982, 57 (6):804–812.

［18］ SOLERO C L, FORNARI M, GIOMBINI S, et al. Spinal meningiomas: review of 174 operated cases ［J］. Neurosurgery, 1989, 25(2):153–160.

［19］ MCCORMICK P C. Anatomic principles of intradural spinal surgery ［J］. Clin Neurosurg, 1994, 41:204–223.

［20］ SCHWADE J G, WARA W M, SHELINE G E, et al. Management of primary spinal cord tumors ［J］. Int J Radiat Oncol Biol Phys, 1978, 4(5-6):389-393.

［21］MCCORMICK P C, TORRES R, POST K D, et al. Intramedullary ependymoma of the spinal cord［J］. J Neurosurg, 1990, 72(4):523–532.

［22］SONNELAND P R, SCHEITHAUER B W, ONOFRIO B M. Myxopapillary ependymoma. A clinicopathologic and immunocytochemical study of 77 cases［J］. Cancer, 1985, 56(4):883–893.

［23］GARRETT P G, SIMPSON W J. Ependymomas: results of radiation treatment［J］. Int J Radiat Oncol Biol Phys, 1983, 9(8):1121–1124.

［24］WHITAKER S J, BESSELL E M, ASHLEY S E, et al. Postoperative radiotherapy in the management of spinal cord ependymoma［J］. J Neurosurg, 1991, 74(5):720–728.

［25］COHEN-GADOL A A, ZIKEL O M, KOCH C A, et al. Spinal meningiomas in patients younger than 50 years of age: a 21-year experience［J］. J Neurosurg, 2003, 98(3):258–263.

［26］ROUX F X, NATAF F, PINAUDEAU M, et al. Intraspinal meningiomas: review of 54 cases with discussion of poor prognosis factors and modern therapeutic management［J］. Surg Neurol, 1996, 46(5):458-463, discussion 463-464.

［27］ENGELHARD H H, VILLANO J L, PORTER K R, et al. Clinical presentation, histology, and treatment in 430 patients with primary tumors of the spinal cord, spinal meninges, or cauda equina［J］. J Neurosurg Spine, 2010, 13(1):67–77.

［28］CHANG U K, LEE D H. Stereotactic radiosurgery for spinal neoplasms: current status and future perspective［J］. J Neurosurg Sci, 2013, 57(2):87–101.

［29］MONSERRATE A, ZUSSMAN B, OZPINAR A, et al. Stereotactic radiosurgery for intradural spine tumors using cone-beam CT image guidance［J］. Neurosurg Focus, 2017, 42(1):E11.

9 髓外硬膜下肿瘤的微创治疗

Owoicho Adogwa, Hani R. Malone, John E. O'Toole

概要

硬膜下病变的微创治疗，特别是髓外硬膜下肿瘤，已被证明是安全和有效的。对于合适的病例，同传统的开放手术相比，微创手术（MIS）技术可以潜在地减少并发症、伤残率和治疗花费。在本章中，我们将讨论与髓外硬膜下肿瘤微创切除相关的术前计划、技术细节和术后注意事项。目前支持将 MIS 技术应用于硬膜下肿瘤切除的证据也将被充分讨论。

关键词：微创脊柱外科，硬膜下，髓外硬膜下，MIS，脊髓肿瘤

9.1 引言

椎管内硬膜下肿瘤是一类相对少见的临床疾病，年发病率约为 1/10 000。髓外硬膜下（IDEM）肿瘤比髓内肿瘤常见，成人 IDEM 大约占全部硬膜内肿瘤的 80%，儿童 IDEM 大约占全部硬膜内肿瘤的 65%；最常见的肿瘤是神经鞘瘤、脑膜瘤和神经纤维瘤。以往，甚至现在，大多数硬膜内肿瘤的切除仍采用传统的中线切口，骨膜下肌肉剥离和双侧椎板切除术。这种剥离方法常引起椎旁肌肉的失神经支配和血供丢失，导致躯体轴带肌肌力显著丧失。与此相比，微创外科（MIS）技术经旁正中入路利用管状牵开系统，可保留中线韧带，并将对椎旁肌的损伤降至最低。

硬膜内脊髓肿瘤的显微手术切除术是神经外科中技术难度较大的手术之一。因此，部分外科医师回避使用 MIS 技术，因为经管状牵开器系统完成比较困难的手术存在较长的学习曲线。尽管如此，椎管内肿瘤的微创治疗在过去的 10~15 年里依旧发展迅猛，因为越来越多的外科医生开始使用 MIS 技术提高效率，并可避免传统开放手术相关的并发症。这一演变的部分驱动内因是与传统脊髓肿瘤手术方法相关的伤残率和严重并发症发生率，特别是转移性肿瘤。越来越多的证据表明，微创手术方法的应用可减少与硬膜内脊髓肿瘤切除相关的伤残率，同时并不影响切除的程度或安全性。

在本章中，我们将讨论使用微创手术技术切除硬膜内脊髓肿瘤的技术细节，包括患者的选择、手术布置、MIS 显露、硬膜缝合和术后注意事项。当正确掌握并运用 MIS 技术时，可缩短手术时间、减少失血、减轻疼痛、缩短术后制动和住院时间。这些最终将有利于患者快速康复并减少花费。我们还将讨论支持 IDEM 肿瘤手术中上述获益的现有证据。

9.2 患者的选择：适应证、优点和缺点

随着 MIS 器械和外科导航技术的发展，脊柱外科医生的医疗设备不断增加，微创脊柱手术技术在退行性疾病的适应证和局限性也不断演变。这一演变必然导致了 MIS 技术在硬膜内脊髓肿瘤手术中的进展。有文献报道，运用 MIS 技术成功地切除了边界清晰的脊髓髓内肿瘤。通过管状牵开系统结扎脊髓血管畸形也被证明是安全有效的。然而，微创技术切除硬膜内脊髓病变最常见于 IDEM 脊髓肿瘤，这也将是本

章讨论的重点。

硬膜内肿瘤的传统开放性手术方法有许多明确的优势。中线入路显露范围广，手术视野宽大。这种显露对于累及多个节段的大病变可能是必要的。当手术视野宽大时，硬膜的缝合也更加容易。然而，这种显露是以更大的手术切口，更多的软组织破坏，失血和更长的恢复时间为代价的。

开放手术技术也牺牲了后方中线结构提供的支撑，特别是棘间韧带。后张力带的损伤可能使患者容易发生节段性不稳定和（或）术后脊柱后凸畸形，需器械固定融合。硬膜内肿瘤术后后凸畸形的风险特别显著。相比之下，MIS技术一般采用单侧旁正中入路，保留后张力带，降低了术后脊柱不稳和后凸畸形的风险。

微创脊柱手术的基本优势（软组织破坏、失血、活动和住院时间减少）已经在一系列通过MIS方法治疗的硬膜下肿瘤患者中得到体现。也有证据表明，MIS方法可减少需硬脊膜切开患者的术后脑脊液（CSF）漏风险，从而降低了伤口裂开和术后感染的风险。这很可能是由于同传统中线入路相比MIS管状牵开器移除后残余的死腔相对较少。

MIS技术治疗IDEM肿瘤的可行性很大程度上取决于术前对病灶切除所需空间的评估。例如，位于脊髓腹侧的肿瘤不适合MIS技术。这些病变通常需要较大的硬膜切口，以便于切开齿状韧带和轻微移动脊髓。相较而言，位于脊髓背侧和外侧的硬膜下病变适合MIS技术。使用管状牵开器从对侧旁正中入路可良好显露这些病变。病变的大小并不是MIS技术的绝对禁忌证，较大的病变（最大4 cm）仍可以经可扩张牵开器切除。尽管如此，MIS技术应仅限于一个或两个椎体节段长度的硬膜下病变。

所有的微创技术都存在一个学习曲线。对

于硬膜内肿瘤来说尤其如此，必须进行重复的训练，以实现在一个局限的操作空间内熟练地进行硬膜缝合。然而，随着微创手术技术在退行性脊柱病变中越来越普遍地应用，并被越来越多地纳入住院医师培训，更多的神经外科医生可能会考虑采用MIS技术治疗IDEM病变。

9.3 术前评估与规划

对任何已确诊或疑似脊柱脊髓肿瘤患者的评估都要从详细的病史和神经病学检查开始。同硬膜外病变或脊柱椎体肿瘤的患者相比，硬膜下病变的患者较少出现严重的根性或轴性背痛。然而，这些患者可能会因脊髓或神经根持续受压而出现神经功能的缺损。磁共振成像（MRI）是用于评估硬膜下肿瘤的主要影像学检查手段。

T1增强扫描有助于确定硬膜内病变的范围和边缘。虽然不同髓内病变的强化程度各异，常见的IDEM病变如神经鞘瘤、神经鞘膜瘤和脑膜瘤通常明显强化（图9.1）。T2加权序列可用于确定脊髓变形的范围、程度和（或）神经的受累，以及脊髓水肿和脊髓空洞的形成。对于使用心脏起搏器、镇痛泵或其他金属异物无法行MRI检查的患者，计算机断层扫描（CT）脊髓造影可作为一种替代检查。

在进行硬膜内病变的影像学检查，并考虑微创手术时，必须特别注意切除病变所需空间的评估。使用的MIS牵开器可充分地显露肿瘤全长，这至关重要。在理想的情况下，病变头端和尾端的正常（非病理）组织也应得以显露，以便准确地识别肿瘤边缘。IDEM肿瘤不充分的显露可能导致本可整体切除的病变分段和次全切除。重要的是需考虑到，硬脊膜切开后，管状牵开器系统的调整是有限的，任何这样的尝试都可能导致血液进入蛛网膜下腔，并有损伤

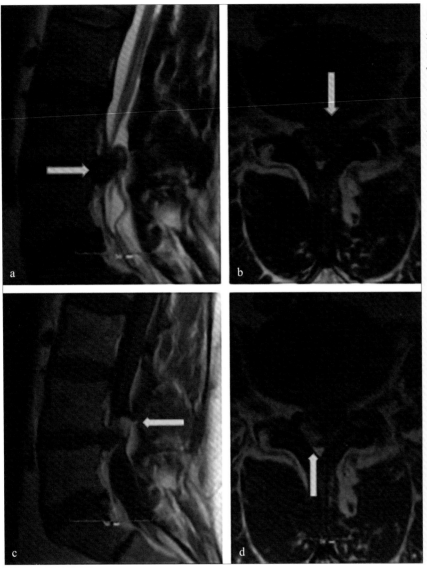

图 9.1 一例腰椎间盘突出合并髓外硬膜下病变患者的 MRI 扫描图像。矢状位（a）和轴位（b）T2 加权像显示左侧突出的低信号椎间盘（蓝色箭头）。矢状位（c）和轴位（d）T1 增强扫描显示髓外硬膜下病变明显强化（绿色箭头）

已显露神经组织的风险。有学者建议使用的牵开器应比硬膜切口的计划长度长 5~10 mm，以确保有足够的长度可靠地实现硬膜的水密缝合。同样重要的是，需考虑到硬脊膜切开的长度应比硬膜下病变长 5~10 mm，以确保病变的充分显露。

接诊硬膜下病变患者时，在制订手术计划之前，必须坦诚地讨论手术预期和手术目标。对于髓内病变，病变的病理学特性以及有无安全的解剖平面，往往限制了切除的程度，这就使明确诊断成为手术的首要目标。相反，对于 IDEM 肿瘤，手术切除通常是可治愈的。因此，仔细的手术规划对于确保尽可能最大限度地切除和根治病变至关重要。与所有脊柱肿瘤手术一样，IDEM 肿瘤手术的主要目标是获得病理诊断、症状缓解、肿瘤切除 / 原发灶控制以及脊髓和（或）神经根的减压。在尝试微创手术之前，外科医生需确定这些目标可通过 MIS 技术有效地实现。

9.4 外科技术

9.4.1 体位和麻醉

对于所有微创技术切除硬膜下病变都建议全身麻醉。我们使用连续体感诱发电位（SSEPs），肌电图（EMG），以及必要时的运动诱发电位和（或）刺激探针进行术中神经电生理监测。麻醉医师和神经电生理监测医师之间的充分沟通对于获得肌肉放松和准确的神经电生理检测之间的恰当平衡至关重要。当硬膜下病变导致脊髓明显变形时，可能需在体位摆放前即开始监测电位，但通常并非必须。

麻醉诱导后，患者俯卧在标准的透光脊柱手术床上，如杰克逊脊柱手术床（Mizuho OSI | Union City, CA）。Wilson 框架（Mizuho OSI | Union City, CA）可用于打开腰椎节段的椎板间间隙，但在胸椎节段可能限制前后位（AP）透视并使定位复杂化。基于这个原因，对于胸椎节段病变，我们通常联合使用标准的透光胸垫、髋垫和大腿垫。患者摆好体位后，透视确定病变所在的脊柱节段，并标记规划的手术切口和扩张部位。

9.4.2 显露

我们通常从对侧入路经椎管到达侧方的IDEM 肿瘤。在中线外侧几厘米处做一约 3 cm的旁正中切口。病灶在椎管内的位置决定了切口的外侧范围，这可在术前通过 MRI 测量获得。过于内侧的切口会影响管状牵开器的成角，并限制中线和对侧椎管的显露。皮肤切开后，以单极电刀切开皮下脂肪，可减少出血并有利于保持胸腰筋膜的完整。我们一般倾向于在扩张前先锐性切开筋膜，但也有学者用克氏针和管状扩张器扩张横穿筋膜。

然后用管状牵开器系统逐级进行扩张。我们通常以克氏针开始扩张和定位，但也有学者倾向于以最小的扩张器开始，以减小克氏针通过椎板间间隙的风险。初始扩张器应瞄准椎板 /小关节面交界处。然后通过同心圆运动将口径依次增加的扩张器套叠插入筋膜。以侧位透视引导确保到达正确的关节水平深度。一旦达到了计划的扩张宽度并测量了扩张深度，则安置相应的管状牵开器并固定在手术台面系统上的关节臂上。在微创手术中，考虑到外科医生和辅助人员辐射暴露的累积风险，应该谨慎地使用 X 射线透视检查。然而，牵开器的最佳放置对于 MIS 手术成功切除 IDEM 病变至关重要，应根据需要，进行透视检查，直至确切实现这一目标。

管状牵开器的选择应根据 IDEM 肿瘤的位置和大小而定，合适的牵开器直径应比病灶的长度长 5~10 mm。我们有使用 18~26 mm 的固定直径管治疗硬膜内病变的经验，这要明显大于常规应用于腰椎椎间盘显微切除术的标准 18 mm直径管。可扩张牵开器应用于较大的病灶，它能提供超过 4 cm 的纵向显露。一旦牵开器固定到位，即可引入显微镜进行手术部位的深部显微操作。我们通常选择 350 mm 的显微镜物镜工作距离，以便手术器械方便地进出管状扩张器而不受手术显微镜的干扰。

在管状牵开器的深部，以单极电刀环形切除嵌入的肌肉软组织，显露深面的椎板和小关节内侧。以高速磨钻进行标准的同侧半椎板切除，显露并保留深面的黄韧带。黄韧带可作为硬脑膜的保护屏障，然后调整管状牵开器指向内侧。而后，以高速磨钻磨除棘突根部。然后通过磨钻和 Kerrison 咬骨钳的联合使用去除对侧椎板的内层皮质，直至对侧椎弓根可见。该入路可同时进入同侧和对侧椎管，同时保持了棘突、棘间韧带和后张力带的完整。

随后，充分有效地去除钻磨过程中作为硬脑膜保护屏障的黄韧带。可以直刮匙在中线部位分离两侧韧带，建立硬膜外平面。然后以球头探针、成角刮匙和 Kerrison 咬骨钳将黄韧带从它的头端和尾端椎板附着处释放出来，显露下方的硬脑膜。

9.4.3　肿瘤切除

在切开硬膜之前，术区彻底止血非常重要，以防血液进入手术野和蛛网膜下腔。我们以长柄 11 号刀片从中线开始切开硬脊膜，然后以神经钩向头端和尾端扩大切口。硬脑膜边缘以 4-0 Nurolon 或丝线缝合悬吊。

硬膜切开后，在开始肿瘤切除前，先松解游离肿瘤和邻近神经结构表面的蛛网膜。到了手术的这一阶段，通过标准的显微外科技术切除肿瘤。我们最常用显微手术剪和 Rhoton 剥离子在肿瘤周围解剖分离出界面。在处理胸段和颈段的肿瘤时，必须通过显微分离技术将髓外肿瘤从脊髓和发出的神经根上游离出来。在腰椎水平，同样必须使用显微外科技术将肿瘤从马尾神经中分离出来。

一旦 IDEM 肿瘤从邻近神经组织中游离，肿块的大小和位置即决定了如何安全有效地将其切除。大的髓外病变使邻近脊髓变形，如大的胸段脑膜瘤，通常在移除前必须先减瘤，以避免对脊髓产生任何额外的压迫。在某些情况下，可以使用带 MIS 器械的超声乳化吸引器缩小肿瘤体积。重要的是，超声吸引器必须在低功率设置下使用，以最大限度地减少其对邻近脊髓的间接机械性损伤的风险。虽然分段切除肿瘤的效率较低，并可能增加次全切除的概率，

但有时是必须的，以避免脊髓损伤和神经功能缺损。

相反，位于马尾水平的神经鞘瘤和其他神经鞘肿瘤常可以安全地整体切除，而不需要瘤内分段切除。对于这些病变，采用显微外科分离技术将肿瘤及其相关的传入和传出神经束与硬膜囊里的其他神经根游离开来。应特别警惕，确保无横行神经根附着于肿块的腹侧，这在手术之处可能最难识别。一旦分离成功，以单极神经刺激器直接刺激辨认与肿瘤相关的传入和传出神经束。

对于神经鞘瘤，直接刺激只在极少数情况下产生运动反应。如果记录到运动反应，通常是因为被刺激的神经并不是真正与肿瘤相关的神经束，而是附着在肿块上的伴行神经。如果无运动反应，则首先切断传入神经然后切断传出神经。这是为了防止肿瘤在硬膜开口上方因头端神经张力而回缩。一旦传入根和传出根被电凝切断后，肿瘤可被整块移除。在进行显微手术时，习惯使用手术显微镜的外科医生会发现 MIS 和开放入路的差异比预期的要小，因为仅仅是将手术操作缩小到通道内完成而已。

9.4.4　硬膜缝合

硬膜缝合是硬膜内肿瘤微创手术中最具技术挑战性的部分之一。与开放手术一样，硬膜的严密缝合对避免术后脑脊液漏、假性脊膜膨出、感染和伤口破裂不愈至关重要。在关闭硬膜之前，需严格彻底止血，因为术中脑脊液的释放可能会导致硬膜外静脉丛牵拉出血。虽然目前已经有许多硬膜缝合装置，但我们更喜欢以连续缝合的方式修补硬膜。使用适配于经 MIS 管状牵开器使用的细长器械，可以用类似开放式技术的方式进行硬膜缝合。我们偏爱 6.0 渐进

Gor-Tex 缝合线的强度。有学者主张间断缝合或连续锁边缝合，但我们更喜欢标准的连续缝合。在缝合结束时进行 Valsalva 操作，以评估缝线上的任何缺损，确保水密缝合。水凝胶或纤维蛋白硬膜密封胶可作为加强缝合线的辅助手段。在手术结束时，要缓慢地取出牵开器，仔细地识别和烧灼任何出血部位。筋膜和皮下层分别用倒置 0 和 2-0 Vicryl 缝线缝合。皮肤切口以表面外用胶黏合封闭。

9.5 术后护理及注意事项

脑脊液漏是硬膜内脊髓肿瘤术后需关注的主要问题。为了减少正在愈合的硬脊膜切口处的压力，术后患者应平卧休息。传统开放手术的术后建议患者保持平躺和制动至术后第 2 天。微创手术后，这可能没有必要。与开放硬膜下手术相比，MIS 手术后较小的硬膜外死腔降低了术后脑脊液漏的风险。我们通常在手术当天让患者卧床休息，术后第 1 天即允许活动。

9.6 讨论

自 2006 年 Tredway 等人首次报道以来，越来越多的证据表明微创手术治疗 IDEM 脊髓肿瘤是安全和有效的。可熟练使用 MIS 牵开器治疗退行性病变的神经外科医生有能力将 MIS 技术应用于硬膜内肿瘤。然而，成功与否取决于对该技术的适应证和优缺点的充分理解。MIS 技术尤其适用于边界清楚的脊髓背侧和外侧的髓外肿瘤。对于位于脊髓腹侧或跨越 2 个以上脊柱节段的病灶，采用传统的开放性手术可能更好。

对于合适的患者，微创手术治疗 IDEM 肿瘤已被证明比开放手术有更多的潜在益处。这

些益处在 Pham 等人最近的 Meta 分析中得到了很好的总结，该 Meta 分析对来自 9 项回顾性研究的 114 名患者的数据进行了分析。与开放手术相比，接受 MIS 手术治疗的 IDEM 肿瘤患者脑脊液漏少、出血量少、住院时间短、术后疼痛少，而并发症发生率并无增加。

在该 MIS Meta 分析中，最常见的并发症是脑脊液漏和（或）假性脊膜膨出形成，发生率为 5.3%。然而，与开放手术相比，MIS 入路通常可降低脑脊液相关并发症。这是由于组织破坏和移位减少，从而在移除管状牵开器时允许椎旁肌肉组织重新复张。这种复张消除了在开放手术后残留下的大部分死腔，并形成预防脑脊液漏的物理屏障。在一项直接比较 MIS 和开放手术治疗 IDEM 肿瘤的回顾性研究中，Wong 等人报道了 MIS 治疗（1 例，3.7%）和开放治疗（3 例，16.7%）患者术后脑脊液漏数量的显著差异。在一项类似的比较 MIS 和开放手术治疗 IDEM 病变的研究中，Raygor 等人报道，25 例 MIS 患者中有 1 例（4%）出现脑脊液漏或假性脊膜突出，而在 26 例开放性手术患者中有 3 例（11.5%）出现脑脊液漏。在我们自己对连续 23 例 MIS 术后硬膜严密缝合患者的回顾性研究中，均未出现脑脊液漏或症状性假性脊膜膨出。在这项研究中，所有患者在术后 24 h 内均可积极活动，进一步表明 MIS 术中严密缝合硬膜后无须延长卧床休息的时间。

与开放手术相比，MIS 治疗 IDEM 肿瘤的出血更少。Pham 等人进行的 Meta 分析显示，MIS 组出血量为 134~153 mL，而开放手术组出血量为 320~558.8 mL。在 Wong 等人的对比研究中，有 3 名开放手术患者需输血，但 MIS 患者均无须输血。同样，在 Raygor 等人的研究中，开放组 3 名患者接受了输血，1 名 MIS 患者接受了输血。这种差异可以归因于 MIS 入路减少

了肌肉切割和软组织破坏，以及牵开器移除后，术腔肌肉重新复位的填塞压迫止血效应。

在 MIS 硬膜下手术中，术后死腔的减少也有助于降低术后感染率，因为可能成为感染灶的血肿或血清体积被最小化。有证据表明，MIS 手术治疗脊柱退行性疾病可使术后伤口感染率降低 10 倍之多。在 Meta 分析中，Pham 等人发现 114 例分析患者中只有 1 例（0.88%）出现术后感染，这一比例与之前 IDEM 病灶开放手术的研究相比明显降低。

微创手术的主要优势之一是缩短了住院时间（LOS），通常意味着住院费用的降低。有证据表明，当 MIS 技术应用于硬膜内脊髓肿瘤时，这些优势同样存在。在一对 IDEM 肿瘤的 MIS 组和开放手术组的比较中，Lu 等人报道 MIS 组患者住院时间缩短（4.9 d 和 8.2 d，P=0.003）。Wong 等人同样发现，与接受开放手术相比，行 MIS 切除术的患者的住院时间更短（3.9 d 和 6.1 d，P<0.01）。然而，Raygor 等发现，MIS 组和开放组之间无显著差异（6.2 d 和 6.0 d，P=0.78）。在我们自己的 IDEM 手术病例中，与接受开放手术的患者相比，MIS 患者的住院时间和重症监护时间均显著减少。MIS 组住院时间和重症监护（ICU）时间的缩短，可使住院费用降低近 30%。随着医疗系统对成本控制重视程度的不断提高，MIS 技术对 IDEM 病变的成本效益变得越来越重要。

9.7　结论

在椎管内硬膜下肿瘤切除术中应用微创牵开器系统是安全和有效的。越来越多的回顾性数据表明，MIS 技术可以降低 IDEM 肿瘤切除的伤残率和花费，而不影响肿瘤切除的程度和安全性。随着微创脊柱外科技术在住院医师培训中的增加和医院对成本效益的日益重视，未来更多的神经外科医生可能会采用 MIS 技术处理 IDEM 病变。

参考文献

［1］KURLAND L T. The frequency of intracranial and intraspinal neoplasms in the resident population of Rochester, Minnesota［J］. J Neurosurg, 1958, 15(6):627–641.

［2］ABUL-KASIM K, THURNHER M M, MCKEEVER P, et al. Intradural spinal tumors: current classification and MRI features［J］. Neuroradiology, 2008, 50(4): 301–314.

［3］BOSTRÖM A, KANTHER N C, GROTE A, et al. Management and outcome in adult intramedullary spinal cord tumours: a 20-year single institution experience［J］. BMC Res Notes, 2014, 7:908.

［4］BROTCHI J. Intramedullary astrocytomas surgery in adult patients: the rationale for cautious surgery［J］. World Neurosurg, 2013, 80(5):e139–e140.

［5］CHAMBERLAIN M C, TREDWAY T L. Adult primary intradural spinal cord tumors: a review［J］. Curr Neurol Neurosci Rep, 2011, 11(3):320–328.

［6］SASAOKA R, NAKAMURA H, KONISHI S, et al. Objective assessment of reduced invasiveness in MED. Compared with conventional one-level laminotomy［J］.Eur Spine J, 2006, 15(5):577–582.

［7］SNYDER L, CLARK J, NAKAJI P, et al. Minimally invasive surgical techniques for intradural extramedullary lesions of the thoracic spine［J］. Barrow Quarterly, 2016, 26(1):20–25.

［8］PHAM M H, CHANG K-E, LIU J C, et al. Minimally invasive surgery for intradural extramedullary spinal tumors: a comprehensive review with illustrative clinical cases［J］. World Spinal Column J, 2016, 7(2):84–96.

［9］FONTES R B, WEWEL J T, O'TOOLE J E. Perioperative cost analysis of minimally invasive vs open resection of intradural extramedullary spinal cord tumors［J］. Neurosurgery, 2016, 78(4):531–539.

［10］WONG A P, LALL R R, DAHDALEH N S, et al. Comparison of open and minimally invasive surgery for intradural-extramedullary spine tumors［J］. Neurosurg Focus, 2015, 39(2):E11.

［11］RAYGOR K P, THAN K D, CHOU D, et al. Comparison of minimally invasive transspinous and open approaches for thoracolumbar intradural-extramedullary spinal tumors［J］. Neurosurg Focus, 2015, 39(2):E12.

［12］AFATHI M, PELTIER E, ADETCHESSI T, et al. Minimally invasive transmuscular approach for the treatment of benign intradural extramedullary spinal cord tumours: technical note and results［J］. Neurochirurgie, 2015, 61(5):333–338.

［13］NZOKOU A, WEIL A G, SHEDID D. Minimally invasive removal of thoracic and lumbar spinal tumors using a nonexpandable tubular retractor［J］. J Neurosurg Spine, 2013, 19(6):708–715.

［14］GANDHI R H, GERMAN J W. Minimally invasive approach for the treatment of intradural spinal pathology［J］. Neurosurg Focus, 2013, 35(2):E5.

［15］LEE B, HSIEH P C. Minimally invasive lumbar intradural extramedullary tumor resection［J］. Neurosurg Focus, 2012, 33 Suppl 1:1.

［16］DAHLBERG D, HALVORSEN C M, LIED B, et al. Minimally invasive microsurgical resection of primary, intradural spinal tumours using a tubular retraction system［J］. Br J Neurosurg, 2012, 26(4):472–475.

［17］MANNION R J, NOWITZKE A M, EFENDY J, et al. Safety and efficacy of intradural extramedullary spinal tumor removal using a minimally invasive approach［J］. Neurosurgery, 2011, 68(1) Suppl Operative:208–216, discussion216.

［18］DAKWAR E, SMITH W D, MALONE K T, et al. Minimally invasive lateral extracavitary resection of foraminal neurofibromas［J］. J Clin Neurosci, 2011, 18 (11):1510–1512.

［19］TREDWAY T L, SANTIAGO P, HRUBES M R, et al. Minimally invasive resection of intradural-extramedullary spinal neoplasms. Neurosurgery, 2006, 58(1) Suppl:ONS52–ONS58, discussion ONS52–ONS58.

［20］O'TOOLE J E, EICHHOLZ K M, FESSLER R G. Minimally invasive approaches to vertebral column and spinal cord tumors［J］. Neurosurg Clin N Am, 2006, 17(4): 491–506.

［21］KLIMO P , J R, KESTLE J R, et al. Treatment of metastatic spinal epidural disease: a review of the literature［J］. Neurosurg Focus, 2003, 15(5):E1.

［22］WEIGEL B, MAGHSUDI M, NEUMANN C, et al. Surgical management of symptomatic spinal metastases. Postoperative outcome and quality of life［J］. Spine, 1999, 24(21):2240–2246.

［23］GHOGAWALA Z, MANSFIELD F L, BORGES L F. Spinal radiation before surgical decompression adversely affects outcomes of surgery for symptomatic metastatic spinal cord compression［J］. Spine, 2001, 26(7):818–824.

［24］HAJI F A, CENIC A, CREVIER L, et al. Minimally invasive approach for the resection of spinal neoplasm［J］. Spine, 2011, 36(15):E1018–E1026.

［25］OGDEN A T, FESSLER R G. Minimally invasive resection of intramedullary ependymoma: case report［J］. Neurosurgery, 2009, 65(6):E1203–E1204, discussion E1204.

［26］ON TSANG A C, HANG TSE P Y, TING N G G H, et al. Minimal access microsurgical ligation of spinal dural arteriovenous fistula with tubular retractor［J］. Surg Neurol Int, 2015, 6:99.

［27］PATEL N P, BIRCH B D, LYONS M K, et al. Minimally invasive intradural spinal dural arteriovenous fistula ligation［J］. World Neurosurg, 2013, 80(6):e267–e270.

［28］FASSETT D R, CLARK R, BROCKMEYER D L, et al. Cervical spine deformity associated with resection of spinal cord tumors［J］. Neurosurg Focus, 2006, 20 (2):E2.

［29］MCGIRT M J, CHAICHANA K L, ATIBA A, et al. Incidence of spinal deformity after resection of intramedullary spinal cord tumors in children who underwent laminectomy compared with laminoplasty [J] . J Neurosurg Pediatr, 2008, 1(1): 57–62.

[30] TAN L A, TAKAGI I, STRAUS D, et al. Management of intended durotomy in minimally invasive intradural spine surgery: clinical article [J] . J Neurosurg Spine, 2014, 21(2):279–285.

[31] TAN L A, KASLIWAL M K, WEWEL J, et al. Minimally invasive surgery for synchronous, same-level lumbar intradural-extramedullary neoplasm and acute disc herniation [J] . Neurosurg Focus, 2014, 37(2) Suppl 2: Video 16.

[32] TAN L A, O'TOOLE J E. Tubular retractor selection in minimally invasive spinal tumor resection [J] . J Neurosurg Spine, 2014, 20(5):596–597, author reply 597–598.

[33] PARK P, LEVEQUE J C, LA MARCA F, et al. Dural closure using the U-clip in minimally invasive spinal tumor resection [J] . J Spinal Disord Tech, 2010, 23(7): 486–489.

[34] HOOVER J M, CLARKE M J, WETJEN N M, et al. Complications necessitating a return to the operating room following intradural spine surgery [J] . World Neurosurg, 2012, 78(3–4):344–347.

[35] LU D C, CHOU D, MUMMANENI P V. A comparison of mini-open and open approaches for resection of thoracolumbar intradural spinal tumors [J] . J Neurosurg Spine, 2011, 14(6):758–764.

[36] O'TOOLE J E, EICHHOLZ K M, FESSLER R G. Surgical site infection rates after minimally invasive spinal surgery [J] . J Neurosurg Spine, 2009, 11(4):471–476.

[37] OMEIS I A, DHIR M, SCIUBBA D M, et al. Postoperative surgical site infections in patients undergoing spinal tumor surgery: incidence and risk factors [J] . Spine, 2011, 36(17):1410–1419.

[38] WANG M Y, LERNER J, LESKO J, et al. Acute hospital costs after minimally invasive versus open lumbar interbody fusion: data from a US national database with 6106 patients [J] . J Spinal Disord Tech, 2012, 25(6):324–328.

10 硬膜内髓外脊髓肿瘤：目前的研究和潜在的治疗方法

James S. Ryoo, Abhinav K. Reddy, Nikki M. Barrington, Ankit I. Mehta

概要

硬膜内髓外（IDEM）脊髓肿瘤是一种罕见的原发性椎管内肿瘤，可引起明显的神经根疼痛、运动障碍和感觉丧失。手术仍然是一种有效的治疗方法，大多数患者可从肿瘤的完全切除及对周围神经结构进行减压中受益。然而，对于那些被认为不适合手术的患者，治疗选择非常有限。这些患者可能有全身性疾病，如神经纤维瘤病、严重的并发症或由于肿瘤性质或位置无法完全切除，所有这些都会降低成功治疗的概率。本章重点介绍了这一小部分 IDEM 肿瘤患者的最新治疗进展，主要是关于神经纤维瘤病患者全身治疗、立体定向放射外科和机器人辅助手术的最新研究，同时提供未来可能有助于扩大此类治疗适用性的研究方向。

关键词：硬膜内髓外脊髓肿瘤，神经纤维瘤病，立体定向放射外科，机器人手术

10.1 神经纤维瘤病中硬膜内髓外脊髓肿瘤（IDEM）的全身治疗

10.1.1 引言

与神经纤维瘤病相关的硬膜内髓外脊髓肿瘤（IDEM），如 1 型神经纤维瘤病（NF1）中的脊髓神经纤维瘤和脊髓丛状神经纤维瘤或 2 型神经纤维瘤病（NF2）中的脊髓神经鞘瘤和脑膜瘤，由于肿瘤的多样性以及肿瘤多为多发，在治疗上较为困难。有明显脊髓压迫导致感觉运动功能障碍的患者是可进行手术的指征，但那些没有临床缺陷的患者通常通过观察随访保守治疗。干预的时机是一个艰难的决定，在许多情况下，手术不可能切除所有病变。因此，为了提供一种可实现容量控制和症状管理的安全方法，全身系统性治疗的进展引起了人们的极大兴趣。最近，对 NF1/2 所涉及的分子途径的了解增加导致了几种生物靶向治疗剂的开发，这些药物目前正处于临床试验阶段。尽管此处讨论的大多数疗法最初并不是专门针对 IDEM 肿瘤而设计的，但靶向 NF1/2 相关肿瘤中的常见分子通路可能会提供一种有效的方法来减少需手术切除肿瘤的体积，甚至不再需要手术干预。

10.1.2 NF1：遗传病理生理学

NF1 是一种常染色体显性遗传疾病，由编码神经纤维蛋白的 NF1 抑癌基因突变引起。NF1 的全球平均患病率约为 1/3 000，但各国的估计值有所不同。NF1 患者的脊柱肿瘤大部分为起源于脊神经根神经鞘的神经纤维瘤，有研究报告，13%~40% 的 NF1 患者在脊柱中患有神经纤维瘤。

NF1 是由染色体 17q11.2 上编码神经纤维蛋白的 NF1 基因的种系突变引起的。由于基因片段较大和突变热点的相对缺乏，导致神经纤维蛋白功能丧失的突变差异很大。NF1 综合征的大多数临床表现是由神经纤维蛋白的单倍体不足引起的；然而，肿瘤的进展需要 NF1 的双等位基因功能丧失，这与 Knudson 的肿瘤抑制因子的双重打击假设一致。

神经纤维蛋白作为 GTP 酶激活蛋白发挥作用，并在维持 Ras 处于其非活性状态 Ras-GDP 中发挥重要作用（图 10.1）。在正常细胞中，Ras 是一种调节增殖和生长的原癌基因，主要保持在非活性 Ras-GDP 构象中。神经纤维蛋白的去除导致活性 Ras-GTP 状态的组成性负载以及随后的下游生长促进通路（如 RAF/MEK/ERK 和 PI3K/AKT/mTOR 通路）的过度激活。

10.1.3 NF1：治疗进展

此类患者大多患有多发性神经纤维瘤或大型丛状神经纤维瘤，这些患者已被证明手术或放射治疗效果不佳，靶向系统治疗在 NF1 脊髓肿瘤患者中发挥着重要作用。通过强有力的临床前研究，人们对 NF1 中肿瘤发生的认识不断加深，这使我们能够确定几种生物靶向疗法，尤其是治疗丛状神经纤维瘤。迄今为止的治疗研究旨在影响肿瘤微环境或靶向 Ras 信号通路中的特定节点（表 10.1），这两者将在本节中讨论。

神经纤维瘤的遗传改变的微环境已被证明通过单倍体不足的施万细胞募集炎症细胞而有助于致瘤性。丛状神经纤维瘤中的肥大细胞浸润只是在发现 c-kit 介导的肥大细胞募集机制之前观察到的现象，这些现象对肿瘤发展至关重要。这一发现促成了一项使用伊米替尼的 Ⅱ 期临床试验，其中，26% 的可评估患者有容量反应，而 30% 的患者在大于 6 个月的治疗之后有症状反应。然而，针对这一机制的后续研究尚未产生如此有利的结果，需要进一步试验。

由于在 NF1 肿瘤中观察到 Ras-GTP 扩增，因此 Ras 信号转导通路被认为是治疗的理想靶点。临床前研究确定了替比法尼等芳基转移酶抑制剂（Farnesyl-transferase inhibitors）可通过选择性抑制 Ras 芳基化（Ras 活性所需的翻译后修饰）特异性阻断其功能障碍节点处的 Ras 信号传导。然而，与安慰剂组相比，使用该药物的 Ⅱ 期试验无法证明可以延长肿瘤无进展时间（TTP）。尽管缺乏阳性结果，但该研究通过观察安慰剂组确定了丛状神经纤维瘤 10.6 个月的 TTP 基线平均值，从而为未来的单臂试验提供了历史对照组。

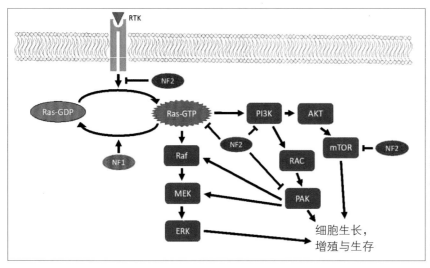

图 10.1 参与 NF1/2 的细胞信号通路示意图

表 10.1　NF1 的治疗进展

	药物	机制	研究类型	结果	年龄（岁）；n	临床研究终点	参考文献
1	伊马替尼 （NCT01673009）	抗组胺药	第 2 阶段，开放标签	26% 的可评估患者出现容量反应；30% 的患者出现症状改善	3~65；36	肿瘤体积减少 ≥ 20%	［9］
2	伊米他尼 （NCT01140360）	抗组胺药	第 2 阶段，开放标签	100% 患者疾病进展稳定，无患者体积反应	3~65；12	肿瘤完全消失定义为完全反应，体积反应减少 ≥ 30% 定义为部分反应	没有任何
3	富马酸酮托芬	抗组胺药	病例分析	对症改善	30；1	不适用	［10］
4	Tipifarnib NCT00021541	法尼基转移酶抑制剂	第 2 阶段，随机、交叉、双盲、安慰剂对照	与安慰剂相比，替比法尼没有显著延长 TTP	3~25；60	进展时间（体积增加 ≥ 20% 进展）	［11］
5	西罗莫司	mTOR 抑制剂	第 2 阶段，第 2 层	接受西罗莫司的受试者的估计中位 TTP 为 15.4 个月	>3；49	随时间进展（体积增加 ≥ 20% 被定义为进展）	［12］
6	司美替尼 （NCT02407405）	MEK 抑制剂	第一阶段，开放标签	71% 的患者获得部分缓解；迄今为止未观察到肿瘤体积 ≥ 20% 的疾病进展	2~18；24，正在进行中	部分响应定义为至少 4 周体积减少 ≥ 20%	［13］
7	司美替尼 （NCT02407405）	MEK 抑制剂	第 2 阶段，开放标签	无	>18；进行中	体积减少 ≥ 20%	无
8	PD-0325901 （NCT02096471）	MEK 抑制剂	第 2 阶段，开放标签	42.1% 的参与者获得部分反应，其余人的反应稳定	≥ 16；19	部分响应定义为肿瘤体积减少 ≥ 20%；稳定响应定义为肿瘤体积增加 <20% 和减少 <20%	无
9	曲美替尼 （NCT02124772）	MEK 抑制剂	阶段 1/2a，开放标签，4 部分	无	<18；进行中	通过不良事件、心电图、超声心动图、实验室检查数值变化和生命体征变化进行安全性评估	无

缩写：NF1，1 型神经纤维瘤病；TTP，进展时间

121

最近的研究集中在拮抗 Ras 通路中的下游靶标，如 mTOR 和 MEK。一项 mTOR 抑制剂西罗莫司的临床试验发现，中位 TTP 增加至 15.4 个月，明显长于上述替比法尼试验安慰剂组的中位 TTP。使用 MEK 抑制剂的研究表明，与西罗莫司试验中的不太明显结果相比，结果更为优越。在最近一项使用司美替尼的 I 期试验中，在 71% 的研究参与者中观察到超过 20% 体积减少的部分反应，并且在任何患者中都没有看到疾病进展。研究还发现间歇给药司美替尼在基因工程小鼠模型中有效，这为在人类患者中使用间歇给药以最大限度地降低毒性提供了可能。目前正在进行一项后续的 II 期试验（ClinicalTrials.gov 编号 NCT02407405），以观察抑制磷酸化细胞外信号调节激酶（pERK）（MEK 的下游靶标）与肿瘤体积反应之间的关系。

10.1.4　NF2：遗传病理生理学

NF2 是一种常染色体显性遗传疾病，由编码肿瘤抑制蛋白 merlin 的 NF2 基因突变引起。NF2 比 NF1 更罕见，估计出生率为 1/33 000~1/40 000，和 NF1 一样，已被证明与多种神经系统肿瘤有关。已有研究表明，60%~90% 的 NF2 患者出现脊髓肿瘤，包括髓内和髓外硬膜下病变，颈椎、胸椎或腰椎区域没有明显的好发性区别。

NF2 患者存在编码 merlin（或 schwannomin）蛋白的 NF2 基因的遗传改变，导致肿瘤抑制因子功能丧失或截断。就像 NF1 一样，肿瘤抑制因子的双等位基因功能丧失是这些患者几乎完全产生的原因。NF2 的突变可以通过常染色体显性家族遗传或通过发育过程中的自发突变发生。大约一半的 NF2 患者有家族遗传，其中，超过 90% 的患者 NF2 家族史的个体基因中有遗传突变。通过基因杂合性的丢失（LOH）或二次突变事件，这些患者的肿瘤表现为继发性二次打击。对 NF2 神经鞘瘤的研究表明，等位基因上的基因杂合性的丢失（LOH）是这些患者中最常见的二次打击形式。

NF2（及其之后编码的 merlin）的改变通过肿瘤抑制功能失调导致肿瘤发生的方式目前尚不完全清楚。目前研究表明，merlin 与在许多肿瘤通过 PI3K 和 PAK 抑制作用丧失调控的 Ras/RAC 通路相关。Merlin 作为钙黏蛋白依赖性细胞间连接的稳定剂，抑制细胞膜上的受体酪氨酸激酶。因此，merlin 的缺失导致 ErbB/EGFR 家族的受体酪氨酸激酶（RTKs）以及其他增殖通路（如 Ras/RAC）信号传导失检查，而其中许多与 NF1 已经确定的靶标相同（图 10.1）。目前正在研究几种靶向这些通路节点的治疗药物，例如，增加 mTOR、EGFR/ErBb2 和 MEK（表 10.2），特别是在前庭神经鞘瘤和 NF2 相关脑膜瘤的治疗。

10.1.5　NF2：治疗进展

NF2 蛋白对多种细胞内信号通路的影响已促成了多项对几种分子和细胞治疗靶点的研究，其中一些已进入临床试验。早期的分子研究表明，异常的 mTORC1/mTORC2 信号传导存在于 NF2 相关脑膜瘤和神经鞘瘤中，这导致了几项涉及使用依维莫司、雷帕霉素类似物和 mTORC1 抑制剂的临床试验。然而，这些研究的结果并不理想，治疗中没有发生临床或体积反应，并且在一些患者中对肿瘤生长的稳定性是可疑的。尽管如此，mTOR 通路仍在研究中，因为最近的一项临床前研究表明，一种双重 mTORC1/2 抑制剂 AZD2014 在抑制 NF2 缺陷型脑膜瘤细胞增殖方面优于雷帕霉素。

表 10.2 NF2 的治疗进展

	药物	机制	研究类型	结果	年龄（岁）；n	临床研究终点	参考文献
1	依维莫司（NCT01419639）	mTORC1 抑制剂	第 2 阶段，开放标签	没有听觉或体积反应	>3；9	VS：≥15% 的体积降低，客观的听力反应	[30]
2	依维莫司（NCT01490476）（NCT01345136）	mTORC1 抑制剂	第 2 阶段，开放标签	没有听觉或体积反应；肿瘤生长的稳定／延迟	≥15；10	VS：影像学肿瘤反应（最大肿瘤缩小），客观听力反应	[31，32]
3	依维莫司（NCT01880749）	mTORC1 抑制剂	阶段 0	进行中	≥18；进行中	VS，MN：估计完全抑制磷酸化 S6 的肿瘤比例	无
4	贝伐单抗（NCT01207687）	血管内皮生长因子抑制剂	第 2 阶段，开放标签	36% 的患者有持久的听力反应	≥12；14	VS：以单词识别分数量的听力反应	[33]
5	贝伐单抗（NCT01767792）	血管内皮生长因子抑制剂	第 2 阶段，开放标签	进行中	≥6；进行中	VS：确定治疗后 24 周的听力反应率	无
6	拉帕替尼（NCT00973739）	EGFR/ErBb2 抑制剂	第 2 阶段，开放标签	23.5% 的患者有体积反应，30.8% 的患者有听力反应	>3；17	VS：体积响应 ≥减少 15%；通过单词识别分数测量的听力反应	[34]
7	拉帕替尼（NCT00863122）	EGFR/ErBb2 抑制剂	早期阶段 1	无	≥18；26	VS：评估手术切除时的稳态拉帕替尼血浆浓度和最低剂量衡量后 3 μmol/L	无
8	Ataxinib（NCT02129647）	VEGFR2、PDGFR、c-kit 抑制剂	第 2 阶段，开放标签	无	≥18；进行中	VS：体积响应 ≥减少 20%；通过增加语辨别分数来衡量听力反应	无
9	AZD2014	mTORC1/mTORC2 抑制剂	临床前（体外）	与雷帕霉素相比，AZD2014 可更深入地抑制原发性人 NF2 缺陷型脑膜瘤细胞增殖	不适用	不适用	[35]
10	普纳替尼	BCR-ABL/SRC 抑制剂	临床前（体外）	以剂量依赖性方式刺激 merlin 缺陷型 HSC 的 G1 细胞周期停滞	不适用	不适用	[36]
11	AR42（NCT02282917）	解码器	早期阶段 1	进行中	≥18；进行中	估计口服 AR42 后 phospho-Akt（p-AKT）和 p16INKA 的表达水平	[37，38]
12	尼罗替尼 +selumetinib（AZD6244）	PDGFR/c-KIT 抑制剂 +MEK1/2 抑制剂	临床前（体外）	尼罗替尼抑制 PDGF-DD 介导的 NF2 神经鞘瘤细胞增殖，而添加司美替尼则增加了这种抑制作用	不适用	不适用	[39]

缩写：EGFR，上皮生长因子受体；HSC，人施万细胞；MN，脑膜瘤；NF2，2 型神经纤维瘤病；PDGFR，血小板增殖生长因子受体；VEGF，血管内皮生长因子；VEGFR2，血管内皮生长因子受体 2；VS，前庭神经鞘瘤

ERbB 酪氨酸受体激酶家族的 Her1-2 成员的拮抗剂（即拉帕替尼）在临床试验中显示出较好的结果，这是基于小鼠体内前庭神经鞘瘤模型的特别令人鼓舞的结果。一项在 17 例 NF2 相关进展性前庭神经鞘瘤患者中进行的拉帕替尼 II 期试验显示，4 例患者（23.5%）的肿瘤体积减小超过 15%，70.6% 体积无进展生存，毒性很小。然而，作者没有观察到脑膜瘤的体积反应，这使得拉帕替尼在其他 NF2 相关肿瘤中的适用性存疑。相反，最近一项针对在 II 期临床试验中使用拉帕替尼治疗 NF2 相关前庭神经鞘瘤患者的回顾性研究中，发现其对偶然发现的脑膜瘤有适度的生长抑制作用。考虑到其在 NF2 前庭神经鞘瘤治疗中观察到的阳性结果，这种不一致的结果说明拉帕替尼治疗 NF2 脑膜瘤患者，尚需进一步前瞻性研究。

贝伐单抗是一种抗血管内皮生长因子（anti-VEGF）单克隆抗体，在减少和稳定肿瘤体积方面显示出最有希望的结果。一项针对 31 例接受贝伐单抗治疗的 NF2 进展性前庭神经鞘瘤患者的回顾性研究报告称，61% 的患者听力稳定或改善，54% 的患者在治疗 3 年后肿瘤大小稳定或缩小。另一项综述观察到，同一患者队列中 29% 的脑膜瘤对贝伐单抗治疗也有体积反应。然而，肿瘤缩小并不持久，中位反应持续时间为 3.7 个月，中位进展时间为 15 个月。这些研究中相对积极的结果导致了 2 项前瞻性 II 期临床试验（ClinicalTrials.gov 编号 NCT01207687、NCT01767792）评估前庭神经鞘瘤患者的听力反应率。此外，考虑到临床前模型显示了 EGFR/ErbB2 信号通路与 VEGF 依赖性血管生成之间的功能联系，有研究者建议对贝伐单抗和拉帕替尼联合治疗进行研究。

10.2 立体定向放射外科

10.2.1 引言

立体定向放射外科（SRS）被认为是治疗各种颅内肿瘤的有效方法。既往由于缺乏对脊柱的固定装置，SRS 曾经应用受限，随着图像导航技术的进步，其被越来越多地用于治疗脊柱病变。大多数关于 SRS 治疗脊柱肿瘤的研究仅限于椎体和转移性病变；然而，SRS 也可在治疗原发性硬膜内肿瘤中发挥作用。尽管显微手术切除仍然是良性 IDEM 肿瘤的主要治疗方式，对于因并发症、肿瘤多样性或与病理相关的肿瘤复发而无法进行手术的患者，SRS 被证明是一种有效的选择。以下部分回顾了当前关于 SRS 治疗良性 IDEM 肿瘤的文献以及可能有助于将 SRS 确立为一种安全有效的治疗选择的未来研究方向。

10.2.2 立体定向放射外科在髓外硬膜下肿瘤中最新应用研究

Ryu 等人在对 16 个脊柱病变的研究中首次记录了使用立体定向放射外科治疗髓外硬膜下肿瘤，其中包括 2 个神经鞘瘤和 1 个脑膜瘤。该研究证明，SRS 可作为治疗各种原发性脊柱肿瘤的一种选择。另一项对 22 例脊柱肿瘤（包括 2 例神经纤维瘤和 1 例脑膜瘤）进行 SRS 治疗的小型研究也报道了良好的结果，并为使用立体定向放射外科治疗髓外硬膜下肿瘤的可行性提供了更多证据。

Dodd 等人的一项前瞻性研究描述了 1999—2005 年在斯坦福大学医学中心放射外科使用射

波刀治疗 55 例 IDEM 脊髓肿瘤，包括 9 例神经纤维瘤、30 例神经鞘瘤和 16 例脑膜瘤的治疗结果。肿瘤体积大小为 0.136~24.6 cm³，将 1 600~3 000 cGy 的放射剂量以 1~5 次进行分割照射。经过超过 24 个月的随访，55 个病灶中有 28 个病灶大小稳定（61%）或变小（39%），表明放射外科治疗可能无法有效逆转这些肿瘤产生的占位效应。因此，随着脊髓病变的进展，两名肿瘤体积没有缩小的患者不得不接受进一步的手术切除。此外，尽管进行了 SRS，仍有 3 个肿瘤体积增大，但不到 10%。只有 1 名患者在治疗后 8 个月出现了辐射诱发的脊髓病。值得注意的是，大多数患者（70% 的脑膜瘤，50%的神经鞘瘤）出现了明显的疼痛缓解，有趣的是，这与总剂量、分割次数或肿瘤体积的减小无关。尽管本研究报道了有利的结果，但作者指出，由于髓外硬膜下肿瘤生长缓慢，需要更长的随访时间来确定其长期疗效。

来自同一机构的 Sachdev 等人最近的一项研究描述了 1999—2008 年立体放射治疗后 103 例髓外硬膜下肿瘤（24 例神经纤维瘤、47 例神经鞘瘤和 32 例脑膜瘤）的结果。总治疗剂量范围为 1 400~3 000 cGy，1~5 次分割照射，肿瘤体积范围为 0.049~54.52 cm³。在平均 33 个月的随访后，除一个神经鞘瘤外的所有肿瘤均表现出放射影像学控制。在最近的随访中，分别有 91%、67% 和 86% 的脑膜瘤、神经纤维瘤和神经鞘瘤患者显示出临床症状的改善或长期稳定。一名患有 C7~T2 复发性脑膜瘤的患者在治疗 9 个月后出现了短暂的放射性脊髓炎。然而，患者在经皮质类固醇治疗后神经系统症状稳定，并且在最后一次随访前表现出持续的放射影像学控制（图 10.2）。

Gerszten 等人的另一项研究前瞻性评估了 2001—2006 年匹兹堡大学医学中心放射外科治疗 73 例髓外硬膜下肿瘤的疗效，包括 25 例神经纤维瘤、35 例神经鞘瘤和 13 例脑膜瘤。大小范围为 0.3~93.4 cm³ 的肿瘤进行单次剂量为 1 500~ 2 500 cGy 的照射（除外其中一位患者接受 3 次分割治疗）。所有患者均实现了肿瘤的放射影像学控制，73% 于治疗前报告疼痛的患者疼痛改善。3 名患者在治疗后 5~13 个月出现了伴 Brown–Sequard 综合征症状的放射相关并发症。与 Dodd 等人进行的研究不同，SRS 并非

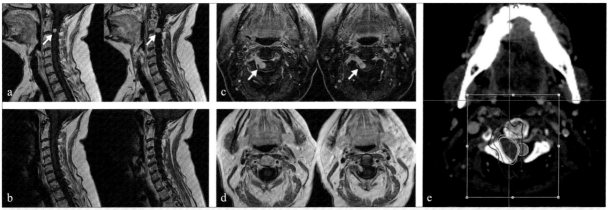

图 10.2　一名患有 C2~C3 神经纤维瘤的 57 岁患者接受了 20 Gy 两次分割放射治疗后的暂时反应。a. 治疗前连续的矢状位磁共振成像（MRI）增强图像，肿瘤以箭头突出显示；b. 治疗 3 年后；c. 治疗前连续的轴位 MRI 增强图像，肿瘤以箭头突出显示；d. 治疗 3 年后；e. 治疗计划视图，肿瘤以红色勾勒，脊髓（被确定为关键结构）以蓝色勾勒（经 Sachdev 等人许可转载）

作为该患者队列的主要治疗方法。SRS 是 14 例病例的主要治疗方式，而在其他肿瘤患者仅作为多模式治疗计划的一部分。

10.2.3　未来发展方向

所有上述前瞻性研究都将放射诱发的脊髓病描述为髓外硬膜下肿瘤立体放射治疗的并发症。与辐射导致脊髓病风险相关的主要因素是辐射的总剂量和分割照射次数、治疗的脊髓长度和治疗持续时间。然而，在这些研究中，尚不清楚哪些因素在脊髓病的发展中发挥了作用。例如，在这些研究中观察到辐射导致脊髓病的病例在辐射剂量或肿瘤体积方面并无显著异常。尽管动物研究表明辐射剂量与放射性脊髓病程度之间存在相关性，但这种关系在实际临床实践中并不明显。由于数据不足，无法确定辐射剂量与脊髓损伤之间的关系，因此，如何确定髓外硬膜下肿瘤放射治疗的治疗范围仍然是一个问题。

精确靶向脊髓内肿瘤组织的困难也可能阻碍了放射性损伤的预防。尽管高分辨率成像的使用使我们能够准确地勾勒肿瘤组织与周围正常结构的关系，但静态 MRI 图像不足以准确排除由于呼吸或脑脊液搏动引起的脊髓振荡。这种振荡运动随脊髓受压而增强，导致肿瘤部位的运动增加。这种振荡运动的影响不容忽视，尤其在考虑向敏感脆弱脊髓行高剂量放射时。动态 MRI 或 CT 脊髓造影可以为循环辐射剂量提供进展性突破，有潜力提高放射精度并减少辐射引起的损伤。

这些研究的结果还表明，同时诊断为 NF1 的髓外硬膜下肿瘤对辐射的反应可能不像其他散发性髓外硬膜下肿瘤那样。Dodd 等人指出，

尽管 NF1 患者显示放射影像学对放射有反应，但其出现临床症状（如疼痛、感觉丧失或虚弱）改善的可能性最小。同样，在 Gerszten 等人的研究中，所有 3 名诊断为 NF1 的神经纤维瘤的患者均报告治疗前的疼痛症状在放疗后没有改善。NF1 患者的立体放射治疗可能会因为这些患者通常出现多个脊柱病变而变得复杂，这使得难以针对导致患者临床症状的肿瘤进行靶向治疗。疼痛的持续存在也可能是由于神经纤维瘤（NF1 患者原发的脊神经根肿瘤）的浸润性。在神经纤维瘤的手术切除中也可以看到类似的疼痛结果，表明肿瘤的病理性质可能导致了观察到的不良结果。因此，Sachdev 等人表明，神经纤维瘤（其中 87% 具有 NF1）症状最为明显，并且在治疗中对立体放射治疗的放射影像学和临床反应最差。在 NF1 神经纤维瘤中看到的较差立体放射治疗反应表明，这种治疗方式可能不是这些患者的最佳选择。

10.3　机器人辅助外科

10.3.1　引言

在最近的医学技术发展中，机器人辅助手术设备已显示出显著的价值，尤其是在肿瘤外科学、泌尿外科、普外科和妇科领域。脊柱手术中的机器人技术不太先进，主要用于帮助椎弓根螺钉的精确放置。在肿瘤切除方面也有一些成功的病例报道，开拓了使用机器人手术治疗髓外硬膜下肿瘤的可能性。虽然机器人辅助手术提供了一些好处，如提高了准确性、减少了放射暴露、缩短了住院时间和减少了术后并发症，但它并非没有缺点，必须解决一些障碍才能充分利用其治疗髓外硬膜下肿瘤的优势。

10.3.2　机器人辅助脊柱肿瘤手术进展

迄今为止，很少有研究评估机器人辅助手术在脊柱肿瘤学中的作用。文献中发表的案例研究显示了机器人技术在不同位置脊柱肿瘤切除中的可行性。例如，达芬奇系统已用于前路经胸腔或腹腔切除椎旁肿块。一项研究报道了2例椎旁神经鞘瘤，一例位于胸腔上沟，另一例位于胸腔下沟，这些区域对标准手术方法来说具有挑战性。2名患者均获得肿瘤全切，未出现术后并发症。另一个L4~L5水平的椎旁神经鞘瘤被机器人经腹入路切除，出血量最小，且对周围结构没有损伤。

达芬奇系统的优势在较大的骶前肿瘤病例中也得到了突出显示。传统的开放入路尽管使用了较大的切口，并对周围器官进行广泛的牵拉，但手术区域仍然受限且难度极大。而在这种情况下使用达芬奇系统可以在有限的手术通道内以最小的组织损伤对肿瘤进行良好的显露和解剖分离，从而有利于快速康复。一项研究报道了9例直径大于10 cm的骶前肿瘤患者，所有患者均接受了机器人辅助切除术，与开放式手术相比，手术时间更短，住院时间更短，出血明显减少。7名骶前肿瘤患者接受了达芬奇系统下的经腹切除术，均成功切除病变，与开放式方法相比失血量减少。

机器人辅助手术也可在切除脊柱的原发性和转移性肿瘤中发挥重要作用。由于脊柱的解剖结构复杂，术中难以确定肿瘤切除的边缘，因此骨肿瘤的整体切除极具挑战性。Bederman等人展示了机器人引导下的原发性骶骨骨肉瘤整体切除病例。在该病例，将可确定肿瘤边缘的术前图像同步至手术机器人，并沿手术计划切除的边缘钻孔定位。作者能够通过这种机器人引导技术实现切缘肿瘤阴性并改善患者预后。

随着放射成像系统的更加先进，不难想象可使用机器人系统在术中帮助确定设定的切除边界，最大限度地切除肿瘤，同时减少对周围重要组织的损伤。

尽管在脊柱肿瘤中看到了机器人的一系列进步，但目前在文献中没有描述使用机器人手术治疗硬膜内脊髓肿瘤的报道。然而，Bederman等人证明的机器人辅助引导切除肿瘤边缘的潜力不容忽视，并且可能在硬膜内肿瘤手术中发挥重要作用，尤其需考虑到这些肿瘤通常被重要的神经结构包绕。可以想象，机器人显微切除上胸段脊髓腹侧脑膜瘤，可获得极好的手术视野。该领域的进一步研究进展，可能使过去不适合手术治疗的患者得到手术处理。

10.3.3　未来发展方向

尽管机器人脊柱手术的意义令人兴奋，但为了在改善患者预后的同时标准化使用，必须解决一些缺点。机器人辅助手术最明显的缺点是初始成本和持续的维护成本负担。一套系统的成本高达850 000美元，一次性元件的年度费用估计约为2 000美元。此外，许多机器人脊柱手术病例的手术时间较长，这主要是由于使用该系统的医生经验不足和设备设置所需的时间较长。对该系统的完全熟悉有陡峭的学习曲线，即使是经验丰富的外科医生也需要经历30多个病例才能熟练使用。

在髓外硬膜下肿瘤中常规使用机器人辅助的最大障碍之一是触觉反馈技术的局限性。尽管与开放手术相比，高清内窥镜光学系统可以提供相当的或在某些情况下甚至可能是更好的视觉反馈，但目前仍非常缺乏较好的其他感官的反馈，如触觉和本体感受刺激。这种缺陷导致的误差范围在其他手术领域可能是可以容忍的；然而，这些感官反馈在操作中枢神经系统组织时对于尽可能减少潜在的不可逆损伤极其必要。未来研究开发更具现实感的、响应更灵敏的触觉反馈系统，对于实现机器人技术在髓外硬膜下肿瘤的治疗中常规应用至关重要。

髓外硬膜下肿瘤的机器人辅助手术也因当前大多数机器人系统的开发专注于单一类型的手术而受到阻碍。髓外硬膜下肿瘤的手术切除操作中同时包含骨组织和软组织操作阶段，因此，不可能凭借一个机器人系统完成。一项尸体研究试验尝试了在常规开放性椎板切除术后使用达芬奇系统进行硬膜内操作将马尾神经根与终丝分离的可能性。虽然这种方法可能有助于手术的小方面，如减少医生手术操作中的生理性震颤，但它无法最大化机器人手术的微创价值，同时还牺牲了实时的触觉反馈。可能需要开发一种"一体式"系统，该系统既能够为骨骼操作提供足够的力量，又能为软组织操作提供灵敏的反馈。

机器人辅助手术的一个有趣方面在于可更换的操作臂，其被设计用于执行外科医生所需的特定功能。在髓外硬膜下肿瘤治疗的背景下，包含特殊传感器的机械臂可以在术中检测和描绘不同类型的组织，实现更准确、更高效的手术。例如，荧光探针臂可用于在静脉注射荧光剂后实时检测残余肿瘤，从而允许持续的肿瘤边缘术中识别反馈。将更具创造性的反馈方式集成到这些机械臂中，可能有助于确保机器人辅助硬膜内肿瘤手术的有效性和安全性。

10.4 结论

硬膜内髓外（IDEM）肿瘤通常通过手术切除和周围神经结构减压来治疗；然而系统性疾病（如神经纤维瘤病）的存在、严重的并发症

以及肿瘤的具有挑战性的解剖位置有可能使这样的目标难以实现。目前有一些用于治疗 NF1 和 NF2 相关的 IDEM 肿瘤的全身系统性疗法正在研究和开发。这些全身性治疗已证明可降低总肿瘤负荷并减轻患者继发于神经纤维瘤病的其他症状。立体定向放射外科已被证明可有效应用于 IDEM 肿瘤的治疗，无论是作为主要治疗手段还是作为多模态治疗计划的一部分；但哪个特定患者群体获益最大仍有待阐明。IDEM 肿瘤的机器人手术已显示可提高手术的可视化和切除的准确性，缩短住院时间并减少术后并发症。然而，在实现常规应用之前，仍然存在一些障碍，如成本、有限的触觉反馈以及在骨和软组织结构操作方面缺乏兼容性。

参考文献

［1］ASTHAGIRI A R, PARRY D M, BUTMAN J A, et al. Neurofibromatosis type 2［J］. Lancet, 2009, 373(9679):1974–1986.

［2］UUSITALO E, LEPPÄVIRTA J, KOFFERT A, et al. Incidence and mortality of neurofibromatosis: a total population study in Finland［J］. J Invest Dermatol, 2015, 135(3):904–906.

［3］KHONG P L, GOH W H S, WONG V C N, et al. MR imaging of spinal tumors in children with neurofibromatosis 1［J］. AJR Am J Roentgenol, 2003, 180(2):413–417.

［4］THAKKAR S D, FEIGEN U, MAUTNER V F. Spinal tumours in neurofibromatosis type 1: an MRI study of frequency, multiplicity and variety［J］. Neuroradiology, 1999, 41(9):625–629.

［5］MARTIN G A, VISKOCHIL D, BOLLAG G, et al. The GAP-related domain of the neurofibromatosis type 1 gene product interacts with ras p21［J］. Cell, 1990, 63 (4):843–849.

［6］WEISS B, BOLLAG G, SHANNON K. Hyperactive Ras as a therapeutic target in neurofibromatosis type 1

［J］. Am J Med Genet, 1999, 89(1):14–22 .

［7］GOTTFRIED O N, VISKOCHIL D H, COULDWELL W T. Neurofibromatosis Type 1 and tumorigenesis: molecular mechanisms and therapeutic implications ［J］. Neurosurg Focus, 2010, 28(1):E8.

［8］GUTMANN D H, BLAKELEY J O, KORF B R, et al. Optimizing biologically targeted clinical trials for neurofibromatosis ［J］. Expert Opin Investig Drugs, 2013, 22(4): 443–462.

［9］ROBERTSON K A, NALEPA G, YANG F C, et al. Imatinib mesylate for plexiform neurofibromas in patients with neurofibromatosis type 1: a phase 2 trial ［J］. Lancet Oncol, 2012, 13(12):1218–1224.

［10］RICCARDI V M. Ketotifen suppression of NF1 neurofibroma growth over 30 years ［J］. Am J Med Genet A, 2015, 167(7):1570–1577.

［11］WIDEMANN B C, DOMBI E, GILLESPIE A, et al. Phase 2 randomized, flexible crossover, double-blinded, placebo-controlled trial of the farnesyltransferase inhibitor tipifarnib in children and young adults with neurofibromatosis type 1 and progressive plexiform neurofibromas ［J］. Neurooncol,2014, 16(5):707–718.

［12］WEISS B, WIDEMANN B C, WOLTERS P, et al. Sirolimus for progressive neurofibromatosis type 1-associated plexiform neurofibromas: a neurofibromatosis Clinical Trials Consortium phase II study ［J］. Neuro-oncol, 2015, 17(4):596–603.

［13］DOMBI E, BALDWIN A, MARCUS L J, et al. Activity of selumetinib in neurofibromatosis type 1-related plexiform neurofibromas ［J］. N Engl J Med, 2016, 375(26):2550–2560.

［14］YANG F C, CHEN S, CLEGG T, et al. Nf1+/- mast cells induce neurofibroma like phenotypes through secreted TGF-beta signaling ［J］. Hum Mol Genet, 2006, 15 (16):2421–2437.

［15］ZHU Y, GHOSH P, CHARNAY P, et al. Neurofibromas in NF1: Schwann cell origin and role of tumor environment ［J］. Science, 2002, 296 (5569):920–922.

［16］YANG F C, INGRAM D A, CHEN S, et al. Neurofibromin-deficient Schwann cells secrete a potent migratory stimulus for Nf1+/- mast cells ［J］. J Clin Invest, 2003, 112(12):1851–1861 .

［17］YANG F C, INGRAM D A, CHEN S, et al. Nf1-dependent tumors require a microenvironment containing Nf1+/–and c-kit-dependent bone marrow ［J］. Cell, 2008, 135(3):437–448.

［18］GUHA A, LAU N, HUVAR I, et al. Ras-GTP levels are elevated in human NF1 peripheral nerve tumors ［J］. Oncogene, 1996, 12(3):507–513.

［19］CRUL M, DE KLERK G J, BEIJNEN J H, et al. Ras biochemistry and farnesyl transferase inhibitors: a literature survey ［J］. Anticancer Drugs, 2001, 12(3): 163–184.

［20］EVANS D G, HOWARD E, GIBLIN C, et al. Birth incidence and prevalence of tumorprone syndromes: estimates from a UK family genetic register service ［J］. Am J Med Genet A, 2010, 152A(2):327–332.

［21］EVANS D G, HUSON S M, DONNAI D, et al. A genetic study of type 2 neurofibromatosis in the United Kingdom. I. Prevalence, mutation rate, fitness, and confirmation of maternal transmission effect on severity ［J］. J Med Genet, 1992, 29(12):841–846.

［22］EVANS D G R, MORAN A, KING A, et al. Incidence of vestibular schwannoma and neurofibromatosis 2 in the North West of England over a 10-year period: higher incidence than previously thought ［J］. Otol Neurotol, 2005, 26(1):93–97.

［23］MAUTNER V F, TATAGIBA M, LINDENAU M, et al. Spinal tumors in patients with neurofibromatosis type 2: MR imaging study of frequency, multiplicity, and variety ［J］. AJR Am J Roentgenol, 1995, 165(4):951–955.

［24］PATRONAS N J, COURCOUTSAKIS N, BROMLEY C M, et al. Intramedullary and spinal canal tumors in patients with neurofibromatosis 2: MR imaging findings and correlation with genotype ［J］. Radiology, 2001, 218(2):434–442.

［25］HADFIELD K D, SMITH M J, URQUHART J E, et al. Rates of loss of heterozygosity and mitotic recombination in NF2 schwannomas, sporadic vestibular schwannomas and schwannomatosis schwannomas [J]. Oncogene, 2010, 29(47):6216–6221.

[26] YOHAY K H. The genetic and molecular pathogenesis of NF1 and NF2 [J]. Semin Pediatr Neurol, 2006, 13(1):21–26.

[27] QIAN X, KARPOVA T, SHEPPARD A M, et al. E-cadherin-mediated adhesion inhibits ligand-dependent activation of diverse receptor tyrosine kinases [J]. EMBO J, 2004, 23(8):1739–1748.

[28] Curto M, Cole B K, Lallemand D, et al. Contact-dependent inhibition of EGFR signaling by Nf2/Merlin [J]. J Cell Biol, 2007, 177(5):893–903.

[29] MORRISON H, SPERKA T, MANENT J, et al. Merlin/ neurofibromatosis type 2 suppresses growth by inhibiting the activation of Ras and Rac [J]. Cancer Res, 2007, 67(2):520–527.

[30] KARAJANNIS M A, LEGAULT G, HAGIWARA M, et al. Phase II study of everolimus in children and adults with neurofibromatosis type 2 and progressive vestibular schwannomas [J]. Neuro-oncol, 2014, 16(2):292–297.

[31] GOUTAGNY S, RAYMOND E, ESPOSITO-FARESE M, et al. Phase II study of mTORC1 inhibition by everolimus in neurofibromatosis type 2 patients with growing vestibular schwannomas [J]. J Neurooncol, 2015, 122(2):313–320.

[32] GOUTAGNY S, GIOVANNINI M, KALAMARIDES M. A 4-year phase II study of everolimus in NF2 patients with growing vestibular schwannomas [J]. J Neurooncol, 2017, 133(2):443–445.

[33] BLAKELEY J O, YE X, DUDA D G, et al. Efficacy and biomarker study of bevacizumab for hearing loss resulting from neurofibromatosis type 2-associated vestibular schwannomas [J]. J Clin Oncol, 2016, 34(14):1669–1675.

[34] KARAJANNIS M A, LEGAULT G, HAGIWARA M, et al. Phase II trial of lapatinib in adult and pediatric patients with neurofibromatosis type 2 and progressive vestibular schwannomas [J]. Neuro-oncol, 2012, 14(9):1163–1170.

[35] BEAUCHAMP R L, JAMES M F, DESOUZA P A, et al. A high-throughput kinome screen reveals serum/glucocorticoid-regulated kinase 1 as a therapeutic target for NF2-deficient meningiomas [J]. Oncotarget, 2015, 6(19):16981–16997.

[36] PETRILLI A M, GARCIA J, BOTT M, et al. Ponatinib promotes a G1 cell-cycle arrest of merlin/NF2-deficient human schwann cells [J]. Oncotarget, 2017, 8(19):31666–31681.

[37] BUSH M L, OBLINGER J, BRENDEL V, et al. AR42, a novel histone deacetylase inhibitor, as a potential therapy for vestibular schwannomas and meningiomas [J]. Neuro-oncol, 2011, 13(9):983–999.

[38] CHENG H, XIE Z, JONES W P, et al. Preclinical pharmacokinetics study of R- and S-enantiomers of the histone deacetylase inhibitor, AR-42 (NSC 731438), in rodents [J]. AAPS J, 2016, 18(3):737–745.

[39] AMMOUN S, SCHMID M C, TRINER J, et al. Nilotinib alone or in combination with selumetinib is a drug candidate for neurofibromatosis type 2 [J]. Neuro-oncol, 2011, 13(7):759–766.

[40] JAMES M F, HAN S, POLIZZANO C, et al. NF2/merlin is a novel negative regulator of mTOR complex 1, and activation of mTORC1 is associated with meningioma and schwannoma growth [J]. Mol Cell Biol, 2009, 29(15):4250–4261.

[41] JAMES M F, STIVISON E, BEAUCHAMP R, et al. Regulation of mTOR complex 2 signaling in neurofibromatosis 2-deficient target cell types [J]. Mol Cancer Res, 2012, 10(5):649–659.

[42] CLARK J J, PROVENZANO M, DIGGELMANN H R, et al. The ErbB inhibitors trastuzumab and erlotinib inhibit growth of vestibular schwannoma xenografts in nude mice: a preliminary study [J]. Otol Neurotol, 2008, 29(6):846–853.

[43] OSORIO D S, HU J, MITCHELL C, et al. Effect of lapatinib on meningioma growth in adults with neurofibromatosis type 2 [J]. J Neurooncol, 2018, 139(3):749–755.

［44］PLOTKIN S R, MERKER V L, HALPIN C, et al. Bevacizumab for progressive vestibular schwannoma in neurofibromatosis type 2: a retrospective review of 31 patients［J］. Otol Neurotol, 2012, 33(6):1046–1052.

［45］NUNES F P, MERKER V L, JENNINGS D, et al. Bevacizumab treatment for meningiomas in NF2: a retrospective analysis of 15 patients［J］. PLoS One, 2013, 8(3):e59941.

［46］TORTORA G, CIARDIELLO F, GASPARINI G. Combined targeting of EGFR-dependent and VEGF-dependent pathways: rationale, preclinical studies and clinical applications［J］. Nat Clin Pract Oncol, 2008, 5(9):521–530.

［47］HSU W, NGUYEN T, KLEINBERG L, et al. Stereotactic radiosurgery for spine tumors: review of current literature［J］. Stereotact Funct Neurosurg, 2010, 88 (5):315–321.

［48］YIN F F, RYU S, AJLOUNI M, et al. Image-guided procedures for intensitymodulated spinal radiosurgery. Technical note［J］. J Neurosurg, 2004,101(3)3:419–424.

［49］RYU S I, CHANG S D, KIM D H, et al. Image-guided hypo-fractionated stereotactic radiosurgery to spinal lesions［J］. Neurosurgery, 2001, 49(4):838–846.

［50］DE SALLES A A F, PEDROSO A G, MEDIN P, et al. Spinal lesions treated with Novalis shaped beam intensity-modulated radiosurgery and stereotactic radiotherapy［J］. J Neurosurg, 2004, 101(3) Suppl 3:435–440.

［51］GERSZTEN P C, BURTON S A, OZHASOGLU C, et al. Radiosurgery for spinal metastases: clinical experience in 500 cases from a single institution［J］. Spine, 2007, 32(2):193–199.

［52］ROCK J P, RYU S, YIN F F. Novalis radiosurgery for metastatic spine tumors［J］. Neurosurg Clin N Am, 2004, 15(4):503–509.

［53］DEGEN J W, GAGNON G J, VOYADZIS J M, et al. CyberKnife stereotactic radiosurgical treatment of spinal tumors for pain control and quality of life［J］.

J Neurosurg Spine, 2005, 2(5):540–549.

［54］Parsa A T, Lee J, Parney I F, et al. Spinal cord and intradural-extraparenchymal spinal tumors: current best care practices and strategies［J］. J Neurooncol, 2004, 69(1–3):291–318.

［55］ZUCKERMAN S L, CHOTAI S, DEVIN C J, et al. Surgical resection of intradural extramedullary spinal tumors: patient reported outcomes and minimum clinically important difference［J］. Spine, 2016, 41(24):1925–1932.

［56］CONTI P, PANSINI G, MOUCHATY H, et al. Spinal neurinomas: retrospective analysis and long-term outcome of 179 consecutively operated cases and review of the literature［J］. Surg Neurol, 2004, 61(1):34–43, discussion 44.

［57］COHEN-GADOL A A, ZIKEL O M, KOCH C A, et al. Spinal meningiomas in patients younger than 50 years of age: a 21-year experience［J］. J Neurosurg, 2003, 98(3) :258–263.

［58］DODD R L, RYU M R, KAMNERDSUPAPHON P, et al. CyberKnife radiosurgery for benign intradural extramedullary spinal tumors［J］. Neurosurgery, 2006, 58(4):674–685, discussion 674–685.

［59］SACHDEV S, DODD R L, CHANG S D, et al. Stereotactic radiosurgery yields longterm control for benign intradural, extramedullary spinal tumors［J］. Neurosurgery, 2011, 69(3):533–539, discussion 539.

［60］GERSZTEN P C, BURTON S A, OZHASOGLU C, et al. Radiosurgery for benign intradural spinal tumors［J］. Neurosurgery, 2008, 62(4):887–895, discussion 895–896.

［61］SCHULTHEISS T E, KUN L E, ANG K K, et al. Radiation response of the central nervous system［J］. Int J Radiat Oncol Biol Phys, 1995, 31(5):1093–1112.

［62］ISAACSON S R. Radiation therapy and the management of intramedullary spinal cord tumors［J］. J Neurooncol, 2000, 47(3):231–238.

［63］RAMPLING R, SYMONDS P. Radiation myelopathy［J］. Curr Opin Neurol, 1998, 11 (6):627–632.

［64］HOPEWELL J W, MORRIS A D, DIXON-BROWN

A. The influence of field size on the late tolerance of the rat spinal cord to single doses of X rays ［J］. Br J Radiol, 1987, 60(719):1099–1108.

［65］GIBBS I C, PATIL C, GERSZTEN P C, et al. Delayed radiationinduced myelopathy after spinal radiosurgery ［J］. Neurosurgery, 2009, 64(2):A67–A72.

［66］JOKICH P M, RUBIN J M, DOHRMANN G J. Intraoperative ultrasonic evaluation of spinal cord motion ［J］. J Neurosurg, 1984, 60(4):707–711.

［67］HALLIDAY A L, SOBEL R A, MARTUZA R L. Benign spinal nerve sheath tumors: their occurrence sporadically and in neurofibromatosis types 1 and 2 ［J］. J Neurosurg, 1991, 74(2):248–253.

［68］SEPPÄLÄ M T, HALTIA M J, SANKILA R J, et al. Long-term outcome after removal of spinal neurofibroma ［J］. J Neurosurg, 1995, 82(4): 572–577.

［69］ZOU H, LUO L, XUE H, et al. Preliminary experience in laparoscopic resection of hepatic hydatidectocyst with the Da Vinci Surgical System (DVSS): a case report ［J］. BMC Surg, 2017, 17(1):98.

［70］NOVARA G, LA FALCE S, KUNGULLI A, et al. Robotassisted partial nephrectomy ［J］. Int J Surg, 2016, 36(Pt C):554–559.

［71］SINNO A K, FADER A N. Robotic-assisted surgery in gynecologic oncology ［J］. Fertil Steril, 2014, 102(4):922–932.

［72］PACCHIAROTTI G, WANG M Y, KOLCUN J P G, et al. Robotic paravertebral schwannoma resection at extreme locations of the thoracic cavity ［J］. Neurosurg Focus, 2017, 42(5):E17.

［73］YANG M S, KIM K N, YOON D H, et al. Robot-assisted resection of paraspinal schwannoma ［J］. J Korean Med Sci, 2011, 26(1):150–153.

［74］OH J K, YANG M S, YOON D H, et al. Robotic resection of huge presacral tumors: case series and comparison with an open resection ［J］. J Spinal Disord Tech, 2014, 27(4):E151–E154.

［75］YIN J, WU H, TU J, et al. Robot-assisted sacral tumor resection: a preliminary study ［J］. BMC Musculoskelet Disord, 2018, 19(1):186.

［76］BEDERMAN S S, LOPEZ G, JI T, et al. Robotic guidance for en bloc sacrectomy: a case report ［J］. Spine, 2014, 39(23):E1398–E1401.

［77］GHASEM A, SHARMA A, GREIF D N, et al. The arrival of robotics in spine surgery: a review of the literature ［J］. Spine, 2018, 43(23): 1670–1677.

［78］YU L, CHEN X, MARGALIT A, et al. Robot-assisted vs freehand pedicle screw fixation in spine surgery—a systematic review and a meta-analysis of comparative studies ［J］. Int J Med Robot, 2018, 14(3): e1892.

［79］HU X, LIEBERMAN I H. What is the learning curve for robotic-assisted pedicle screw placement in spine surgery? ［J］. Clin Orthop Relat Res, 2014, 472(6): 1839–1844.

［80］KARAS C S, CHIOCCA E A. Neurosurgical robotics: a review of brain and spine applications［J］. J Robot Surg, 2007, 1(1):39 43.

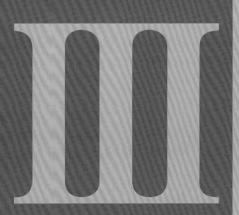

第三部分
周围神经肿瘤

Ⅲ

11 周围神经肿瘤：组织病理学和放射学

Luis Manon, David Nai, Akua Graf, Amanda Allen, Christopher Florido, Young Jun Lee, Tibor Valyi-Nagy

概要

本章将回顾与周围神经肿瘤相关的组织学和放射学表现，重点介绍神经鞘肿瘤，包括神经纤维瘤、神经鞘膜瘤、神经束膜瘤和恶性周围神经鞘肿瘤。这些肿瘤存在部分形态学特征的重叠，其中部分肿瘤与遗传性疾病相关，增加了这些肿瘤的临床诊治困难。

关键词：周围神经鞘瘤，组织学，放射学，鞘瘤，神经纤维瘤，神经束膜瘤，混合性神经鞘瘤，恶性周围神经鞘瘤

11.1 神经纤维瘤

神经纤维瘤是一种常见的良性神经鞘肿瘤，由肿瘤性的施万细胞和多种非肿瘤性细胞构成，包括成纤维细胞、神经束膜样细胞和肥大细胞，通常还包含残存的轴突。在没有临床综合征的患者中，绝大多数神经纤维瘤是孤立性病变，而 1 型神经纤维瘤病（NF1）患者通常有多个病变。神经纤维瘤可表现为局限性的皮肤神经纤维瘤，较深的周围神经局限性肿块称为局限性的神经内神经纤维瘤，累及多个神经束的丛状神经纤维瘤，弥漫性的皮肤神经纤维瘤，以及躯体软组织的广泛累及。

非 NF1 个体的散发性神经纤维瘤被认为是由体细胞的神经纤维蛋白双等位基因失活导致。神经纤维蛋白由位于 17q11.2 的 NF1 基因编码，是一种肿瘤抑制蛋白，是与细胞存活和增殖相关的 Ras 信号通路的负调节因子。神经纤维蛋白的缺失导致 Ras 信号传导增强，促进细胞的生长和增殖。NF1 是一种常染色体显性综合征，与神经纤维蛋白的胚系失活相关。在 NF1 中，神经纤维瘤在体细胞残存的野生型 NF1 等位基因失活后发生。

11.1.1 神经纤维瘤的病理学 / 解剖学变异

局限性皮肤神经纤维瘤

这种最常见的神经纤维瘤表现为直径 2 cm 的柔软、无痛的皮肤或皮下结节。大多数孤立、散发于年轻人。在 NF1 患者，通常为多发性，在青春期后其大小和数量逐步增加。

局限性神经内神经纤维瘤

这些神经纤维瘤局限于单个神经束或神经，远较局限性皮肤神经纤维瘤少见。它们可在从脊神经根到远端末梢神经沿线的任何一点发出，但大多数影响颈丛、臂丛或腰骶丛的大神经。多发性肿瘤通常与 NF1 相关。受累神经的神经束膜和神经外膜形成薄鞘。肿瘤大体外观为灰色到灰褐色，半透明，纺锤形病变，边界清晰。切片显示肿瘤起源神经，包埋于肿瘤内。

丛状神经纤维瘤

丛状神经纤维瘤累及并扩展多个神经束，几乎完全与 NF1 相关。同其他变体相比，更易恶变，发展为恶性周围神经鞘肿瘤（MPNSTs）

的终生风险约为 10%。往往发生于较大的神经，并可在同一神经的多个分支中生长。它可表现为多个梭形团块藤枝状连接或类似"一袋虫"样的轮廓外型光滑的、长卵圆形结构，扭曲的神经束亦可受累。肿瘤细胞隐匿在神经纤维之间，扩张神经膜。肿瘤可穿过神经外膜侵入周围软组织；显微镜下可观察到器官和内脏受累。

巨大软组织神经纤维瘤

所有罹患这种神经纤维瘤变异的患者都有 NF1。顾名思义，它会导致躯体受累部位的巨大扩张。肿瘤可导致局限性肢体肥大，使身体局部变形。肿瘤通常浸润较深的组织，表面的皮肤可有色素沉着。

弥漫性皮肤神经纤维瘤

这一罕见肿瘤的定义不清，以斑块样皮肤和皮下病变为特征，通常累及儿童和年轻人的头部或颈部，仅在少数病例与 NF1 相关。肿瘤浸润真皮，包裹皮肤附件，并沿皮下脂肪组织和结缔组织间隔扩展。

11.1.2　神经纤维瘤的显微病理学

神经纤维瘤是一种常见的良性神经鞘肿瘤，由肿瘤性的施万细胞和多种非肿瘤性细胞构成，包括成纤维细胞、神经束膜样细胞和肥大细胞，通常还包含残存的轴突（图 11.1）。大多数神经纤维瘤细胞数较少，大间距分布，细长卵圆形细胞核常呈弧形。胶质基质中几乎没有细胞质。黏多糖基质在苏木精－伊红（HE）染色切片上呈水蓝色，在阿尔辛蓝染色上呈阳性；PAS 弱反应性。细胞核是神经鞘瘤细胞核的 1/3~1/2 大小。胶原束呈紧凑的"胡萝卜丝"样。退行性异型性病变是最常见的良性非典型性变，仅细胞核异型性变并不重要。细胞核增大，染色质浓密，核仁不明显，胞质假包涵体。无明显的 MIB-1 标记或有丝分裂活动。

非典型神经纤维瘤是一种很难与低度 MPNST 区分的变异，其亦存在令人担忧的组织学特征，如高细胞密度、散在的有丝分裂活动、单形细胞学，和（或）细胞异型性束状生长。非典型神经纤维瘤可能表现为 CDKN2A 失活，p16 表达缺失。在 NF1 病例，生物学潜能不确定的非典型神经纤维瘤性肿瘤（ANNUBP）这一术语最近被提出用于至少具有以下两种特征

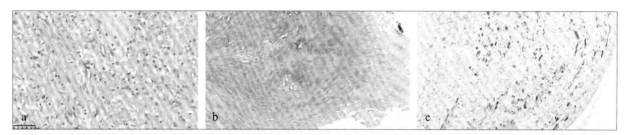

图 11.1　神经纤维瘤组织病理学。a. 切片苏木精－伊红（HE）染色显示梭形细胞肿瘤，胶原基质中有细长的细胞核；b. 免疫组织化学染色，许多肿瘤细胞 S-100（棕色）染色呈阳性；c. 棕色染色突出显示神经纤维瘤内的轴突（神经丝免疫染色）

的病变，包括非典型性、神经纤维瘤结构的丧失、高细胞数和（或）每高倍视野有丝分裂活动大于 1/50 但小于 3/10。该诊断提示需额外采样、临床相关会诊，以及尽可能的病理专家会诊咨询，以判定或排除 MPNST。

神经纤维瘤 S-100 染色阳性，尽管染色通常不涉及所有肿瘤细胞。SOX-10 染色模式类似。通常只能检测到数量有限的 EMA 阳性细胞，突出显示神经束膜样细胞。神经纤维瘤的免疫组化染色未显示 MPNST 特征性的 H3K27me3 染色缺失或 p53 染色增加。

11.1.3 神经纤维瘤的放射学特征

在磁共振成像（MRI）上，神经内神经纤维瘤在 T1 序列上呈拉长状类似肌肉信号强度的肿块。T2 加权像上呈高信号强度，增强通常不均匀强化（图 11.2，11.3）。在 T2 像上，有特征

性的中心低信号区靶征，但无特异性。在计算机断层扫描（CT）上，神经纤维瘤呈低密度，有时有中心高密度。丛状神经纤维瘤表现为随神经延伸的多叶性肿块。

根据肿瘤的代谢活动，氟脱氧葡萄糖（FDG）- 正电子发射断层扫描（PET）可能有助于区分 MPNSTs 和良性周围神经鞘肿瘤，恶性肿瘤显示中度至高度的 FDG 积聚。

11.2 神经鞘瘤

神经鞘瘤是完全由施万细胞构成的良性周围神经系统肿瘤。主要有三种类型：常规神经鞘瘤、细胞性神经鞘瘤和丛状神经鞘瘤。黑色素神经鞘瘤越来越被认为是一单独实体，而不是神经鞘瘤的变异。

绝大多数神经鞘瘤是单一的没有影响患者临床综合征的散发性病变。这些病变被认为是

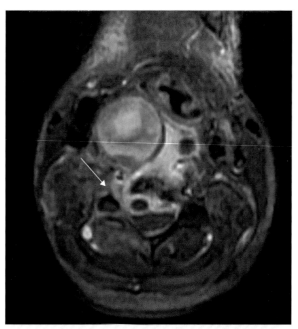

图 11.2　神经纤维瘤颈椎轴位 MRI。上颈椎轴位 T1 加权增强图像显示一周边强化的髓外硬膜内肿块，将脊髓向后推移，并使左侧椎间孔变宽（箭头所示）

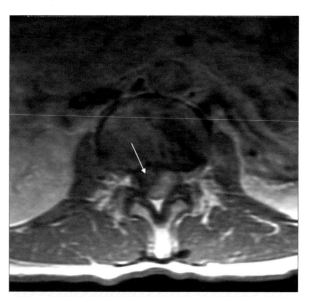

图 11.3　神经纤维瘤腰椎轴位 MRI。腰椎轴位 T2 加权像显示髓外硬膜内肿块（箭头所示）向左推移脊髓圆锥

由影响 22q12.2 上的编码 merlin 蛋白（也称为施万蛋白或神经纤维蛋白 2）的 NF2 基因的双等位基因功能缺失突变引起。约 10% 的神经鞘瘤与 2 型神经纤维瘤病（NF2）或神经鞘瘤病有关。NF2 是一种常染色体显性遗传疾病，与 NF2 种系突变失活有关。双侧前庭神经鞘瘤是 NF2 的特征性表现，除外其他肿瘤，患者还表现有其他颅神经、脊神经、周围神经和皮神经的神经鞘瘤。神经鞘瘤病以多发性神经鞘瘤为特征，与肿瘤细胞中的 22q SMARCB1 或 LZTR1 突变和 NF2 基因失活有关，而非胚系细胞。

11.2.1 常规神经鞘瘤

常规的非黑色素性神经鞘瘤是具有典型包膜的良性肿瘤，好发于 40~60 岁，无明显性别差异。大体观为光滑或分叶状，棕褐色，有灰色和白色斑点。神经鞘瘤最常见于皮肤和皮下组织的周围神经。周围神经鞘瘤通常累及头颈部和肘部、腕部或膝部的屈面。在脊柱，多数神经鞘瘤累及感觉神经根。颅内神经鞘瘤最常累及第 8 颅神经。双侧前庭神经鞘瘤是 NF2 的特征性表现。神经鞘瘤很少发生在内脏。大体观常为球形肿瘤，切片可见出血性和囊性变切面。

11.2.2 常规神经鞘瘤的显微病理学

与常规神经鞘瘤相关的特征性组织病理学表现包括检测到细胞数较多的梭形细胞肿瘤，细胞密度较高或较少的疏松肿瘤区域，分别称为 Antoni A 区和 B 区（图 11.4）。常见有纤维包膜、核栅栏（Verocay 小体）、玻璃样变血管、囊性变、局灶性慢性炎症和陈旧性出血。检测到的退行性细胞核异型（古老变化）和散在的有丝分裂活动与良性 WHO I 级神经鞘瘤的诊断一致。若检测到神经纤维，则位于病变邻近或周围。

免疫组织化学染色，肿瘤细胞对 S-100 均呈阳性，对 SOX10 亦呈阳性，并且可局灶性表达胶质纤维酸性蛋白（GFAP）。广泛的 IV 型胶原膜染色，超微结构研究显示施万细胞周围有连续的基板。肿瘤内神经丝免疫染色通常为阴性。常规神经鞘瘤的恶性转化极其罕见。

11.2.3 细胞性神经鞘瘤

这一类型是高细胞密度性肿瘤，根据定义，它完全或主要由组织病理学上的 Antoni A 肿瘤区域组成。细胞性神经鞘瘤多见于女性，最常见的部位包括后纵隔和骨盆。有丝分裂活性可非常明显，每 10 个高倍镜视野可达到 10 个有丝分裂。高细胞密度和有丝分裂活性常提示 MPNST 的鉴别诊断问题。支持细胞性神经鞘瘤诊断的组织病理学和免疫组化染色结果包括检测到瘤周包膜、局灶性慢性炎症、S-100 和 SOX10 的广泛表达，以及 H3K27me3 染色保留。细胞性神经

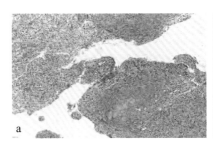
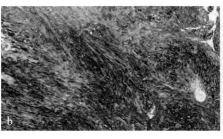

图 11.4 神经鞘瘤组织病理学。a. 苏木精 – 伊红（HE）染色切片显示梭形细胞肿瘤，细胞较多和较少（Antoni a 和 Antoni B）区域；b. 免疫组化染色显示肿瘤细胞 S-100（棕色）染色阳性

鞘瘤是良性肿瘤，恶性转化极其罕见，但颅内、脊柱和骶骨区域的细胞性神经鞘瘤容易复发。

11.2.4 丛状神经鞘瘤

这一类型表现为丛状或多结节状生长模式，可具有常规或细胞性神经鞘瘤的组织学特征。多数肿瘤累及皮肤或皮下组织，同丛状神经纤维瘤的鉴别十分重要，因为丛状神经鞘瘤无增高的恶性转化潜能。丛状神经鞘瘤与 NF2 和神经鞘瘤病有一定关联（各约 5%）。

11.2.5 黑色素性神经鞘瘤

黑色素性神经鞘瘤是由含黑素小体的可产生黑色素的神经鞘细胞构成的肿瘤，越来越多地被认为是一独立实体肿瘤，而不是神经鞘瘤的变异。黑色素性神经鞘瘤很少见，且多发于脊髓后根和椎旁神经节。黑色素性神经鞘瘤对 S-100 及 HMB45 和 melan-A 等黑色素瘤免疫组化标记物具有免疫反应性。一些黑色素性神经鞘瘤含有称为砂粒体的层状钙化。砂粒性黑色素性神经鞘瘤常与 Carney 综合征有关，Carney 综合征是一种常染色体显性遗传病，与雀斑状面部色素沉着，皮肤、软组织和心脏黏液瘤，内分泌失调相关。Carney 综合征患者中有一半合并 PRKAR1A 肿瘤抑制基因突变。在与 Carney 综合征无关的黑色素性神经鞘瘤中，也可通过免疫染色检测到 PRKAR1A 蛋白的缺失。与常规神经鞘瘤不同，很大一部分黑色素性神经鞘瘤将逐步恶变。

11.2.6 神经鞘瘤的放射学特征

常规神经鞘瘤在放射学上常表现为边界

清晰的球状肿块，常可显示肿瘤神经起源。在 MRI 上，T1 像呈低或等信号，但在 T2 像呈高亮信号，常显示与包膜和囊性变一致的低信号边缘（图 11.5，11.6）。靶征在神经纤维瘤比神经鞘瘤中更常见。

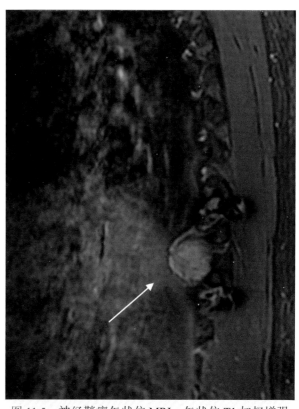

图 11.5 神经鞘瘤矢状位 MRI。矢状位 T1 加权增强图像显示椎旁肿块，不均匀强化（箭头所示）

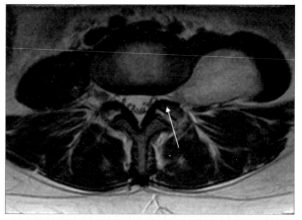

图 11.6 神经鞘瘤腰椎轴位 MRI。腰椎轴位 T2 加权像显示左侧椎间孔有一膨胀性 T2 像不均匀高信号肿块（箭头）

11.3 神经束膜瘤

神经束膜瘤是一种完全由神经束膜细胞构成的罕见肿瘤。神经内神经束膜瘤是良性肿瘤，位于周围神经的神经内膜内。软组织神经束膜瘤通常与神经无关，亦为良性，尽管也存在罕见的恶性形式，即神经束膜 MPNST。对神经束膜瘤的分子研究显示单体 22 号染色体。与 NF1 或 NF2 无关。

神经内神经束膜瘤曾被称为"局限性肥厚性神经病"，通常表现为青春期或成年早期肢体周围神经的圆柱形肿大，无性别差异。显微镜下，神经束膜细胞包裹各个神经纤维或形成没有中央神经纤维的螺环。无明显的核异型性或有丝分裂活动。假洋葱球样结构一词缘于神经内神经束膜瘤和肥厚性神经病之间结构的相似性。免疫组织化学染色显示，神经束膜细胞 EMA 染色呈广泛的膜样反应。环绕神经纤维的神经束膜细胞层（假洋葱球）无 S-100 染色。S-100 和神经丝免疫染色突出显示被包裹神经纤维。神经内神经束膜瘤为良性，但常导致神经功能丧失。

软组织神经束膜瘤通常累及成人，位于软组织深部，与神经无明显联系。有小宗报道，肿瘤可分布于肠道，被称为肠道神经束膜瘤。

显微镜下，软组织神经束膜瘤中的肿瘤细胞形成轮辐状、束状或捆状结构。单个细胞呈纺锤状。肿瘤细胞 EMA 阳性，S-100 阴性（图 11.7）。通常不存在有丝分裂和坏死。网状变异体有花边和网状结构，与梭形细胞的吻合索相连。硬化型软组织神经束膜瘤的细胞常呈上皮样，嵌入致密的胶原基质中。软组织神经束膜瘤为良性，不过也存在罕见恶性形式，即神经束膜 MPNSTs。其特点是细胞数增多，有丝分裂活跃，有时还伴坏死。

11.4 混合性神经鞘肿瘤

混合性神经鞘肿瘤是一种良性肿瘤，表现出一种以上良性周围神经鞘肿瘤的混合特征。两种更常见的类型包括神经鞘瘤（神经束膜瘤）和神经纤维瘤（神经鞘瘤）。

混合性神经鞘瘤——神经束膜瘤通常散发。病变通常呈边界清楚的局限性病变，但无明显包膜。显微镜检显示良性梭形细胞瘤，神经束膜瘤样结构。免疫组化染色分别显示相应结构的 S-100 和 EMA 阳性细胞、施万细胞和神经束膜细胞。

混合性神经纤维瘤——神经鞘瘤是神经鞘瘤病常见类型，也见于 NF2 和 NF1 患者。这些

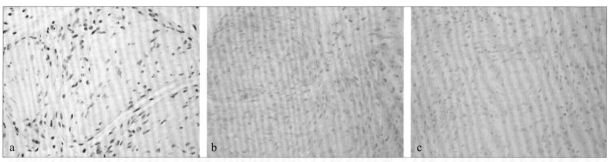

图 11.7 神经束膜瘤组织病理学。a.软组织神经束膜瘤。上图：切片苏木精－伊红（HE）染色显示梭形细胞肿瘤，肿瘤细胞形成轮辐状结构；b.肿瘤细胞 EMA 染色阳性；c.肿瘤细胞 S-100 阴性

肿瘤中的神经鞘瘤成分通常表现为神经纤维瘤的背景下的含 Verocay 小体的细胞性 Antoni A 区。

11.5 神经鞘黏液瘤、皮肤神经鞘黏液瘤、神经节细胞瘤和颗粒细胞瘤

良性神经源性肿瘤还包括神经鞘黏液瘤、皮肤神经鞘黏液瘤、神经节细胞瘤和良性颗粒细胞瘤；然而，对这些肿瘤的详细讨论超出了本章范畴。

神经鞘黏液瘤是一种良性的，通常在皮肤的梭形细胞肿瘤，以施万细胞分化为特征，最常见于年轻人的头颈部。肿瘤为孤立的坚固的局限性肿块，通常直径小于 3 cm。它由位于富含黏蛋白的基质中的 S-100 阳性梭形细胞构成的小叶组成，无肿瘤包膜。

皮肤神经鞘黏液瘤（neurothekeoma）是一种良性皮肤肿瘤，主要影响儿童和年轻人的面部、手臂和肩部。肿瘤为孤立的、坚固的、局限肿块，通常直径小于 3 cm。它由黏液样基质中的上皮样细胞或梭形细胞组成。肿瘤细胞 S-100 免疫染色呈阴性。

节细胞神经瘤是由神经节细胞、卫星细胞、无髓轴突和施万细胞组成的良性肿瘤（图 11.8）。肿块多为直径小于 15 cm，位于 10 岁以下儿童的纵隔、腹膜后和骨盆的孤立的、局限性的、包膜菲薄的肿块。内脏受累可能是弥漫性的，与 MEN- Ⅱ b 有关。胃肠道息肉样节细胞神经瘤也见于 Cowden 综合征、青少年息肉病、结节性硬化症和 NF1 患者。显微镜检显示分化良好，但有时多核的神经节细胞聚集或分散分布，其内卫星细胞数少于正常神经节中的神经节细胞的卫星细胞数（图 11.8）。分布于无髓轴突的背景之中。罕有进展为 MPNST。

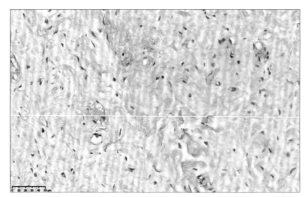

图 11.8　节细胞神经瘤切片。苏木精 – 伊红（HE）染色显示节细胞神经瘤由神经节细胞、卫星细胞、轴突和施万细胞组成

颗粒细胞肿瘤的特征是，由于具有大量的细胞质溶酶体，肿瘤细胞具有特征性的颗粒细胞质，被认为是神经鞘源性病变。大多数颗粒细胞瘤是良性肿瘤，表现为单发的直径小于 3 cm 的结节，累及皮肤、皮下组织、舌头，累及内脏罕见。肿瘤细胞 S-100、SOX10、PAS 和 CD68 染色阳性。恶性颗粒细胞瘤极其少见，必须符合恶性组织学特征或尽管组织学良性但临床行为恶性的条件。恶性颗粒细胞瘤的组织学诊断需符合后续内容中的三个特征，包括显著的细胞数、细胞多形性、高核浆比、核仁明显、有丝分裂活跃、存在梭形细胞和坏死。

11.6 恶性周围神经鞘瘤

MPNSTs 是恶性肿瘤，表现为施万细胞或神经束膜细胞分化的特征。这些肿瘤可能发生在周围神经或神经外软组织。在中位年龄为 26 岁的患者中，小部分 MPNSTs 与 NF1 相关，为丛状或神经内神经纤维瘤的恶性进展。散发性 MPNSTs 通常起源于大型周围神经，无良性前体病变，受累患者中位年龄 62 岁。10%~20% 的 MPNSTs 形成于先前放射部位。MPNSTs 与 NF1

相关，在散发病例具有 NF1、CDKN2A 和多克隆阻遏物复合物 EED 和 SUZ12 的高度反复失活。

累及神经的 MPNSTs 大体呈梭形，而那些与神经无关的大体呈球状。在诊断时，MPNSTs 通常大于 5 cm。MPNSTs 的剖面可见明显的坏死和出血。

MPNST 的组织病理学表现多样。大多数 MPNSTs 是高度多细胞性肿瘤，包含紧密排列的梭形细胞，细胞核浓染增大，细胞质含量不一，呈"人"字形或束状生长（图 11.9）。大多数高倍镜检查显示每 10 个高倍镜视野中有 10 个以上的有丝分裂和坏死，或每 10 个高倍镜视野中有 20 个以上的有丝分裂不伴坏死。细胞间散布少量胶原纤维。细胞核的大小至少是神经纤维瘤中细胞核的 3 倍。细胞多形性可见，常表现为散在的肿瘤巨细胞形式。约 15% 的 MPNSTs 级别较低，细胞密度和有丝分裂活性较低，且不伴坏死。如上文神经纤维瘤部分所述，非典型神经纤维瘤是一种神经纤维瘤变体，难以同低度 MPNST 区分。在 NF1 的背景下，不确定生物潜能的非典型神经纤维瘤性肿瘤（ANNUBP）一词最近被提出用于至少具有两个后续特征的病

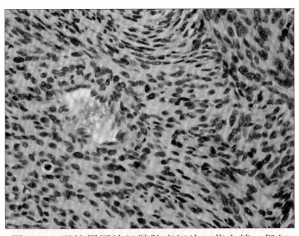

图 11.9 恶性周围神经鞘肿瘤切片。苏木精 – 伊红（HE）染色显示高级别富细胞梭形细胞肿瘤，细胞核深染，有丝分裂活跃

变，这些特征包括非典型性、神经纤维瘤结构的丧失、高细胞性和（或）有丝分裂活性 >1/50 但 <3/10 高倍镜视野。这一诊断提示需额外取样、结合临床，以及可能的病理学专家会诊，以判定或排除低级别 MPNST。

免疫组化研究对 MPNST 的诊断很重要。尽管 S-100 可在低级别 MPNSTs 中广泛表达，但在更常见的高级别 MPNSTs 中 S-100 的表达通常仅限于局灶性表达，在极少数病例中无法检测到。在高级别 MPNSTs 中，SOX10 的表达也呈局灶性或阴性。在许多散发性和放射诱导的 MPNSTs 中，肿瘤细胞核中 H3K27me3 染色完全缺失，在 NF1 相关的 MPNSTs 中也不太常见。影响生存的因素包括 MPNST 发生于重要位置、肿瘤直径大于 5 cm 或 10 cm、次全切除、手术切缘阳性和 MPNST 复发或转移。

11.6.1 MPNST 的放射学特征

在 MRI 上，肿瘤边缘不规则、异质性、浸润脂肪平面和瘤周水肿有利于提示 MPNST 而非良性周围神经鞘肿瘤（图 11.10，11.11）。根据肿瘤的代谢活性，FDG-PET 有助于区分 MPNSTs 和良性周围神经鞘肿瘤，恶性肿瘤显示中度至高度 FDG 积聚。

具有神经束膜分化的 MPNSTs 罕见，由呈螺旋状或轮辐状排列的梭形肿瘤细胞组成。肿瘤细胞 EMA 阳性，S-100 阴性。这种变异似乎比常规的 MPNSTs 侵袭性要弱。

上皮样 MPNSTs 由上皮样恶性细胞构成，可能演变于先前存在的神经鞘瘤。临床罕见，与 NF1、NF2 或神经鞘瘤病无关。大多数上皮样 MPNSTs 表达 S-100，因肿瘤细胞具有细胞周基底层，亦可显示Ⅳ型胶原和层黏连蛋白的膜染色。

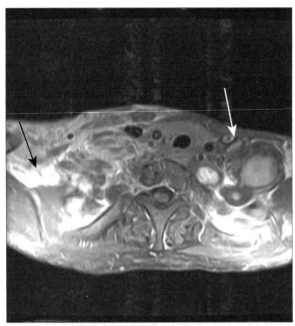

图 11.10　恶性周围神经鞘肿瘤轴位 MRI。轴位 T1 加权增强磁共振成像（MRI）显示锁骨上区域的不均匀强化实体肿块（箭头）

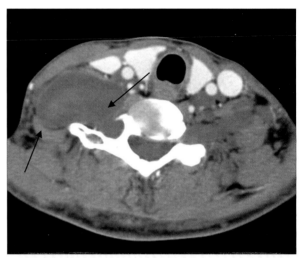

图 11.11　恶性周围神经鞘肿瘤轴位 CT。轴位增强计算机断层扫描（CT）显示双侧低密度病变累及并扩大右侧椎间孔（箭头）

异质分化的 MPNSTs 少见，可表现为横纹肌肉瘤、软骨肉瘤、骨肉瘤、血管肉瘤或腺体样成分。与 NF1 相关，预后不良。

11.7　结论

神经鞘肿瘤的诊断需要彻底了解这些肿瘤有哪些类似组织学和影像学特征，了解它们与各种遗传疾病的潜在关联。

参考文献

［1］LOUIS D N, OHGAKI H, WIESTLER O D, et al. World Health Organization Histological Classification of Tumours of the Central Nervous System［M］. France: International Agency for Research on Cancer, 2016.

［2］RODRIGUEZ F J, GIANNINI C, SPINNER R J, et al. Tumors of peripheral nerves［M］// PERRY A, BRAT A J, et al. Practical Surgical Pathology. A Diagnostic Approach. Philadelphia: Elsevier, 2018: 323–373.

［3］ANTONESCU C, SCHEITHAUER B W, WOODRUFF J M. Tumors of the Peripheral Nervous System: AFIP Atlas of Tumor Pathology, Series 4［M］. Silver Spring, MD: ARP Press, 2013.

［4］DE LUCA-JOHNSON J, KALOF A N. Peripheral nerve sheath tumors: an update and review of diagnostic challenges［J］. Diagn Histopathol, 2016, 22: 447–457.

［5］MIETTINEN M M, ANTONESCU C R, FLETCHER C D M, et al. Histopathologic evaluation of atypical neurofibromatous tumors and their transformation into malignant peripheral nerve sheath tumor in patients with neurofibromatosis 1-a consensus overview［J］. Hum Pathol, 2017, 67: 1–10.

［6］SCHAEFER I M, FLETCHER C D M. Recent advances in the diagnosis of soft tissue tumours［J］. Pathology, 2018, 50(1):37–48.

［7］HIRBE A C, GUTMANN D H. Neurofibromatosis

type 1: a multidisciplinary approach to care ［J］. Lancet Neurol, 2014, 13(8):834–843.

［8］ BERNTHAL N M, JONES K B, MONUMENT M J, et al. Lost in translation: ambiguity in nerve sheath tumor nomenclature and its resultant treatment effect ［J］. Cancers (Basel), 2013, 5(2):519–528.

［9］ BEERT E, BREMS H, DANIËLS B, et al. Atypical neurofibromas in neurofibromatosis type 1 are premalignant tumors ［J］. Genes Chromosomes Cancer, 2011, 50(12):1021–1032.

［10］ PILAVAKI M, CHOURMOUZI D, KIZIRIDOU A, et al. Imaging of peripheral nerve sheath tumors with pathologic correlation: pictorial review ［J］. Eur J Radiol, 2004, 52(3):229–239.

［11］ TAGLIAFICO A S, ISAAC A, BIGNOTTI B, et al. Nerve tumors: what the MSK radiologist should know ［J］. Semin Musculoskelet Radiol, 2019, 23(1):76–84.

［12］ CHICK G, HOLLEVOET N, VICTOR J, et al. The role of imaging in isolated benign peripheral nerve tumors: a practical review for surgeons ［J］. Hand Surg Rehabil, 2016, 35(5):320–329.

［13］ ASSADI M, VELEZ E, NAJAFI M H, et al. PET imaging of peripheral nerve tumors ［J］. PET Clin, 2019, 14(1):81–89.

［14］ TOVMASSIAN D, ABDUL RAZAK M, LONDON K. The role of ［18F］ FDG-PET/CT in predicting malignant transformation of plexiform neurofibromas in neurofibromatosis-1 ［J］. Int J Surg Oncol, 2016,2016:6162182.

［15］ ROSENKRANTZ A B, FRIEDMAN K, CHANDARANA H, et al. Current status of hybrid PET/MRI in oncologic imaging ［J］. AJR Am J Roentgenol, 2016, 206(1):162–172.

［16］ BROSKI S M, JOHNSON G B, HOWE B M, et al. Evaluation of (18)F-FDG PET and MRI in differentiating benign and malignant peripheral nerve sheath tumors ［J］. Skeletal Radiol, 2016, 45(8):1097–1105.

［17］ WARBEY V S, FERNER R E, DUNN J T, et al . ［18F］ FDG PET/CT in the diagnosis of malignant peripheral nerve sheath tumours in neurofibromatosis type-1 ［J］. Eur J Nucl Med Mol Imaging, 2009, 36(5):751–757.

［18］ ARDERN-HOLMES S, FISHER G, NORTH K. Neurofibromatosis type 2 ［J］. J Child Neurol, 2017, 32(1):9–22.

［19］ SCHAEFER I M, FLETCHER C D, HORNICK J L. Loss of H3K27 trimethylation distinguishes malignant peripheral nerve sheath tumors from histologic mimics ［J］. Mod Pathol, 2016, 29(1):4–13.

［20］ CASADEI G P, SCHEITHAUER B W, HIROSE T, et al. Cellular schwannoma. A clinicopathologic, DNA flow cytometric, and proliferation marker study of 70 patients ［J］. Cancer, 1995, 75(5):1109–1119.

［21］ BERG J C, SCHEITHAUER B W, SPINNER R J, et al. Plexiform schwannoma: a clinicopathologic overview with emphasis on the head and neck region ［J］. Hum Pathol, 2008, 39(5):633–640.

［22］ TORRES-MORA J, DRY S, LI X, et al. Malignant melanotic schwannian tumor: a clinicopathologic, immunohistochemical, and gene expression profiling study of 40 cases, with a proposal for the reclassification of "melanotic schwannoma." ［J］. Am J Surg Pathol, 2014, 38(1):94–105.

［23］ FANBURG-SMITH J C, MEIS-KINDBLOM J M, FANTE R, et al. Malignant granular cell tumor of soft tissue: diagnostic criteria and clinicopathologic correlation ［J］. Am J Surg Pathol, 1998, 22(7):779–794.

［24］ EVANS D G, BASER M E, MCGAUGHRAN J, et al. Malignant peripheral nerve sheath tumours in neurofibromatosis 1 ［J］. J Med Genet, 2002,39(5): 311–314.

［25］ HIROSE T, SCHEITHAUER B W, SANO T. Perineurial malignant peripheral nerve sheath tumor (MPNST): a clinicopathologic, immunohistochemical, and ultrastructural study of seven cases ［J］. Am J Surg Pathol, 1998, 22(11): 1368–1378.

12 周围神经和椎旁肿瘤的治疗

Abdullah M. Abunimer, Hussam Abou-Al-Shaar, Shashank V. Gandhi, Mark A. Mahan

概要

脊神经神经鞘肿瘤占原发性神经源性脊柱肿瘤的 25%，神经鞘瘤和神经纤维瘤是最常见的肿瘤。根据他们的大小、位置和对邻近神经血管结构的挤压情况而表现出多种多样的症状和体征。磁共振成像仍然是诊断的金标准，因为它可提供其他模式无法获取的神经结构空间分辨率和诊断信息。术前影像对描绘肿瘤大小、位置和邻近解剖结构的受累情况十分重要，据此可确定最佳手术入路。根据肿瘤的位置，描述了在不损害周围正常结构的前提下处理病变的各种手术方法。切除术常合并低风险的轻微神经影响。在本章中，我们将着重回顾神经鞘肿瘤的发病率、临床表现、影像学特征、诊治策略、手术方法、结果和潜在并发症。

关键词：神经鞘，周围神经，哑铃状肿瘤，施万细胞瘤，神经纤维瘤，椎旁肿瘤，恶性周围神经鞘肿瘤

12.1 引言

脊神经神经鞘肿瘤占原发性神经源性脊柱肿瘤的 25%，神经鞘瘤和神经纤维瘤是最常见的肿瘤，分别占神经鞘肿瘤的 80% 和 15%。原发性脊柱肿瘤的年发病率为（1.3~10.0）/10 万人，周围神经鞘肿瘤通常占上报数据的 1/3。

脊神经鞘肿瘤通常发生在硬膜内（50%~83%）；然而，它们也可发生在硬膜内/硬膜外（7%~24%）或完全硬膜外（2%~31%），不包括周围神经鞘肿瘤。脊神经鞘肿瘤可罕见发生在伴随脊髓穿通血管髓内部分的血管周围神经鞘。然而，最常见的是 Redlich–Obersteiner 区远端的神经鞘肿瘤，这里是脊神经根从脊髓发出几毫米处，在此处，少突胶质细胞髓鞘化向施万细胞髓鞘化过渡。哑铃状肿瘤产生于椎管内病变的椎间孔外延伸，见于 10%~15% 的脊神经鞘肿瘤，尤其神经纤维瘤。硬膜内神经鞘瘤较常见于胸腰椎，哑铃型肿瘤主要见于颈椎。

神经鞘肿瘤也可起源于四肢的周围神经或身体存在神经的任何地方。这些病变在组织学上与发生在椎管内的病变相同；因此，本章把这些肿瘤作为一个整体讨论。

组织病理学上，神经鞘肿瘤涵盖一系列病理诊断明确的病变，从良性实体病变，包括上述神经鞘瘤和神经纤维瘤，到以恶性周围神经鞘肿瘤（MPNSTs）为代表的高级别侵袭性病变。大多数神经鞘肿瘤起源于脊神经背根，而腹侧神经根肿瘤多为神经纤维瘤。尽管这些肿瘤具有侵袭性的组织学特征，但通常预后良好。相反，2.5% 的硬膜内脊神经鞘肿瘤为恶性，其中，至少一半以上发生在神经纤维瘤病患者。MPNSTs 预后不良，5 年生存率报道从 35% 到 52%，死亡率为 60%。此外，40% 的患者发生远处转移，中位时间位于初始诊断后的 12 个月内。

12.2 临床表现

散发性脊髓神经鞘瘤好发于 30~70 岁，发病高峰处于 50~60 岁。发病率男女相当。脊神经神经鞘肿瘤的症状和体征取决于其大小、位

置和对邻近神经血管结构的侵犯情况。对于大多数哑铃形肿瘤，其表现类似于单一神经根病。良性肿瘤的病程通常隐匿，随着病变的生长，症状由模糊轻微逐渐恶化。最初表现为典型的节段性疼痛，随后出现局部疼痛和神经受压症状，在疾病后期出现神经功能缺损。因此，在表现为脊髓病、神经根病或颈、背部疼痛的患者，将此类病变纳入鉴别诊断至关重要。较少见的症状包括脊髓受压迫引起的步态共济失调、运动无力、膀胱不全麻痹和感觉障碍。获得诊治前症状出现的平均持续时间为 2~3 年。与无NF2 的患者相比，2 型神经纤维瘤病（NF2）患者在早年出现多处病变的风险更高，并且更倾向于描述疼痛和出现严重的神经功能缺失。

发生于身体周围神经的神经鞘肿瘤的临床表现也取决于其大小、位置以及与邻近神经血管结构的关系。这些临床症状包括但不限于受累神经沿线的疼痛、肿胀、乏力和感觉异常。

12.3 鉴别诊断

椎旁神经和周围神经病变的鉴别诊断十分广泛，包括良性和恶性病变、血管异常、先天畸形和感染性实体。鉴别诊断包括神经鞘瘤、神经纤维瘤、神经瘤、MPNST、孤立性骨浆细胞瘤、肺上沟瘤、脊柱转移瘤、脊柱结核、假性脑膜膨出、脊椎包虫病、脊索瘤、椎间孔束膜囊肿、动脉瘤性骨囊肿和硬膜外蛛网膜囊肿等。

12.4 评估

12.4.1 病史和体检

完整详尽的病史和体格检查是确定病变位置水平和设计手术干预方案（如果需要）的第

一步。识别类似病变的家族史或错构瘤病家族史或个人史（包括关于神经纤维瘤病次要标准的开放性问题，如长骨骨折或视神经异常）很重要，因为这些线索可引导外科医生做出正确诊断。全面的神经系统检查，包括运动和感觉测试以及步态评估至关重要。

12.4.2 影像学评估

磁共振成像（MRI）平扫和增强扫描是神经鞘肿瘤患者诊断手段的金标准。它对于描述肿瘤的大小和位置、评估肿瘤的扩展程度和规划最佳的手术入路至关重要。此外，当此类肿瘤扩展至椎间孔或相邻大血管（包括椎动脉或腹部大血管）时，应完成血管造影、CT 血管造影（CTA）或磁共振血管造影（MRA）等血管检查。

伴或不伴脊髓造影的计算机断层扫描（CT）也有助于确定手术入路和所需的骨质去除范围，以获得足够的手术暴露，实现安全、完整的肿瘤切除。此外，有可能存在明显的骨质破坏，尤其在哑铃状病变，这可以在 CT 图像上充分显示。在计划行脊柱内固定手术时，这一点尤为重要，因为肿瘤改变了脊柱的典型解剖结构。对于不能耐受MRI或怀疑有蛛网膜憩室的患者，CT 脊髓造影是一种潜在替代方法。

髓外肿瘤的影像学特征

神经鞘肿瘤通常表现为相似的影像学特征，仅凭影像学难以区分。MRI 上的特征性影像学异常，如脑脊液（CSF）帽和脊髓或马尾移位，常见于髓外肿块，包括神经鞘肿瘤。对比剂增强扫描显著提高了 MRI 的敏感性，尤其在小肿瘤。在 T1 加权像上大多数髓外肿瘤同脊髓相比呈等信号或稍低信号。就脊髓而言，在 T2 加权像上，神经鞘肿瘤更可能为高信号。位于马尾的肿瘤在 T1 和 T2 加权序列上通常较脑脊液的信号强度要高。在大多数神经鞘肿瘤，通常均匀摄取造影剂，但在影像学研究中常可见肿瘤内囊肿、出血或坏死的异质性增强。正电子发射断层扫描（PET）-CT 或表观扩散系数（ADC）成像可为 MPNST 病例提供有价值信息。然而，神经鞘瘤的 PET-CT 通常升高；因此，PET-CT 通常用于已知的神经纤维瘤或神经纤维瘤病。然而，NF1 患者也会合并神经鞘瘤，因此，必须谨防过度解释 NF1 背景下 SUV 的升高。

12.5　分类系统

目前已有几种分类系统被提出用于描述脊神经鞘肿瘤。Asazuma 等根据肿瘤影像学表现对颈部哑铃状肿瘤进行了分类，提出了六种轴向界定类型（表 12.1，图 12.1）。

表 12.1　哑铃状肿瘤的分类

类型	描述
Ⅰ 型	局限于椎管内的硬膜内和硬膜外肿瘤，缩窄卡压于硬脊膜囊
Ⅱ 型	硬膜外肿瘤伴椎间孔处卡压缩窄和越来越多的椎间孔外生长
Ⅱa 型	硬膜外和椎间孔
Ⅱb 型	硬膜外和椎旁
Ⅱc 型	椎间孔和椎旁
Ⅲ 型	肿瘤缩窄卡压于硬脊膜和椎间孔
Ⅲa 型	硬膜内和硬膜外 - 椎间孔
Ⅲb 型	硬膜内和硬膜外 - 椎旁
Ⅳ 型	椎管内硬膜外，侵犯椎体
Ⅴ 型	硬膜外伴椎板外侵犯
Ⅵ 型	肿瘤多个方向侵犯骨结构

Nanda 等人提出一个更具包容性的分类系统，该系统充分考虑了肿瘤的不同成像模式，依据肿瘤的分类指导手术入路的决策。根据其分类系统，肿瘤被分为 A 型，主要为纵轴肿瘤；B 型，主要为横轴肿瘤；或 C 型，肿瘤巨大，多个轴向生长，不管有无骨侵犯。

最后，常用 Klekamp-Samii 和 Karnofsky 性能状态（KPS）评分系统评估周围神经和椎旁肿瘤患者术后的临床改善情况。

12.6　神经生理学评估

神经功能常通过临床检查和包括肌电图（EMG）在内的电生理诊断研究评估。电生理诊断研究提供了脊神经根皮支和肌支内急、慢性变化的证据。缓慢生长的肿瘤通常表现为运动单位的慢性重塑，而快速生长的肿瘤通常合并失代偿的急性失神经症状（如纤维颤动、尖波、插入电位活动）。这些发现提示需警惕诊断令人担忧的 MPNST。

12.7　组织活检

由于大多数脊神经鞘肿瘤为良性，不必常规行术前组织学活检。然而，在怀疑恶性肿瘤时，可在术前尝试经皮活检以获得组织学病理诊断，指导后续治疗。恶性神经鞘肿瘤的影像学特征包括体积大、边界相对不规则、病变快速生长、累及邻近骨或软组织。在获取经皮活检时须特别谨慎，避免肿瘤种植扩散。因此，如果认为有必要进行进一步的手术切除，外科医生和介入放射科医生之间的多学科入路和适当协作对于正确划定最佳活检部位而不损害手术径路至关重要。MPNSTs 的治疗处理超出本章讨论范围。

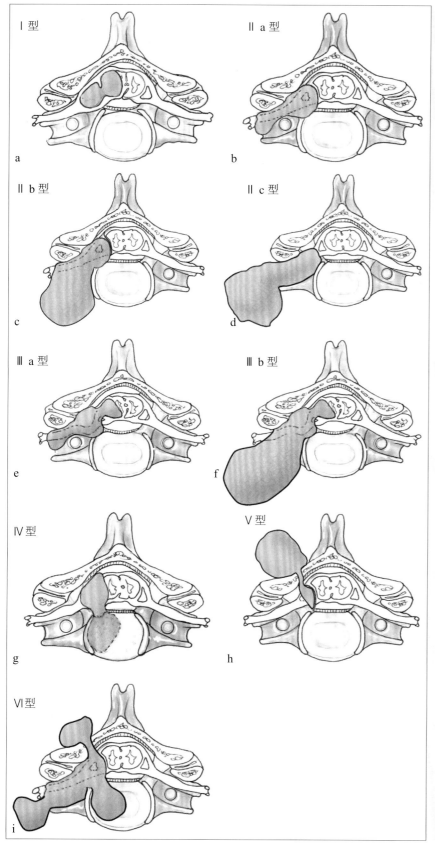

图 12.1 Asazuma 等基于影像学的哑铃状肿瘤解剖分类。a. Ⅰ型：局限于椎管内硬膜内和髓外肿瘤，仅硬膜处缩窄；b~d. Ⅱ型：硬膜外肿瘤，缩窄于椎间孔，根据硬膜外孔外扩展分为三种亚型；e, f. Ⅲ型：肿瘤在硬膜和椎间孔处受压缩窄，可延伸至椎旁；g. Ⅳ型：肿瘤侵犯椎体；h. Ⅴ型：肿瘤位于硬膜外，累及椎板；i. Ⅵ型：肿瘤向多个方向侵犯（Gragnaniello 等授权引用，图 59.1）

12.8 治疗

神经鞘肿瘤的外科治疗取决于患者的年龄、症状严重程度和持续时间、肿瘤位置和病变大小。这些因素对确定脊柱肿瘤患者的治疗计划非常重要。如果病变较小且无症状，或者患者的伴发病或一般功能状态不允许手术切除，通常则建议观察随访。偶尔，在多发性病变或肿瘤不能切除的患者和不能耐受手术的患者，放射外科是一种潜在替代方案。

各种可不损害周围正常结构的处理病变的手术入路已被描述。手术的目标是实现脊神经鞘肿瘤的完全切除，通常不完全切除病例常会复发，尤其在部分或次全切除的广泛椎旁受累的肿瘤以及 NF2 患者的肿瘤。

术前，可能需经动脉置管密切监测血压，尤其在脊髓严重受压需密切关注脊髓灌注的病例。此外，常规放置 Foley 导管和顺序加压装置。术前分别给予抗生素和类固醇以降低感染风险和减轻水肿。术后可停用或几剂后逐渐减少类固醇。应仔细监测血压，因为严重低血压可导致脊髓缺血和梗死。

在切除对脊髓有压迫效应的肿瘤时，应考虑术中使用体感诱发电位（SSEPs）和运动诱发电位（MEPs）对感觉和运动传导束进行神经生理监测。肌电图和直接神经根刺激对识别和保存神经元件至关重要。然而，除非使用特定的 SSEP 程序，否则直接刺激只能识别运动纤维。病变尾侧和头侧的 D 波监测对评估皮质脊髓束的完整性和功能有效。

切除的肿瘤需进行组织病理学检查，以确认诊断并指导进一步治疗。

12.9 手术入路

接下来的部分将回顾一些用于切除位于椎管和椎旁区域神经鞘肿瘤的手术入路。位于周围神经的神经鞘肿瘤的手术治疗取决于其确切位置、大小以及患者的症状和功能状态。通常，仅局部暴露受累区域即足以解决此类病变，描述如何切除每个周围神经起源肿瘤的内容超出本章范畴。本章剩余部分将着重介绍椎管和椎旁神经鞘肿瘤的手术入路。

12.9.1 后路

许多脊神经神经鞘肿瘤位于椎管的背侧或外侧，可通过后路手术治疗。即使病变位于腹侧，也可采用后路手术，因为神经鞘肿瘤通常会形成一个手术通道，允许在不过度压迫脊髓的情况下充分显露。例如，可以通过轻柔压迫脊髓经齿状韧带切除腹外侧病变。

插管后，患者俯卧于安置好胸垫的 Wilson 框架或开放式脊柱手术台。充分衬垫压迫受力点以避免神经病变的发生。对于颈椎和 T6 以上的胸椎病变，患者的手臂放在身体两侧；对于位于更尾部的病变，肩部外展 90°，手臂放于臂板上。以外科医生最舒适的方式方法到达手术区域。例如，本书高年资作者在处理大多数无须器械治疗的肿瘤时使用脊柱微创牵开器，包括骶骨孔和腰椎外侧椎间孔。

椎板切除的程度取决于脊髓受压的程度。通常，保留后张力带的半椎板切开术可减少对内固定的需求，这是十分有益的，因为融合手术后 MRI 上的金属伪影影响术后肿瘤复发的显示。然而，对于向侧方扩张的哑铃形肿瘤，可能需要进行完整的小关节切除术，在颈椎和腰椎通常需内固定。偶尔，为了更好地显露，需切除小关节或椎弓根，实现腹外侧手术通道。对于位于腹外侧的肿瘤，常切开齿状韧带，以充分显露肿瘤及其周围的结构。

在硬膜切开前可利用术中超声定位肿瘤。切开硬膜之前，须进行仔细的硬膜外止血。硬膜切口可在神经根袖上向外侧延伸，以充分显露扩展至椎间孔和孔外区域的肿瘤（若有）。在这种情况下，显露最多可达硬膜外侧缘外 4 cm。当肿瘤超出这一范围时，前外侧入路可能更有价值。

显微镜的放大效应有助于切除肿瘤和减少神经血管结构的损伤。肿瘤暴露后，可见蛛网膜黏附于肿瘤表面；必须切开和翻开蛛网膜。通过直接电刺激，识别神经组织，可以安全地从神经上分离出肿瘤。通常，可以识别一神经根进入和穿出肿瘤。在某些情况下，根据节段高低，可能需牺牲神经根以全切肿瘤，尽管神经根的功能束通常可通过将其从肿瘤表面四周游离出来而保存。对于一些位于近端且嵌入软膜的病变，切除肿瘤时可能也需要切除松解部分软膜。随后，电灼肿瘤及其包膜，以缩小肿瘤并减少血供。肿瘤生长的近端和远端神经、神经束或神经根随肿瘤一并切除。肿瘤切除后，可结合硬膜补片，严密缝合硬脊膜囊。

12.9.2　后外侧入路

后外侧入路有助于暴露于胸腰段脊髓腹侧的肿瘤。肋横突切除术入路通过切除近端肋骨、横突和椎弓根，侧方移位壁层胸膜和胸腔内容物，以增加腹侧显露。此外，外侧胸腔外入路是肋横突切除术入路的扩展，在这一入路，通过切除肋骨角肋骨获得手术窗，比标准的肋横突切除术入路更靠外。

在这些入路中，先进行标准的椎板切除术

骨切除。然后重心转移到切除肿瘤的硬膜内部分。一旦后部的肿瘤硬膜内部分切除后，在神经根袖套上做一个向侧方的"T"形硬膜切口，以获得更多的腹侧显露，为肿瘤切除提供安全的手术通道，而无须牵拉脊髓。腹侧椎旁部分通过外侧部分的显露切除，随后按标准方式闭合硬脊膜和皮下组织。

McCormick 指出，后外侧入路提供了一个比标准后路视野更宽广的手术野，这正为大型哑铃状肿瘤所需。这对于合并椎管内和椎旁扩大的哑铃状肿瘤及上胸椎椎旁哑铃状肿瘤尤为重要。这些入路的主要优点之一即能够提供与经胸和经腹入路相当的广泛的前方显露，但手术风险却较低。这些风险可能包括膈肌损伤、胸膜撕裂或腰大肌松弛。然而，考虑到这些入路的难度，充分了解胸腔胸膜后和腹膜后解剖对实现安全切除至关重要。此外，由于需要切除小关节和椎弓根，脊柱因医源性不稳而常需行脊柱内固定。

12.9.3　前外侧入路

颈椎前路手术

脊髓腹侧的肿瘤以及有较大侧方成分的肿瘤通常很难通过标准的后路到达。实现这种暴露的几个障碍包括广泛的后外侧骨切除导致脊柱不稳的风险、充分暴露腹侧下方肿瘤时施加在脊髓上的牵拉压迫力量，以及难以实现硬脊膜的水密缝合。因此，腹侧或腹外侧入路可能是切除这些肿瘤的最佳入路，无须前后联合入路。然而，一些外科医生可能会避免使用前路，因为他们在进行颈侧方解剖时缺乏自信，可能会寻求耳鼻喉科医生的帮助。尽管 Asazuma 等主张对Ⅱ b、Ⅱ c 和Ⅲ b 型肿瘤使用前后联合入路（图

12.1），但我们发现这些肿瘤无须联合入路。我们常规行颈侧方解剖，可直接切除椎间孔肿瘤而无须联合入路（图12.2）。对于一些Ⅳ型、Ⅴ型和Ⅵ型肿瘤，建议采用联合入路，因为肿瘤体积巨大，单纯前路无法实现完全切除。

Hakuba 等描述了他们在一期手术中采用经钩突椎间盘入路切除颈椎哑铃状肿瘤的经验，包括前路椎间盘切除术、同侧钩突切除术、肿瘤水平的椎体后外侧和后横脊切除术，以及椎间融合。他们发现，为了切除椎管内的大型肿瘤，有时可能需要切除椎体外侧部分。骨缺损可以以髂骨移植物填充，以促进融合。作者建议在颈椎哑铃状肿瘤累及不超过三个节段的病例使用该入路。

类似与颈动脉内膜切除术的高侧方解剖分离，为上颈椎前方椎旁肿瘤提供了充分显露。锁骨上入路为下颈椎和颈胸段脊柱前外侧方病变的显露提供通道。它类似于上颈椎的咽后入路或中颈椎的经钩突入路，其斜行径路为治疗颈椎外侧缘病变提供了有利位置。因此，这一入路为累及脊柱和脊神经的复杂病变提供全景显示。若病变位于 T1 水平以下，在大血管异常的情况下，或颈肋有可能阻碍显露时，通常禁忌采用该入路。锁骨上入路具有很多优势，包括可为充分进入多个椎体层面提供一个相对无血的操作平面，允许同期减压、植骨和内固定，可显露臂丛和脊柱前方，并允许早期解剖分离椎动脉。然而，它的缺点包括第一胸椎以下显露有限，以及无法到达脊柱后柱。

胸椎前入路

对于胸椎腹侧肿瘤，前外侧入路可能比椎板切除术效果要好。使用这些入路，后柱的稳定性保持完整。对于胸椎前外侧的显露，肋间

经胸入路提供了一个理想的手术通道，通过该入路，可很好地完成椎体切除、前柱内固定和脊柱重建。此外，脊髓前部肿瘤压迫可获得直接减压，无须操作神经结构。对于大型哑铃形肿瘤，可采用两期胸椎后和前入路分离肿瘤与下方神经结构的任何粘连（如果存在），并实现硬脊膜水密缝合。

近来，外科医生已经开始转向运用视频辅助的前路胸腔镜技术，而非常规开胸技术来处理脊髓腹侧肿瘤。胸腔镜手术被认为创伤较小，反映了与传统开放手术相比的许多优势。与传统前路手术相比，这种足够的小切口手术暴露可降低致病率、减少并发症、缩短住院时间和恢复时间、减少术后疼痛。在胸腔镜技术中，患者取侧卧位，单肺通气，同侧肺塌陷。通常放置三个套管以辅助胸腔镜手术。第一个套管插入第五肋间的腋前线处。为方便吸引和冲洗，在腋中线或腋后线插入第二个套管。第三个套管在靠近肿瘤的地方插入。肿瘤显露后，起开胸膜进入胸腔。随后将肿瘤切除并放入内镜标本回收袋中，以防止肿瘤种植污染胸腔。最后，插入一根胸管。Konno 等人采用了胸腔镜前路和后路联合入路，他们对胸椎硬膜外（椎旁）神经鞘瘤采用后路和前路联合入路，实现了肿瘤的完全切除，且没有一例出现脊柱不稳。胸腔镜技术的局限性在于无法充分解剖分离相关结构，因而保存神经结构的能力有限。因此，通常会牺牲神经或神经根以切除肿瘤。由于胸腔容积巨大和负压，胸膜腔的脑脊液漏可能是灾难性的。因此，胸腔镜手术在很大程度上是硬脊膜操作的禁忌。

腰椎前入路

许多神经鞘肿瘤起源于腰丛，通过直接外

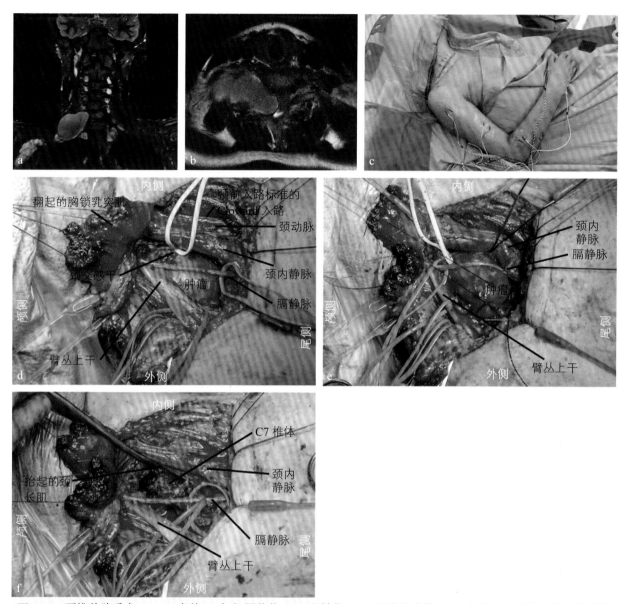

图 12.2　颈椎前路手术。a，b. 术前 T2 加权冠状位（a）和轴位（b）磁共振成像（MRI）显示一个巨大的哑铃状肿块占据右侧 C6~C7 椎间孔，压迫颈髓。肿瘤内侧的硬膜边缘提示主要为硬膜外肿瘤。椎体侧方贝壳样吸收和椎间孔扩大提示良性肿瘤；c. 手术室设置和患者体位。患者取仰卧位，手术床取沙滩椅状半卧位，将颈部抬高至心脏上方，并降低手术区域的静脉压。手臂暴露以利于观察电刺激。放置肌电图（EMG）导线用于运动诱发监测。设计一个宽的横切口，以允许内侧椎体的暴露及外侧臂丛的显露；d. 肿瘤切除前的术中图片。神经元件的广泛显露可显示神经与肿瘤界限分明，而且可以在无须对神经进行不必要的牵引下移动肿瘤。内侧轨迹类似于颈椎前路椎间盘切除术的 Cloward 入路，可直接到达椎体前表面；e. 术中剥离肿瘤包膜图片。沿包膜边界将肿瘤从 C7 根分离，可以缝线轻轻缝合牵拉肿瘤；f. 肿瘤切除后的术中图片。肿瘤作为一个整体标本剥离 C7 神经根完整切除，保留神经根（此处未显示）。C7 椎体前缘呈贝壳样压迫吸收。肿瘤切除后没有大量脑脊液（CSF）泄漏，但作为预防措施，在神经孔处放置了少许纤维蛋白胶。手术结束时放置一小球形引流管

侧或前外侧椎旁入路很易处理（图 12.3）。直接侧方椎间融合手术技术的一种变体，如 XLIF，为腰丛提供了良好手术通道。对于不涉及大血管的小肿瘤，可考虑采用微创入路。对于大的骶前肿瘤，熟悉前路椎间融合入路的血管或其

他外科医生的参与，可以轻松可控地显露和切除这些肿瘤。很少需要联合前路和后路，除非椎管内和椎间孔外均有大量肿瘤或有人尝试微创后路和外侧入路联合手术。

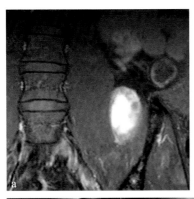
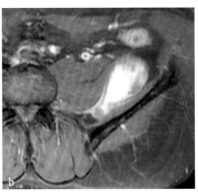
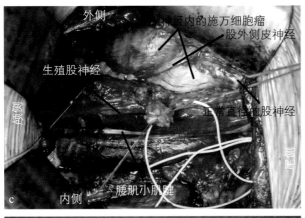
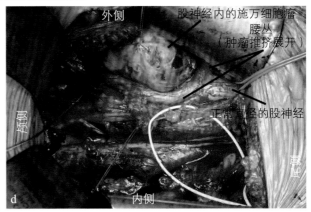
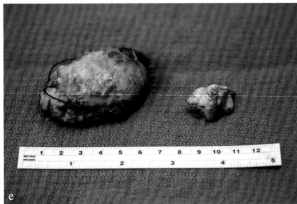
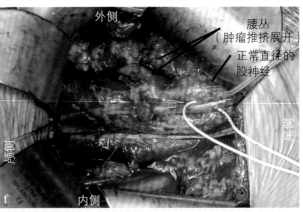

图 12.3　腰椎前入路。a，b. 1 型神经纤维瘤病（NF1）患者腹部 T1 加权增强核磁共振成像（MRI）显示腰大肌外侧缘和髂骨内侧缘之间存在不均匀强化肿块。肿块大小为 6.5 cm×6.7 cm×3.0 cm，无瘤周水肿、失神经萎缩或恶性肿瘤的其他特征。鉴于肿瘤的大小和增强模式，进一步正电子发射断层扫描 – 计算机断层扫描（PET-CT），显示神经纤维瘤样摄取增加。术前穿刺活检与神经鞘瘤一致；c. 肿瘤切除前的术中照片。由于肿瘤处于骨盆边缘以下，微创手术不可行。肿瘤已显露，近端腰丛和远端股神经已明确识别；d. 肿瘤切除时图片。沿肿瘤包膜边缘仔细解剖分离，将肿瘤从分裂的腰丛中游离出来；e. 肿瘤切除后的大体标本。肿瘤在椎间孔处发出第二个较小的结节，如图中右侧所示；f. 肿瘤切除后的术中图片，显示腰丛相对于腰大肌后移至正常解剖位置

12.9.4 微创手术入路

脊柱不稳和畸形是后路椎板切除术后，尤其是多节段椎板切除术和广泛小关节切除术后的一个令人担心的问题。这一担忧促使外科医生提出了一种小切口微创入路来切除椎旁肿瘤，同时最大限度地减少椎旁组织的破坏和保持脊柱稳定性。这些技术的潜在优势还包括可避免融合手术，可减少术后疼痛和镇痛剂的使用。采用微创手术（MIS）技术治疗椎旁肿瘤还具有其他一些优势，表现为手术出血量少、住院和恢复时间短。

当考虑采用 MIS 方法治疗椎旁肿瘤时，肿瘤的大小和特征是选用这些方法获得肿瘤最佳切除的重要决定因素。Lee 等报道采用了两种不同的技术在 31 例患者行半椎板切除术：使用管状牵开器系统分离肌肉和标准的单侧肌肉牵开，保留对侧椎旁肌。作者认为，MIS 入路对轴向直径≤ 16 mm 的肿瘤安全有效。

MIS 管状牵开入路

在透视导引下，确认肿瘤水平，作一 2.5 cm 的旁正中切口，借助一系列扩张器分离椎旁肌。然后放置一直径为 18 mm 的不可扩张管状牵开器，而后可进行半椎板或全椎板切除术。然后切开硬脊膜，在术中电刺激的辅助下将肿瘤从周围的神经血管结构中分离出来。最后，关闭硬脊膜，取出牵开器。

MIS 入路的局限性和禁忌证

尽管 MIS 入路降低了脊柱失稳和并发症的发生率，但它们也有其固有的局限性和禁忌证。排除使用 MIS 入路的相对禁忌证包括广泛的孔

外肿瘤、涉及两个或两个以上节段的肿瘤、出血性肿瘤（如副神经节瘤）和肥胖（因为经长管状牵开器的器械周围视角有限）。此外，必须考虑 MIS 入路的实际应用挑战。通过狭窄的手术通道进行最佳的解剖结构显露和识别可能较困难，并且在采用这些入路时需要一个重要的学习曲线。在一个小的手术野完成硬脊膜的闭合极具挑战；然而，可使用硬膜夹和其他装置。

12.10 术后处理

根据外科医生对硬脊膜闭合的满意程度，患者可在床上平躺 48~72 h，辅助序贯加压装置和 Foley 导管。疼痛应通过恰当的治疗方案很好地控制和解决。如果已经放置了腰椎脑脊液引流装置，通常在患者活动前将其移除。在手术后的第一天就根据患者的需要开始进行早期活动和物理治疗。必须频繁地检查患者的神经功能状况。

12.11 并发症

最常见的并发症通常与伤口愈合和脑脊液漏有关。腰椎引流可用于脑脊液漏的保守治疗。胸腔内的脑脊液漏有可能危及生命，常需要复杂的闭合措施。

12.11.1 神经损伤

在小的良性肿瘤和精良技术操作下发生脊髓或神经的永久性损伤并不常见。在需要移动受压脊髓的较大肿瘤或共生于脊髓供血血管的侵袭性肿瘤更可能导致长期的神经损伤。在这些病例，通常建议使用术中神经电生理学监测。术后如果发现任何脊髓损伤的证据，必须紧急

完成 CT 或 MRI 检查，以确认手术部位没有形成术后血肿。许多外科医生选择使用几天大剂量类固醇。同样，为了保证组织灌注和防止缺血，应将血压维持在正常范围高限数天。

与操作神经根或神经丛相关的运动和感觉缺陷通常在术后逐步改善。轻微的神经操作也可能导致神经失用，通常会在数小时到数天内缓解。更严重的神经操作可能会导致轴突丢失和肌肉萎缩，这可能需要数月到数年才能完全恢复。现有功能障碍的持续时间和严重程度以及患者的年龄是决定恢复程度的重要因素。迟发性神经功能缺损可在术后 2 周出现，通常是神经炎症性失调，如 Parsonage-Turner's 综合征。在这些病例，大剂量类固醇的使用可降低神经损伤的程度。

对于有神经根或神经丛损伤症状的患者，如果担心术后功能急剧恶化，最初的处理包括术后压迫的评估。通过积极的康复和活动，大多数操作性损伤可保守处理。踝关节和腕关节夹板可用于支撑功能；不过，需保持关节的活动度。应密切监测患者神经再生的临床和（或）电生理证据。所有肌肉严重无力持续时间超过 3 个月的病例都应转诊给能够进行神经移植的外科医生。通过及时合适的干预，患者可获得实质性康复，并且还应得到合适的指导。

12.11.2　胸膜撕裂

在大多数情况下，如果经胸椎入路突破胸膜，无须放置胸管引流。可以将红色橡胶导管插入胸膜缺损处，将肺完全扩张并用 Valsalva 手法保持，挤出胸腔内的大部分空气。然后取出红色橡胶导管，缝合胸膜切口。然后，在胸膜切开处大量灌洗，观察是否有任何气泡或灌洗液引流，表明胸膜闭合不完全。对于术中胸膜撕裂且无法实现最佳胸膜修复的患者，可在手术结束关闭切口过程中放置胸管。通常可以在术后 3~4 d 拔除这些患者的胸管。

12.12　脊柱稳定性

在设计脊神经神经鞘肿瘤的手术入路时，必须对脊柱的稳定性和内固定需求进行评估。通常，单纯的椎板切除术不需要器械内固定。然而，如果需要更广泛的骨切除，如肋骨横突切除术和外侧胸腔外入路，脊柱会失稳，需行器械内固定恢复脊柱稳定性。

为脊柱提供支撑的结构从前到后可分为 3 个稳定柱。一般来说，当 3 根稳定柱中至少 2 根受损时，脊柱会变得不稳。前柱包括椎体和椎间盘的前半部分或前 2/3 及前纵韧带。类似地，中柱包括椎体和椎间盘的后半部分或后 1/3 及后纵韧带。最后，后柱包括后纵韧带后方的结构：成对的小关节面、横突和棘突、成对的椎板、横突间韧带和棘突间韧带以及黄韧带。

即使后神经弓（椎板）断裂，只要保留了小关节面，并且没有先前存在的异常后凸，脊柱稳定性也可保持。年轻患者椎板切除术后可行椎板成形术以保持脊柱稳定性；然而，对于行双侧椎板切除术或 3 个及 3 个以上节段的椎板成形术，应考虑脊柱内固定和融合。此外，小关节被认为是维持脊柱稳定性的主要因素。内侧或部分切除小关节似乎不影响脊柱稳定性，但完全切除单侧或双侧小关节则显著影响脊柱稳定性。

Cusick 等指出，单侧颈椎小关节切除术后节段强度平均丢失近 1/3。节段性强度的丢失主要是由于反复荷载导致的延迟性不稳，而非急性脊柱不稳定事件。此外，不稳定的风险与椎板和韧带断裂成正比。Cusick 等还指出了其他几个应考虑的影响脊柱稳定性的独立因素，包括患者的年龄、个体化的脊柱活动度、负荷模式以及脊柱节段水平。因此，需序贯使用 X 线片进行连续随访评估，以发现识别畸形的产生（如近端连接处后凸畸形）并及时干预。

12.13 相关神经根肿瘤切除术的疗效

术前神经根功能的状况可预测术后神经功能的结果。临床和神经电生理学功能正常表明受累神经正常或其功能已由邻近神经根代偿。在有证据表明受累神经已被邻近神经根代偿的情况下，切除肿瘤累及的神经根出现术后功能缺损的风险较低。肿瘤切除后，神经功能也可改善，尤其在神经根被肿瘤推挤压迫时。Seppälä 等报道的一系列 187 例脊髓神经鞘瘤患者中，78% 的患者术后神经功能改善，15% 保持稳定，7% 恶化。在术前不能行走的患者中 81% 恢复了行走能力，63% 的患者膀胱功能改善。在另一项研究中，52 例患者中有 3 例在受累神经根切除后出现皮肤麻木，在此后的 1 年中明显改善，无任何永久性感觉障碍。

通常，切除脊神经神经鞘肿瘤并不需要切除神经根。功能性神经束通常可通过精细的显微外科技术保存。相反，神经鞘肿瘤包含的神经束必须与肿瘤一并切除，但这很少导致功能缺陷，这些神经束无功能或已由邻近神经根代偿。

12.14 术后辅助治疗

虽然放射治疗在脊神经鞘肿瘤治疗中的作用尚不明确，但大多数学者都认为，完全切除的良性病变无须放射治疗；然而，放射治疗是 MPNST 的典型标准治疗。对于部分切除或不能切除的良性肿瘤，放射治疗的作用仍存在争议，

因为这些肿瘤通常生长缓慢，在大多数情况下，如有必要，仍可以进一步切除。一些外科医生建议通过序贯 MRI 扫描来监测评估这些肿瘤的生长，而无须进一步干预。对于不适合手术治疗的多发性脊神经根肿瘤患者，放射治疗可能是唯一有效的治疗方式，但是这排除了神经纤维瘤病患者，因为在肿瘤遗传易感的情况下，放射继发恶性变的风险很高。

随着赛博刀等无框架立体定向脊柱放射外科系统的引入，放射外科正迅速被接受运用于脊柱和周围神经鞘肿瘤的治疗。化疗通常仅限于复发或转移性 MPNSTs，治疗方案通常与其他软组织肉瘤的治疗方案类似。有趣的是，新辅助治疗可用于缩小肿瘤的大小和范围，尤其在巨大病变，可将最初无法切除的肿瘤转变为可整体切除的肿瘤。

12.15 结论

大多数神经鞘肿瘤位于椎管的背侧或外侧，因此，后入路被认为是处理此类病变的标准入路。然而，有些肿瘤不能通过这一入路处理，可能需要改良或其他替代入路。外科医生必须根据患者的临床状况以及术前影像描绘的肿瘤大小和位置选择最合适的手术入路。切除椎旁肿瘤很少导致新的运动障碍。因此，肿瘤完全切除后复发风险的降低证明应一并切除肿瘤附着的、可能无功能的神经束。临床和放射学的随访监测在神经鞘肿瘤患者的治疗中至关重要。

12.16 致谢

本章的部分内容引自 Gottfried 等的文章。我们感谢理学硕士 Kristin Kraus 协助编辑本章。

参考文献

［1］NITTNER K. Spinal meningiomas, neuromas and neurofibromas, and hourglass tumors［M］// VINKEN P, BRUYN G, et al. Handbook of Clinical Neurology. New York: Elsevier, 1976: 177–322 .

［2］SEPPÄLÄ M T, HALTIA M J, SANKILA R J, et al. Long-term outcome after removal of spinal neurofibroma［J］. J Neurosurg, 1995, 82(4): 572–577.

［3］SAFAVI-ABBASI S, SENOGLU M, THEODORE N, et al. Microsurgical management of spinal schwannomas: evaluation of 128 cases［J］. J Neurosurg Spine, 2008, 9(1): 40–47.

［4］ALBANESE V, PLATANIA N. Spinal intradural extramedullary tumors. Personal experience［J］. J Neurosurg Sci, 2002, 46(1):18–24.

［5］KIM P, EBERSOLD M J, ONOFRIO B M, QUAST LM. Surgery of spinal nerve schwannoma. Risk of neurological deficit after resection of involved root［J］. J Neurosurg, 1989, 71(6):810–814.

［6］CELLI P, TRILLÒ G, FERRANTE L. Spinal extradural schwannoma［J］. J Neurosurg Spine, 2005, 2(4):447–456.

［7］DERUAZ J P, JANZER R C, COSTA J. Cellular schwannomas of the intracranial and intraspinal compartment: morphological and immunological characteristics compared with classical benign schwannomas［J］. J Neuropathol Exp Neurol,1993, 52(2):114–118.

［8］CONTI P, PANSINI G, MOUCHATY H, et al. Spinal neurinomas: retrospective analysis and long-term outcome of 179 consecutively operated cases and review of the literature［J］. Surg Neurol, 2004, 61(1):34–43, discussion 44.

［9］SEPPÄLÄ M T, HALTIA M J, SANKILA R J, et al. Long-term outcome after removal of spinal schwannoma: a clinicopathological study of 187 cases ［J］. J Neurosurg, 1995, 83(4):621–626.

［10］PARSA A T, LEE J, PARNEY I F, et al. Spinal cord and intradural-extraparenchymal spinal tumors: current best care practices and strategies［J］. J Neurooncol, 2004, 69(1–3):291–318.

［11］SEPPÄLÄ M T, HALTIA M J. Spinal malignant nerve-sheath tumor or cellular schwannoma? A striking difference in prognosis［J］. J Neurosurg, 1993, 79(4): 528–532.

［12］ZOU C, SMITH KD, LIU J, et al. Clinical, pathological, and molecular variables predictive of malignant peripheral nerve sheath tumor outcome ［J］. Ann Surg, 2009, 249(6):1014–1022.

［13］FAN Q, YANG J, WANG G. Clinical and molecular prognostic predictors of malignant peripheral nerve sheath tumor［J］. Clin Transl Oncol, 2014, 16(2):191–199.

［14］KOLBERG M, HØLAND M, AGESEN T H, et al. Survival meta-analyses for > 1800 malignant peripheral nerve sheath tumor patients with and without neurofibromatosis type 1［J］. Neuro-oncol, 2013, 15(2):135–147.

［15］MERTENS F, LOTHE R. Nervous system: peripheral nerve sheath tumors［J］. Atlas Genet Cytogenet Oncol Haematol, 2001, 5(3):210–212.

［16］GOTTFRIED O N, BINNING M J, SCHMIDT M H. Surgical approaches to spinal schwannomas［J］. Contemp Neurosurg, 2005, 27(4):1–9.

［17］LI M H, HOLTÅS S, LARSSON E M. MR imaging of intradural extramedullary tumors［J］. Acta Radiol, 1992, 33(3):207–212.

［18］ASAZUMA T, TOYAMA Y, MARUIWA H, et al. Surgical strategy for cervical dumbbell tumors based on a three-dimensional classification［J］. Spine, 2004, 29(1):E10–E14.

［19］NANDA A, KUKREJA S, AMBEKAR S, et al. Surgical strategies in the management of spinal nerve sheath tumors［J］. World Neurosurg, 2015, 83(6): 886–899.

［20］KLEKAMP J, SAMII M. Surgery of spinal nerve sheath tumors with special reference to neurofibromatosis［J］. Neurosurgery, 1998, 42(2):279–289, discussion 289–290.

［21］GRAGNANIELLO C, COSTA F, NADER R, et

al. Intramedullary extramedullary tumors: spinal schwannomas [M] // NADER R, BERTA S, GRAGNANIELLO C, et al. Neurosurgery ricks of the Trade: Spine and Peripheral Nerves. New York: Thieme, 2014:275–279.

[22] LARSON S J, HOLST R A, HEMMY D C, et al. Lateral extracavitary approach to traumatic lesions of the thoracic and lumbar spine [J]. J Neurosurg, 1976, 45 (6):628–637.

[23] MCCORMICK PC. Surgical management of dumbbell and paraspinal tumors of the thoracic and lumbar spine [J]. Neurosurgery, 1996, 38(1):67–74, discussion 74–75.

[24] HAKUBA A, KOMIYAMA M, TSUJIMOTO T, et al. Transuncodiscal approach to dumbbell tumors of the cervical spinal canal [J]. J Neurosurg, 1984, 61(6):1100–1106.

[25] BARREY C, SAINT-PIERRE G, FRAPPAZ D, et al. Complete removal of an intraspinal and extraspinal cervical chordoma in one stage using the lateral approach. Technical note [J]. J Neurosurg Spine, 2006, 5(5):471–475.

[26] GEORGE B, GAUTHIER N, LOT G. Multisegmental cervical spondylotic myelopathy and radiculopathy treated by multilevel oblique corpectomies without fusion [J]. Neurosurgery, 1999, 44(1):81–90.

[27] GEORGE B, ZERAH M, LOT G, et al. Oblique transcorporeal approach to anteriorly located lesions in the cervical spinal canal [J]. Acta Neurochir (Wien), 1993, 121(3–4):187–190.

[28] COOPER P R, ERRICO T J, MARTIN R, et al. A systematic approach to spinal reconstruction after anterior decompression for neoplastic disease of the thoracic and lumbar spine [J]. Neurosurgery, 1993, 32(1):1–8.

[29] KONNO S, YABUKI S, KINOSHITA T, et al. Combined laminectomy and thoracoscopic resection of dumbbell-type thoracic cord tumor [J]. Spine, 2001, 26(6):E130–E134.

[30] ARNOLD P M, ANDERSON K K, MCGUIRE RA Jr. The lateral transpsoas approach to the lumbar

and thoracic spine: a review [J]. Surg Neurol Int, 2012, 3: S198–S215.

[31] BOAH A O, PERIN N I. Lateral access to paravertebral tumors [J]. J Neurosurg Spine, 2016, 24(5):824–828.

[32] SAFAEE M M, AMES C P, DEVIREN V, et al. Minimally invasive lateral retroperitoneal approach for resection of extraforaminal lumbar plexus schwannomas: operative techniques and literature review [J]. Oper Neurosurg (Hagerstown), 2018,15(5):516–521.

[33] POLLO C, RICHARD A, DE PREUX J. Resection of a retroperitoneal schwannoma by a combined approach [J]. Neurochirurgie, 2004, 50(1):53–56.

[34] JANKOWSKI R, SZMEJA J, NOWAK S, et al. Giant schwannoma of the lumbar spine. A case report [J]. Neurol Neurochir Pol, 2010, 44(1):91–95.

[35] ALEXANDER E Jr. Postlaminectomy kyphosis [M] //WILKINS R, RENGACHARY S, et al. Neurosurgery. New York: McGraw-Hill, 1985: 2293–2297.

[36] BRESNAHAN L, OGDEN A T, NATARAJAN R N, et al. A biomechanical evaluation of graded posterior element removal for treatment of lumbar stenosis: comparison of a minimally invasive approach with two standard laminectomy techniques [J]. Spine, 2009, 34(1):17–23.

[37] OGDEN A T, BRESNAHAN L, SMITH J S, et al. Biomechanical comparison of traditional and minimally invasive intradural tumor exposures using finite element analysis [J]. Clin Biomech (Bristol, Avon), 2009, 24(2):143–147.

[38] HAJI F A, CENIC A, CREVIER L, et al. Minimally invasive approach for the resection of spinal neoplasm [J]. Spine, 2011, 36(15):E1018–E1026.

[39] MANNION R J, NOWITZKE A M, EFENDY J, et al. Safety and efficacy of intradural extramedullary spinal tumor removal using a minimally invasive approach [J]. Neurosurgery, 2011, 68(1) Suppl Operative:208–216, discussion 216.

[40] TREDWAY T L, SANTIAGO P, HRUBES

M R, et al. Minimally invasive resection of intradural-extramedullary spinal neoplasms［J］. Neurosurgery, 2006, 58(1) Suppl:ONS52–ONS58, discussion ONS52–ONS58.

［41］LEE S E, JAHNG T A, KIM H J. Different surgical approaches for spinal schwannoma: a single surgeon's experience with 49 consecutive cases［J］. World Neurosurg, 2015, 84(6):1894–1902.

［42］NZOKOU A, WEIL A G, SHEDID D. Minimally invasive removal of thoracic and lumbar spinal tumors using a nonexpandable tubular retractor［J］. J Neurosurg Spine, 2013, 19(6):708–715.

［43］VAN ALFEN N, VAN ENGELEN B G. The clinical spectrum of neuralgic amyotrophy in 246 cases［J］. Brain, 2006, 129(Pt 2):438–450.

［44］BROWN J M, YEE A, IVENS R A, et al. Post-cervical decompression parsonage-turner syndrome represents a subset of C5 palsy: six cases and a review of the literature: case report［J］. Neurosurgery, 2010, 67.(6):E1831–E1843, discussion E1843–E1844.

［45］MCCORMICK P C. Surgical management of dumbbell tumors of the cervical spine［J］. Neurosurgery, 1996, 38(2):294–300.

［46］LONSTEIN J E. Post-laminectomy kyphosis［J］. Clin Orthop Relat Res, 1977(128): 93–100.

［47］ABUMI K, PANJABI M M, KRAMER K M, et al. Biomechanical evaluation of lumbar spinal stability after graded facetectomies［J］. Spine, 1990, 15(11):1142–1147.

［48］CUSICK J F, YOGANANDAN N, PINTAR F, et al. Biomechanics of cervical spine facetectomy and fixation techniques［J］. Spine, 1988, 13(7): 808–812.

［49］CELLI P. Treatment of relevant nerve roots involved in nerve sheath tumors: removal or preservation?［J］. Neurosurgery, 2002, 51(3):684–692, discussion 692.

［50］DENG Q, TIAN Z, SHENG W, et al. Surgical methods and efficacies for cervicothoracolumbar spinal schwannoma［J］. Exp Ther Med, 2015, 10(6):2023– 2028.

［51］HRUBAN R H, SHIU M H, SENIE R T, et al. Malignant peripheral nerve sheath tumors of the buttock and lower extremity. A study of 43 cases［J］. Cancer, 1990, 66(6):1253–1265.

［52］RYU S I, CHANG S D, KIM D H, et al. Image-guided hypo-fractionated stereotactic radiosurgery to spinal lesions［J］. Neurosurgery, 2001, 49(4):838–846.

［53］MERIMSKY O, LEPECHOUX C, TERRIER P, et al. Primary sarcomas of the central nervous system［J］. Oncology, 2000, 58(3):210–214.

13 周围神经和椎旁肿瘤：未来的治疗方向

Clayton L. Rosinski, Rown Parola, Srjan Sreepathy, Anisse N. Chaker, Ankit I. Mehta

概要

周围神经肿瘤目前的治疗主要包括局部手术和放射治疗。然而，正如将在本章中讨论的，化疗、药物输送平台和放疗的进展正在改变周围神经肿瘤的治疗现状。

关键词：周围神经肿瘤，恶性周围神经鞘肿瘤，化疗，放疗，药物输送平台

13.1 引言

周围神经和椎旁肿瘤对手术和治疗带来其独特的挑战。如前面一章所述，这些疾病的治疗手段主要为外科手术干预到放射治疗和化学治疗途径。然而，这些治疗手段在恶性丛状神经纤维瘤和恶性周围神经鞘瘤（MPNST）中的不足需要依赖未来的治疗途径彻底解决。在本章中，将通过靶向化学疗法、病毒疗法和放射疗法描述未来治疗的途径。这些未来模式中的每一种都尝试既能有效地治疗这些侵袭性肿瘤，同时又能减轻与这些疗法相关的不良反应。

13.2 化学疗法

13.2.1 NF1 相关 PNF 和 MPNST 涉及的信号传导通路

在开始讨论用于治疗恶性丛状神经纤维瘤（PNFs）和恶性周围神经鞘瘤（MPNSTs）的未来化疗药物之前，理解其病因中累及的信号通路非常重要。这两种类型肿瘤通常发生在 1 型神

经纤维瘤病患者，30%~50% 的患者发生 PNFs，5%~10% 的患者发生 MPNSTs，其中大部分来自已有的 PNFs。

1 型神经纤维瘤病的遗传学特征是神经纤维蛋白 1（NF1）的显性功能缺失突变。下面描述的路径如图 13.1 所示。NF1 是 RAS 小 GTP 酶的负调节因子，其功能是通过促进 GTP 裂解为 GDP，从而影响 RAS 的 GTP 酶激活域。体细胞 NF1 二次打击受损后，RAS 的抑制丧失导致 RAS 控制的 AKT/mTOR 通路和 RAF/MEK/ERK（MAPK）通路组成性激活。

细胞的生长、增殖和存活受 mTOR 激酶的调节，mTOR 激酶存在于 mTORC1 和 mTORC2 多蛋白复合物中。mTORC1 的激活源自 RAS-GTP 首先激活磷脂酰肌醇 3 激酶（PI3K）的途径。PI3K 最终激活 PDK1 和 AKT/PKB，进而激活 mTORC1。mTORC1 的作用之一即调控蛋白质合成，它通过激活核糖体蛋白 S6 激酶（P70S6K）和抑制隔离启动因子 4E 的真核启动因子 4E 结合蛋白（4E BPs）来促进蛋白质合成。mTORC2 的作用似乎是通过磷酸化激活 AKT，这导致 mTORC1 活性进一步增加。AKT/PKB 通过磷酸化许多靶点提供重要的生存信号，最终导致抗凋亡作用。

MAPK 通路的激活依赖可导致 RAF 激活的 RAF 激酶与 RAS-GTP 的结合。继而，RAF 通过磷酸化激活 MEK1 和 MEK2 的同时启动磷酸化级联反应。然后，MEK1 和 MEK2 通过磷酸化激活 ERK1 和 ERK2（MAPKs），最终导致增殖和生长。ERK 激活增殖的一种机制是通过

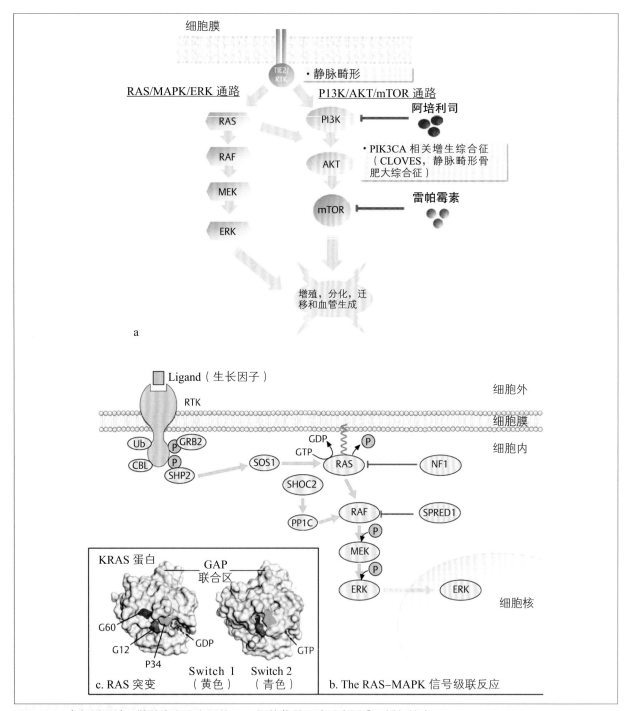

图 13.1　参与周围神经鞘肿瘤发生发展的 NF1 调控信号通路示意图［a. 授权摘自 Acord M, Srinivasan A. Management of venous malformations. Seminars in Interventional Radiology. 2021; 38(2): 215–225；b~c. Passage E. Color Atlas of Genetics. Fifth Edition. Stuttgart: Thieme; 2018. p. 253］

其激活转录因子 ELK1 和可导致细胞周期调节蛋白上调的 c-JUN（激活 AP1 转录因子）进展细胞周期。在异质 NF1 细胞，该通路的组成性激活促进了不受控的生长。此外，上述两条 RAS 下游通路并非相互独立，二者之间常有串扰，使得单一药物很难完全抑制这些通路。

虽然 NF1 的双等位基因缺失足以导致良性 PNF，但向 MPNST 进展需要额外其他基因的突变。例如，PNF 向 MPNST 转化通常依赖肿瘤抑制基因 CDKN2A 和 TP53。p53 是细胞生长、凋亡和 DNA 损伤反应的调节因子，p53 的缺失与 PNF 恶行进展为 MPNST 相关。CDKN2A 编码的 P16INK4A 和 P14ARF 与 PNF 的恶性进展相关，因为它们调节视网膜母细胞瘤和 p53 转导通路。尽管 NF1 完全缺失不足以导致 MPNST，但许多有希望的化疗药物靶向 NF1 调节的 RAS 的下游通路成分。

基本上，大多数周围神经肿瘤通过 NF1 发生在患者身上。这是由于 RAS 抑制的丧失，导致 mTOR 和 MAPK 信号的失调控，这两种信号都促进细胞存活、增殖和 PNF 的形成。PNF 向 MPNST 的恶化进展取决于调控细胞周期和凋亡相关蛋白的进一步突变。

13.2.2　靶向 RAS 的药物

由于其下游效应器参与调节细胞周期进展、生长和存活以及细胞增殖的其他方面，RAS 是化学治疗的理想靶点。然而，尽管临床前试验非常有前景，但抑制 RAS 的疗效难以捉摸。这些潜在的治疗中许多都是针对 RAS 蛋白的脂质修饰，因为它们的活性依赖于与膜的相互作用。然而，问题在于，潜在的治疗方法并不能成功地阻止膜结合。防止 RAS 与细胞膜的结合仍然是一种很有前景的潜在抑制机制，未来能成功

阻止这种结合的药物除在 MPNST 之外，在许多癌症的治疗中也大有希望。目前，RAS 的下游通路在不久的将来有望成为潜在治疗手段。

13.2.3　靶向 mTOR 级联反应的药物

传统上，雷帕霉素被认为是 mTOR 的抑制剂，其命名实际上也来源于这一特性（哺乳动物雷帕霉素靶蛋白）。最初的数据显示了雷帕霉素（西罗莫司）治疗 NF1 相关肿瘤的潜力，因为它抑制了肿瘤在小鼠模型中的生长。然而，这种活性有限，因为其诱导 PI3K 活化，仅影响 mTORC1 及不完全 mTORC1 抑制而表现出对雷帕霉素耐药。未来用于抑制 mTOR 信号通路的药物可能会改善雷帕霉素的局限性。

AZD8055 是众多具有治疗 NF1 相关 PNF 和 MPNST 潜力的 mTOR 抑制剂之一。与雷帕霉素仅部分抑制 mTORC1 不同，AZD8055 是一种双重 mTOR 抑制剂，通过其 ATP 竞争性"活性位点"抑制 mTOR 催化活性，同时抑制 mTORC1 和 mTORC2。AZD8055 比雷帕霉素对 mTORC1 的抑制性更大，表现为使人 MPNST 细胞系中的磷酸化 4EBP（p-4EBP）显著降低。其对 mTORC2 的影响表现在明显降低 AKT S473 的磷酸化，而雷帕霉素实际上在 48 h 后导致磷酸化增加。正如预期，AZD8055 导致 NF1 相关 MPNST、散发性 MPNST（较轻程度）和 PNF 细胞系的肿瘤生长和增殖减少，且作用大于雷帕霉素。AZD8055 的抗增殖特性源于其诱导 G0/G1 期阻滞的能力。mTOR 通路只是 RAS 下游促进生长和存活的重要通路之一；因此，AZD8055 和 MAPK 通路抑制剂（PD0325901）的联合治疗可产生一种协同效应，该效应对所有受试的 MPNST 和 PNF 细胞系有效。

AZD8055 仅代表一种靶向 mTOR 通路级联反应的 MPNST 潜在治疗方法。一项临床前试验显示另一种双重 mTOR 抑制剂 XL765 抑制人类 MPNST 在异种移植小鼠模型中的生长能力。令人鼓舞的是，这种化合物诱导明显的自噬，从而导致 MPNST 细胞的显著死亡，而加入自噬抑制剂氯喹后可增强这一效应。mTOR 抑制剂与不同靶点药物联合运用的临床前试验的成功允许了这些化合物的临床试验。除非遇到无法克服的挫折，mTOR 抑制剂很可能在不久的将来在 PNF 和 MPNST 治疗中发挥积极作用。

13.2.4 靶向 MAPK 级联反应的药物

PD0325901 是一种 MEK1 特异性变构抑制剂，具有 MPNST 治疗潜力。MEK1 抑制剂可减少 PNF 和 MPNST 细胞系中的增殖细胞数量。PD0325901 具有在体抗肿瘤作用，因为它能够延长人类 NF1 相关 MPNST 小鼠异种移植模型的存活时间，并缩小 PNF 肿瘤的大小。使用 PD0325901 作为 MPNST 治疗的另一个潜在益处在于它能够降低肿瘤细胞中 VEGFα 的表达，降低肿瘤微血管密度。此外，PD0325901 增强了全反式维甲酸（ATRA）对表达 RXRG 的 MPNST 细胞系的细胞毒性。值得注意的是，许多针对 RAS 通路下游靶点的新潜在治疗药物仅具有细胞抑制作用。除诱导凋亡之外，ATRA 和 PD0325901 的联合使用还诱导分化和减少迁移，使 MPNST 细胞的存活率达 53%。

鉴于治疗这些类型的肿瘤十分困难，迫切需要新的疗法以及现有疗法的更有效组合。在 Brosius 等的一项研究中，在 MPNST 细胞异种移植中使用了一种新的组合疗法，以降低肿瘤细胞的存活和增殖。研究发现，MPNST 组织表达雌激素受体 β 和 G 蛋白耦联受体 -1（GPER）。

在这项研究中，发现选择性雌激素受体调节剂三苯氧胺的代谢物 4- 羟基三苯氧胺，在体外小剂量（10~100 nmol/L）抑制人 MPNST 细胞增殖，并在高剂量（1~5 μmol/L）下诱导 MPNST 组织中的细胞死亡。还发现，在 MPNST 异种移植的小鼠中，与未植入三苯氧胺颗粒的对照组相比，植入 25 mg 三苯氧胺颗粒可使移植肿块质量减少 50%。

三氟拉嗪是一种钙调蛋白抑制剂，被发现可以复制三苯氧胺对 MPNST 培养物的影响。在原位 MPNST 异种移植的小鼠中，发现连续 30 d 腹腔注射预先确定的最大耐受剂量（MTD）为 20 mg/kg 的三氟拉嗪的试验组动物产生的肿瘤比空白对照组肿瘤小约 40%。第三组试验小鼠注射预先确定的最大耐受剂量（MTD）30 mg/kg 三苯氧胺，治疗时间相同，产生的肿瘤比对照组小约 50%。

由于某些蛋白可同时被三苯氧胺和三氟拉嗪靶向作用，而其他蛋白仅被一种或另一种靶向作用，因此，将这两种化合物联合使用以最大限度地靶向 MPNST 蛋白和分子值得探究。在一项采用腹腔注射的类似试验中，发现注射稍小剂量的三苯氧胺（25 mg/kg）或三氟拉嗪（15 mg/kg）的动物均各自显示出约 40% 的肿瘤缩小率，而联合注射两种药物的动物则显示出约 73.6% 的肿瘤缩小率。

为了确定联合疗法是否比单独应用三苯氧胺或三氟拉嗪更有效地减少 MPNST 的细胞增殖，每组肿瘤均用 Ki67（与细胞增殖相关的细胞标记物）染色和 TUNEL 染色，它通过末端脱氧核苷酸转移酶（Tdt）来识别凋亡细胞的凋亡晚期 DNA 降解。与对照组相比，三苯氧胺可减少 3.9% 的肿瘤增殖，而三氟拉嗪可减少 7.3% 的肿瘤增殖。与相同的对照组相比，联合治疗组的肿瘤增殖减少了 12.5%，显示出与联合治疗相关的疗效提高。

13.2.5　靶向其他通路的药物

PLX3397 是酪氨酸激酶 c-Fms 和 c-Kit 的选择性抑制剂。有一项临床试验研究早期临床试验中证明的 PLX3397 和西罗莫司联合用药是否对人类 MPNST 患者有效。在 MPNST 和 PNF 小鼠模型中，PLX3397 比伊马替尼［被批准用于胃肠道间质瘤（GIST）治疗的 c-Kit 和 PDGFR 抑制剂］显著导致肿瘤体积减小和巨噬细胞消耗。巨噬细胞耗竭十分重要，因为其与 MPNST 的进展相关，并允许肿瘤的存活。当 PLX3397 与雷帕霉素联合使用时通过 G1 期细胞周期阻滞，增强抗增殖作用，甚至表现出促凋亡作用。如前所述，西罗莫司（雷帕霉素）不是最有效的 mTOR 抑制剂，推测与双 mTOR 抑制剂如 PLX3397 联合使用会产生更大的疗效。

组蛋白去乙酰化酶 8（HDAC8）是一种可以在某些细胞类型中使组蛋白 3 和 4 去乙酰化的蛋白，其表达预示神经母细胞瘤预后不良。尽管 HDAC8 在 MPNST 发病机制中的确切作用尚不清楚，但可能与其对靶点的去乙酰化作用（雌激素相关受体 α，inv-16 融合蛋白，CREB）有关。无论确切机制如何，HDAC8 抑制剂如 PCI-34051（PCI3）和 PCI-48012（PCI4）通过 S 期细胞周期阻滞和诱导凋亡来遏制 MPNST 细胞系的生长。当用 PCI4 治疗时，细胞系中的这些效应转化表现为小鼠 MPNST 异种移植模型肿瘤体积缩小（表 13.1）。

上述化合物只是一系列药理试剂中展示出令人兴奋的 MPNST 治疗潜力的药物。随着对此类化合物的研究深入至临床前和临床试验，又可能发现 MPNST 急需的治疗药物。在不久的将来，PNF 和 MPNST 的治疗可能会涉及多种化疗药物，所有这些药物都涉及参与调节细胞周期、生长、增殖和存活的不同通路。未来的疗法必将伴随今天正研发的靶向给药方法而进步。

表 13.1　PNF 和 MPNST 的潜在化疗药物

化合物	靶蛋白	试验类型	备注
AZD8055	mTORC1，mTORC2	临床前	通过导致 G0/G1 期阻滞，减少 NF1 相关 MPNST、散发性 MPNST 和 PNF 细胞系的生长和增殖
XL675	mTORC1，mTORC2	临床前	与氯喹合用导致 MPNST 细胞自噬和细胞死亡
PD0325901	MEK1	临床前	延长 MPNST 异种移植模型的存活时间，减少 PNF 大小，抑制 VEGFα，提高 ATRA 的疗效
三氟拉嗪 + 三苯氧胺	钙调蛋白抑制剂 + 选择性雌激素受体调节剂	临床前	与单一疗法相比，具有协同效应，改善肿瘤大小和减少增殖
PLX3397+ 西罗莫司	c-Fms，c-Kit 抑制剂 +mTORC1 抑制剂	临床	联合应用时具促凋亡作用；PLX3397 减少肿瘤体积和巨噬细胞消耗；西罗莫司导致 G1 期停滞
PCI-34051（PCI3），PCI-48012（PCI4）	HDAC8 抑制剂	临床前	减少异种移植模型中 MPNST 肿瘤的大小；导致 S 期停滞和细胞凋亡

缩写：ATRA，全反式维甲酸；MPNST，周围神经鞘瘤；NF1，神经纤维瘤病 1 型；PNF，丛状神经纤维瘤

13.3 化疗药物靶向输送平台

13.3.1 白细胞介素-13受体α2（IL13Rα2）靶向给药系统

包括胶质母细胞瘤和某些特定癌症在内的肿瘤表达IL13Rα2。其除了可表明肿瘤恶性程度和预测侵袭性之外，它还被证明是可与IL13融合的毒素或化疗药物的治疗靶点。同正常坐骨神经相比，这种IL13受体在人类患者的MPNST和良性神经鞘肿瘤组织中的表达水平更高，MPNST显示出更高的IL13Rα2表达。这一受体似乎可用于MPNST和良性神经鞘肿瘤的抗肿瘤药物靶向给药，因为IL13结合的脂质体阿霉素在NF1相关MPNST细胞培养中不仅容易被吸收，而且还定位于细胞核。这是一项重要成果，因为阿霉素的这一特性在MPNST细胞系中具有细胞毒性潜力。体内实验同样极具前景，用IL13结合的脂质体阿霉素治疗比用未结合的脂质体阿霉素治疗小鼠MPNST模型更能减少肿瘤进展，二者均比未治疗动物模型组的肿瘤进展要少。

研究发现，MPNST和相关良性神经鞘肿瘤强烈表达IL13Rα2，并且与IL13结合的脂质体可以靶向这些细胞，提示运用这种化疗给药方法具有巨大的潜在希望。该平台还具有额外的多种功能用处，因为许多治疗药物可以装载到脂质体中，从而允许多个化合物同时针对性地靶向恶性肿瘤，或切换治疗药物。这种计划的化疗药物输送平台有其潜在缺点，若患者的肿瘤不表达IL13Rα2，或肿瘤内出现不表达IL13Rα2的亚群，该平台则无法提供比标准的全身给药方法更大的优势。

13.3.2 系统性给药磁性纳米颗粒（MNPs）的磁靶向性

与前面描述的利用肿瘤细胞上优先表达的特异性受体的机制不同，这种化疗给药平台依赖于使用磁场来定向引导磁性纳米颗粒（MNPs）标记的药物。MNPs具有对外部磁场敏感的氧化铁磁芯。这不仅将系统性给药的MNPs定向到磁场部位，还增强磁场中细胞对MNPs的摄入。通过手术将钕铁硼磁体放置于肿瘤附近，以提供将MNPs定向到肿瘤部位的磁场。将磁场定位到肿瘤的另一种选择是在肿瘤周围放置一个磁性支架状笼子。该输送平台还能将MNPs输送至灌注不良的解剖部位，如脊柱椎体。与IL13受体靶向系统不同，MNPs的磁性给药不依赖于肿瘤的任何固有特性定位化疗药物，使其成为一个略更强的潜在给药平台。

MNPs的另一有利特性是，它们能作为许多不同化合物的载体，已被应用于向肿瘤输送化疗药物和核酸。因此，在治疗MPNST或PNF时，MNPs磁性释放将允许使用多种疗法。这不仅可以通过多种疗法的协同效应提高治疗效果，还可以防止肿瘤耐药亚群的产生。除了增加肿瘤部位的治疗药物浓度外，磁性给药平台还可降低药物全身系统性毒性。该方法的缺点是需手术植入磁体，尽管浅表肿瘤的治疗可仅在皮肤上方安置磁体。

13.3.3 基于聚合物的局部化疗药物输送平台

许多新型药物输送平台试图通过将所述药物集中在作用所需部位来最小化所输送药物的全身不良反应。与其尝试将系统性输送的药局部集中化，另一种方法是仅在所需部位释放药物。实现这一目标的一种选择是通过将载药聚合物聚集在所需部位实现，周围神经肿瘤就是这个情形。用化疗剂载药聚合物允许在所需部位长时间缓释药物。还可通过改变聚合物的组成，进一步根据化疗计划的需要个体化调整释放速率。例如，目前在手术室中用作防渗漏剂的纤维蛋白水凝胶可以装载所需药物，并且可调整纤维蛋白与化疗药物的比例，改变凝胶中药物释放的速率。

聚合物给药系统的主要优点就是无须化疗药物全身系统性给药，从而大大控制不良反应。此外，由于许多用于构筑此类平台的潜在聚合物均来自液性成分，当混合成凝胶状时，整个平台可以通过注射针头或非常小的切口微创释放。这一潜力给药平台的主要局限是药物最终会停止从聚合物凝胶中洗脱，需要多次植入这种给药系统。

总的来说，有多种极具潜力的方法可以提高周围神经肿瘤化疗药物的靶向性。这些潜在的途径包括利用肿瘤特异的分子标志物靶向化疗药物，使用磁场将系统性给药的载药磁性纳米颗粒募集到肿瘤部位，以及局部应用化疗药物聚合物凝胶，实现持续的外周药物释放。

13.4 PNSTs 的溶瘤病毒治疗

目前最普遍接受的周围神经鞘肿瘤（PNSTs）的治疗手段是手术切除联合综合治疗，以减少肿瘤复发的可能性。虽然这种治疗方法有效，但手术并不总是能完全切除肿瘤，而且有可能导致患者部分功能丧失。正在研究的一种潜在途径是使用溶瘤病毒杀死肿瘤。这些病毒可以是弱化的疫苗形式（如麻疹）、专门靶向肿瘤细胞受体并可避免在正常组织内复制的基因工

程病毒［（如腺病毒或单纯疱疹病毒（HSV）］，或具有肿瘤细胞靶向和肿瘤细胞内复制自然倾向的病毒（如黏液瘤）。由于能够控制性诱导肿瘤组织中的细胞死亡并避免了对非癌局部组织的伤害，这类治疗的进展可能会为 PNSTs 患者带来全新的微创或潜在的无创干预措施。

有几种设计构造的病毒正作为潜在的溶瘤疗法处于研究中。HSV 是一种可以通过基因删减和（或）突变进行修饰的病毒，降低其自身的神经毒性，从而减轻病毒本身的致病效应，并选择性地抑制肿瘤生长，而不伤害附近的其他组织。HSV 具有神经趋化性，可感染神经系统，是进行研究的自然选择。目前，HSV 的溶瘤变异体（oHSV）正用于人类异种移植和基因改良小鼠株的临床前试验，以测试其对几种不同类型肿瘤的疗效。在一项研究中，将 NF2 或神经鞘瘤病患者的神经鞘瘤组织植入免疫缺陷小鼠的皮下。两次注射 oHSV 后，实验组动物的肿瘤尺寸减少，而对照组的肿瘤继续生长。

oHSV 还被研究用于 MPNSTs 的潜在治疗。在一项研究中，将小鼠 NF1-MPNST 细胞系置于免疫活性小鼠的坐骨神经，而将称为 MSLCs 的人类 NF1 类似细胞或 MPNST 干细胞样细胞置于免疫缺陷小鼠的坐骨神经。在接受单剂量 oHSV 治疗后，实验性 MSLC 感染小鼠组有 1/3 长期存活，神经功能缺损有限，无肿瘤残留迹象。相反，对照治疗组 MSLC 感染小鼠没有一只存活。

麻疹病毒（MV）是另一种潜在的溶瘤病毒。野生型 MV 含有淋巴细胞激活分子信号，即 SLAM，一种用于进入细胞的受体，通常在肿瘤细胞中不表达。由于添加了 CD46，弱毒株（如 MV 的 Edmonston 变体）通常比野生型更适合用作溶瘤病毒，CD46 是一种细胞受体，通常在人类肿瘤中高度表达，并允许更容易地进入肿瘤细胞。随着人类碘化钠转运体（NIS）的加入，

MV 可以采用无创的方式进行监测，确定病毒的传播速度。这种高度修饰的 MV 株被称为 MV-NIS，正针对不同类型的肿瘤（如间皮瘤和卵巢癌）进行临床试验。MV-NIS 对 MPNST 细胞系具有高度细胞毒性，但通常不影响正常施万细胞。这一观察发现有助于将其改进为能够改善 MPNST 预后的改良 MV 株。

13.5 椎旁和周围神经肿瘤放射治疗的研究方向和未来治疗

对于无明显转移的 MPNST 患者，手术切除联合放疗（RT）是治疗原发性肿瘤的标准方案。在一项基础性研究中，RT 联合手术切除将 5 年局部控制率从 34% 提高到 65%，P<0.001，5 年和 10 年生存率分别为 52% 和 34%。该研究发现，大于 60 Gy 的照射剂量和术中 RT 是局部控制的重要预后因素。

包括图像引导放射治疗（IGRT）、靶区划定和剂量释放在内的放射治疗技术的改进，可能有助于在治疗椎旁和周围神经肿瘤方面取得更进一步的进展。

一个极具潜力的研究领域是减少接受辐射的面积，以限制毒性，同时提供杀死肿瘤的辐射剂量。Wang 等人发现，肢体软组织肉瘤患者的术前 IGRT 治疗可显著降低晚期毒性，这表明肿瘤放射治疗组（RTOG）0630 中使用的减少靶体积适用于术前 IGRT。RTOG 0630 方案中使用的靶体积减少包括：

· 总靶体积（GTV），包含 T1 加权磁共振成像（MRI）增强显示的肿瘤全部。该方案建议融合 MRI 和计算机断层扫描（CT）图像勾画 GTV，制订 RT 计划。

· 临床靶体积（CTV）自 GTV 扩展确定，覆盖 GTV 和可疑水肿区（由 T2 加权 MRI 图像定义），加上 2 cm 纵向和 1 cm 径向边缘。

· 计划靶体积（PTV）扩展，包括 CTV 和设置及器官运动误差。通常，PTV 包括 CTV 加 5 mm 边缘。

因为可以根据治疗前骨骼解剖的图像进行移位后重新定位，这些较小的边缘是合理的。在 RTOG 0630 研究中，使用 6 种成像模式获得处理前图像，包括千伏正交图像（KVORH）、兆伏正交图像（MVORH）、千伏扇形束 CT（KVCT）、千伏锥形束 CT（KVCB）、兆伏扇形束 CT（MVCT）和兆伏锥形束 CT（MVCB）。Li 等对每日重新定位数据（包括位移和旋转）进行分析确定，如果未使用图像引导，则需要 CTV 至 PTV 的 1.5 cm 边缘裕度来涵盖每日设置变化。表 13.2 列出了使用 6 种图像模式中的每种模式进行治疗的所有患者在 x、y 和 z 方向上每日重新定位位移的平均值和标准偏差。

磁共振（MR）引导的放射治疗作为一种新的治疗方式，可能也有助于周围神经肿瘤的治疗。磁共振引导放射治疗已被证明具有治疗四肢软组织肉瘤的剂量等效性。未来的改进领域可能包括进一步缩小靶区体积和更精确地 MR 引导放射治疗定位。MR 引导的放射治疗可以避免 MRI 和 CT 之间的融合不准确，从而提高 GTV 定义的准确性，同时，制订 RT 计划时可能不再需要 CT 扫描。通过基于软组织靶解剖的 MR 图像而非骨骼解剖的 X 线图像进行重新定位，可改善提高靶定位。由于每周 1 次或 2 次的扩散加权磁共振成像已被建议用于肉瘤患者接受术前 RT 治疗的早期反应评估，因而磁共振引导的放射治疗可能亦有助于指导治疗决策。

表 13.2 根据图像引导模式分层治疗前设置的变异带来的每日重新定位位移的平均值和标准偏差

模式	右 – 左（x）[mm]	上 – 下（y）[mm]	前 – 后（z）[mm]
KVCT	0.5 ± 4.2	1.7 ± 5.2	−1.9 ± 4.3
KVCB	0.35 ± 3.5	−0.4 ± 1.8	2.5 ± 5.6
MVCT	1.0 ± 4.0	−0.4 ± 1.8	2.5 ± 5.6
MVCB	1.1 ± 8.0	1.2 ± 1.3	−0.9 ± 4.4
KVorth	−0.5 ± 4.0	0.0 ± 2.3	−0.5 ± 3.2
MVorth	1.0 ± 2.7	3.7 ± 6.5	0.1 ± 4.0

缩略词：CTV，临床靶区；KVCB，KV 锥面光束 CT；KVCT，KV 扇束 CT；KVorth，千电压正交图像；MVCB，MV 锥面光束 CT；MVCT，MV 扇束 CT；MVorth，巨电压正交图像；PTV，计划目标数量

13.6 结论

周围神经肿瘤治疗的模式正在迅速改变，包括许多旨在减少手术干预需求的方式。有许多针对 NF1 患者中运行异常的细胞存活和增殖信号通路级联反应的化疗药物极具前景。治疗方面的其他进展表现在可将化疗药物更精准地输送释放到周围神经肿瘤局部的给药平台。未来的给药平台将通过结合肿瘤的独特分子标记、磁性或聚合物凝胶，将药物集中释放于肿瘤，从而减少系统性不良反应。另一种令人兴奋的潜在治疗方法是利用靶向肿瘤细胞的病毒诱导细胞凋亡。最后，在放射治疗选择方面也取得了众多进展，同样旨在减少此类疗法的不良反应。

参考文献

[1] BROSIUS S N, TURK A N, BYER S J, et al. Combinatorial therapy with tamoxifen and trifluoperazine effectively inhibits malignant peripheral nerve sheath tumor growth by targeting complementary signaling cascades [J]. J Neuropathol Exp Neurol, 2014,73(11): 1078–1090.

[2] WONG W W, HIROSE T, SCHEITHAUER B W, et al. Malignant peripheral nerve sheath tumor: analysis of treatment outcome [J]. Int J Radiat Oncol Biol Phys,1998,42(2):351–360.

[3] WANG D, ZHANG Q, EISENBERG B L, et al. Significant reduction of late Toxicities in patients with extremity sarcoma treated with image-guided radiation therapy to a reduced target volume: results of radiation therapy oncology group RTOG-0630 trial[J]. Journal of Clinical Oncology: Official Journal of the American Society of Clinical Oncology, 2015,33(20).

[4] LI X A, CHEN X, ZHANG Q, et al. Margin reduction from image guided radiation therapy for soft tissue sarcoma: Secondary analysis of Radiation Therapy Oncology Group 0630 results [J]. Pract Radiat Oncol, 2016, 6(4): e135–e140.

索 引

注：页码设置为粗体或斜体分别表示标题或图表。